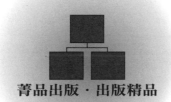

菁品出版・出版精品

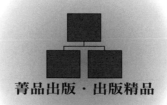

菁品出版・出版精品

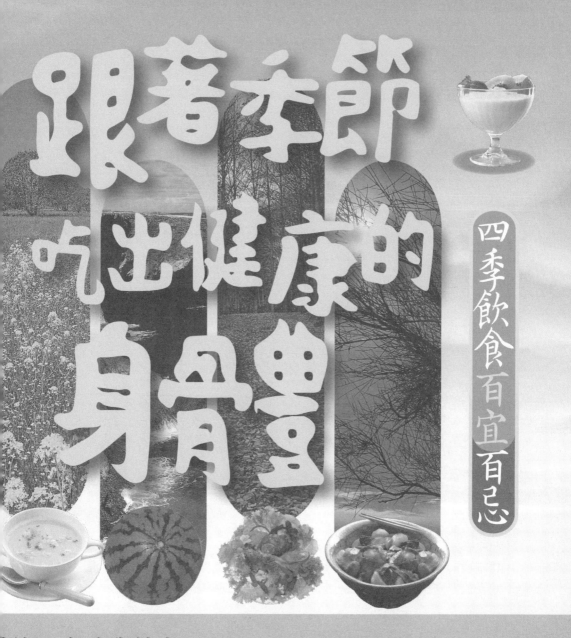

跟著季節 吃出健康的 身體

四季飲食百宜百忌

氣候、飲食與健康

一年四季不同的氣候對人體產生不同的影響，而且每個人的體質也各不相同，對飲食也應因人而異。所以為了自身的健康，每一個人都應該注意膳食的科學與合理，謹記這些宜與忌。

本書以一年四季為主線，緊扣春、夏、秋、冬的更替和溫、熱、涼、寒的四季特點，突出了「應天順時」養生保健這一中醫理論。

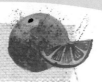

前言 FOREWORD

氣候、飲食與健康

　　本書以一年四季為主線，緊扣春、夏、秋、冬的更替和溫、熱、涼、寒的四季特點，突出了「應天順時」養生保健這一中醫理論。

　　唐代醫家孫思邈説：「春七十二日，省酸增甘，以養脾氣。」明代高濂《養生八箋》中也記載：「當春之時，食味食減酸增甘，以養脾氣。」意思是説：春季肝旺之時，要少食酸性食物，否則會使肝火更旺，傷及脾胃。此時可以多食一些性味甘平的食品。所以春令時節可以多食：山藥、春筍、豌豆苗、韭菜。要順應春昇之氣，多吃些溫補陽氣的食物，尤其早春乍暖還寒，宜吃韭菜、大蒜、洋蔥、魔芋、大頭菜、芥菜、香菜、生薑、蔥。這類蔬菜均性溫味辛，既可疏散風寒，又能抑殺潮濕環境下孳生的病菌。其他如扁豆、菠菜、菜花、芫荽、大棗、蜂蜜、豆、奶製品、禽蛋、瘦肉及水果均適宜春季食用。依據中醫理論，春季也有些應忌食的物品。如春三月忌吃羊肉、鵪鶉、蕎麥、炒花生、炒瓜子、海魚、蝦及辛辣物等，以防邪熱化火，變發瘡疱疲腫等疾病。

　　在夏季，驕陽似火、炎熱無比，中醫認為夏季對人體影響最重要的因素是暑濕之毒。暑濕侵入人體後會導致毛孔張開，過多出汗，造成氣虛，還會引起脾胃功能失調、消化不良。因此宜多食些涼性蔬菜，如苦瓜、絲瓜、黃瓜、菜瓜、西瓜、蕃茄、茄子、芹菜、生菜、蘆筍、涼薯，有利於生津止渴，除煩解暑，清熱瀉火，排毒通便。忌吃或少吃羊肉、鹿肉、龍

眼、荔枝、韭菜、洋蔥、芥菜、花椒、肉桂、人參、白酒以及炒花生、炒黃豆、炒瓜子等炒貨食品；忌吃冷元宵、冷年糕；忌飲隔夜冷茶、冷粥、冷飯；忌食隔夜葷腥油膩菜餚等。

而秋季萬物收斂，涼風初起，燥氣襲人。霜露乍降，早晚易受涼引起咳嗽或氣喘復發，所以秋季飲食宜用甘潤平和之品，而忌用辛辣煎烤等燥熱食物以及生冷寒涼之物。宜常食蘿蔔、梨、枇杷、荸薺、蘋果、柿子、杏仁、薏仁、芝麻、核桃、白果、銀耳、藕粉、腐皮等食品，均有清肺潤燥、降氣化痰止咳之功。

冬季天寒地凍容易受寒，宜保陰潛陽，多吃熱食，適宜進食的食品有牛肉、羊肉、雞肉、棗、蓮子、核桃、龍眼、芝麻、木耳、蜂蜜等。忌吃黏硬、生冷食物，這類食物屬陰性，易損傷脾腎之陽，造成中氣下陷、形寒肢冷等不良反應。

總之，由於一年四季不同的氣候對人體產生的不同影響，而且每個人的體質也各不相同，對飲食也應因人而異。所以為了自身的健康，每一個人都應該注意膳食的科學與合理，謹記這些宜與忌。

中華民族有五千多年的飲食文化，有「世界飲食王國」的譽稱。「民以食為天」，飲食文化就蘊含在我們每日或簡單或繁瑣的一日三餐裡，佔據著我們生活中相當重要的份量。隨著人們物質生活水準的提高，食物的

效用早已不單單是用來充飢果腹,如今人們在膳食的同時,更注重營養的均衡,更關注健康的問題。

　　其實古代早在兩千年前就提出了四季養生的方法和理論,除了衣、住、行外,特別強調了四季的飲食養生。今天我們對這些理論和方法進行採集總結以及編輯加工,集成本書,目的是使大家能夠針對四季不同的氣候,選擇與之相應的飲食配餐,提高人體對四季氣候變化的適應能力,進而提高人體免疫功能,防止惡劣的氣候引發疾病或加重病情。

　　本書文字通俗易懂,形式新穎,集實用性、知識性和趣味性於一體,對人們應時適季的養生保健具有指導意義,可讀性極強。希望它能成為你飲食養生的好幫手,帶給你健康和幸福!

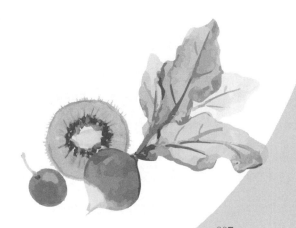

春季篇

　　春季，是萬物生長、生機盎然的季節，也是病菌猖獗、流感高發季節。《黃帝內經‧素問》中寫道：「春三月，此謂發陳，天地俱生，萬物以榮。」我們應適應季節更替，調養生氣，使機體與外界統一起來，注意春季的飲食宜忌，以保證身體的健康。

① 春季飲食適宜

② 春季飲食禁忌

夏季篇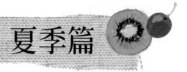

夏季，天氣炎熱，中醫認為夏季對人體影響最重要的因素是暑濕之毒。過多出汗，容易造成氣虛，還會引起脾胃功能失調、消化不良。所以飲食與健康的關係極為密切。得當的飲食，能幫助我們順利地渡過夏天，如不注意夏季飲食的禁忌，則有可能感染疾病，有損健康。

❶ 夏季飲食適宜

2 **夏季飲食禁忌**

秋季篇

秋季是從立秋至立冬三個月，秋季的特點是由熱轉寒，陽消陰長，所以秋季養生保健必須遵循「養收」的原則。其中飲食保健當以潤燥益氣為中心，以健脾補肝清肺為主要內容，以清潤甘酸為大法，寒涼調配為要。

1 秋季飲食適宜

❷ 秋季飲食禁忌

冬季篇

冬季，氣候寒冷，陰盛陽衰。人體受寒冷氣溫的影響，機體的生理功能和食慾等均會發生變化。因此合理地調整飲食，保陰潛陽，多吃熱食，保證人體必需營養素的充足，以提高人的耐寒能力和免疫功能，使之安全、順利地越冬，是十分必要的。

1 冬季飲食適宜

2 冬季飲食禁忌

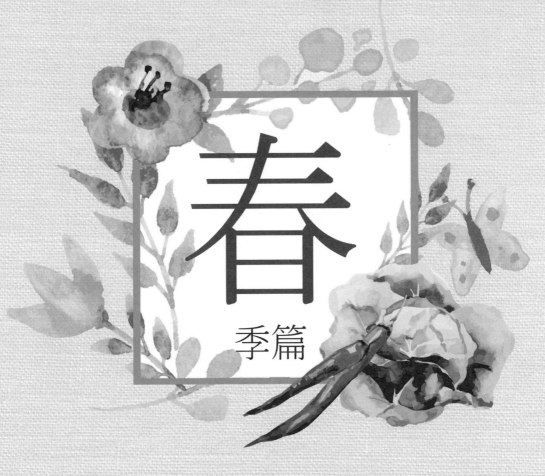

春

季篇

春季，是萬物生長、生機盎然的季節，
也是病菌猖獗、流感高發季節。
《黃帝內經・素問》中寫道：
「春三月，此謂發陳，天地俱生，萬物以榮。」
我們應適應季節更替，調養生氣，
使機體與外界統一起來，
注意春季的飲食宜忌，以保證身體的健康。

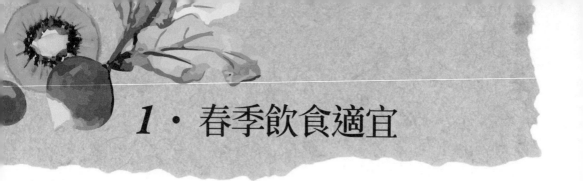

1 ‧ 春季飲食適宜

春季飲食宜多進補

　　春天，萬物復甦，處處生機蓬勃，人體陽氣也逐漸上揚，宜採用補藥與補品配合或採用食物補法，以扶助正氣。一般情況下，可選用黨參、黃芪、紅棗、首烏等加瘦肉同燉食。體虛疲乏、氣短懶言或內臟下垂者，可用黨參、黃芪各 20 克，雞肉 250 克，紅棗 5 枚，生薑 3 片，水適量燉熟，加鹽調味，飲湯吃肉，3～5 天吃一次，具有健脾胃、益氣血、滋養顏體之效。食物中雞蛋、牛奶、豆漿等都可經常食用，以作調補之品。蜂王漿、蜂蜜也是性平的滋補佳品，適量久服，也有較好的補虛損、強身益壽之效。還應多吃些新鮮果蔬、雞肝、鯽魚等富含維生素的食物，以滿足人體對維生素的需求。有些體弱者入春後會出現「春困」現象，表現為疲乏思睡、精神不振、胃納欠佳、舌苔厚膩等，此時可用健脾、化濁、和胃的中藥，如服藿香正氣丸，或用藿香加佩蘭泡茶飲用，以祛濕化濁，健脾開胃。每天嚼服枸杞子 6 克（乾品可用開水泡飲），以養肝明目，對預防眩暈目疾和保護肝臟很有益處。

春季滋補宜喝的四種藥粥

　　中醫認為，春季進補應著重於養肝明目。在米粥內加一定份量的補品或藥物，即能達到養生益壽、滋補健身的功效。

（1）花粥：早春百梅爭春。白梅花 5 克，粳米 80 克。米煮成粥後，拌進白梅花，煮兩分鐘即成。每餐服一碗。連服五日。白梅性平，舒肝理氣，激發食慾。

（2）桑葚粥：糯米 60 克，桑葚 30 克（新鮮約 60 克），冰糖適量。把桑葚洗乾淨，與米同煮，粥熟後加冰糖。功能：補肝養

血，明目益智；適宜於肝腎虧虛引起的頭暈眼花，耳鳴腰酸，
鬚髮早白等症。

（3）枸杞粥：大米 60 克，枸杞子 30 克。大米煮成粥後，放入枸
杞，略煮溫食。枸杞有明目之效，粥可滋補肝腎，讓目光明
亮。此粥特別適宜於頭暈目澀耳鳴、腰膝酸軟等症。肝炎患者
服用此粥，能保肝護肝，有促使肝細胞再生的良效。

（4）肝豆粥：綠豆 60 克，新鮮豬肝 100 克，大米 100 克，食鹽、
味精少許。豆、米同煮，大火煮沸，小火慢熬。粥約八成熟之
時，將切成片的豬肝摻入粥內同煮，熟後加入調味品。此粥適
合臉色蠟黃、視力減退、視力模糊的體弱者，對患慢性肝炎、
水腫等病的人，也有顯著的療效。

三春宜多食的三種食物

初春：宜多吃點蔥薑蒜

根據中醫「春夏養陽」的理論，此時可適當吃些蔥、薑、蒜、韭菜、
芥末，不僅能袪散陰寒，助春陽昇發，而其中所含的有效成份，還具有殺
菌防病的功效，此時宜少吃性寒食品。

仲春：宜多吃野菜

古話說，春應養肝。肝旺可傷脾，影響脾胃運化。此時宜適當地進食
大棗、蜂蜜、鍋巴之類滋補脾胃的食物，忌多吃過酸或油膩等不易消化的
食物。這時正值各種既富含營養又有療疾作用的野菜繁茂榮盛之時，如魚
腥草、蕨菜、竹筍、薺菜、香椿等，應該適當地吃一些。

暮春：宜吃得清淡

春末夏初，氣溫日漸升高，這個時候宜以清淡飲食為主，在適當進食
優質蛋白類食物及蔬果之外，可飲用紅豆湯、綠豆湯、酸梅湯以及綠茶，
防止體內積熱。以防邪熱化火，變發瘡癰癤腫等疾病，忌多進食羊肉、麻
辣火鍋以及辣椒、花椒、胡椒等大辛大熱之品。

春季宜多吃些野菜

　　春季是各種野菜生長的季節，野菜不僅味道可口，營養豐富，而且在抗癌方面也有很大的藥用功效。

（1）魔芋：醫學研究證明，魔芋的主要成份為甘聚糖、果糖、果膠、蛋白質、魔芋澱粉等。如甘聚糖能有效地干擾癌細胞的代謝功能，魔芋凝膠進入人體腸道後就形成孔徑大小不等的半透膜，附著於腸壁，能阻止包括致癌物質在內的有害物質的侵襲，從而起到解毒、防治癌腫的作用。因此春季宜多食魔芋，能有效地防治如甲狀腺癌、胃賁門癌、結腸癌、淋巴瘤、腮腺癌、鼻咽癌。

（2）魚腥草：亦稱折耳根，因其含有特殊的腥臭味而得名。研究表明其主要成分為魚腥草素（癸醯乙酸）。通過實驗將魚腥草用於小鼠艾氏腹水癌，有明顯抑制作用，對癌細胞最高抑制率為45.7%，所以春季宜多食用魚腥草，可防治胃癌、賁門癌、肺癌。

（3）蘿菜：晉代植物學家嵇含所著《南方草木狀》一書，把蘿菜稱為「南方奇蔬」。現代醫學研究表明，蘿菜的主要成份為氨基酸、果糖等。蘿菜葉背面的分泌物，對某些轉移性腫瘤有抑制作用。春季食用蘿菜，具有較好的防治胃癌、前列腺癌等多種腫瘤的作用。

（4）蒲公英：其主要成份為蒲公英素、蒲公英醇、蒲公英苦素、果膠、菊糖、膽鹼等。春季宜多食用蒲公英，可防治肺癌、胃癌、食道癌及多種腫瘤。

（5）薺菜：春天摘些薺菜的嫩莖葉或越冬芽，燙過後涼拌、沾醬、做湯、做餡、炒食都可以，還可以熬成薺菜粥，其味道鮮美可口。實驗發現其主要食療作用是涼血止血、補虛健脾、清熱利水。

（6）莧菜莖葉：除了炒食、涼拌、做湯外，莧菜也常用來做餡。比如涼拌莧菜、莧菜雞絲、莧菜水餃等。莧菜莖葉的功效有清熱利尿、解毒、滋陰潤燥的作用。

（7）水芹菜：又叫水芹、河芹。水芹菜有清熱解毒、潤肺、健脾和胃、消食導滯、利尿、止血、降血壓、抗肝炎、抗心律失常、抗菌的作用。

（8）苦菜：生活中比較常見的吃法，有蒜茸拌苦菜、醬拌苦菜、苦菜燒豬肝等。能夠清熱燥濕、消腫排膿、化瘀解毒、涼血止血，可抑制白血病。

（9）蕨菜：又名蕨兒菜、龍頭菜，醫學臨床研究發現，吃蕨菜能起到清熱滑腸、降氣化痰、利尿安神的作用。比較鮮嫩的蕨菜葉是捲曲狀的，等到老了後葉子就會舒展開來。但乾蕨菜或用鹽醃過的蕨菜在吃前最好用水浸一下，使它復原。

春季吃菠菜營養最豐富

菠菜是四季都有的蔬菜，但是春季的菠菜營養最為豐富，根紅葉綠，鮮嫩可口。

經現代醫學研究發現，菠菜中含有大量的胡蘿蔔素，也是維生素 B6、葉酸、鐵質和鉀質的極佳來源。另外，它含有豐富的核黃素、維生素 C、鈣質和鎂質。

實驗證明，胡蘿蔔素可預防多種癌症和心臟病。而葉酸則可幫助防止胎兒先天缺陷，很多畸形胎是由於妊娠初期形成神經和腦的管狀組織，未能正常發育所致，這與缺少細胞分裂和成熟所必需的葉酸有關。

還有研究報告認為，如果一天能夠食用 4 毫克葉酸，便可以預防這些先天性疾病的發生，而食用菠菜就能夠為機體提供大量葉酸。菠菜中的鉀質可幫助維持細胞內的電解質平衡，並使心臟功能及血壓正常。維生素 B6 及維生素 C 有益於免疫系統；鐵質可幫助預防缺鐵性貧血，鈣質和鎂

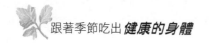

質能建造強壯的骨骼。

　　研究發現菠菜中所含的酶，對胃和胰腺的分泌功能能起到良好的促進作用。貧血、胃腸失調、呼吸道和肺部疾病患者，可服用菠菜水浸劑（將100克菠菜放入碗中，加水200毫升，隔水煮10分鐘，早晚分服，有一定療效）。除此之外，高血壓和糖尿病患者多食菠菜，對治療和緩解病情也有很好的效果。

　　菠菜還富含抗氧化劑，這種抗氧化劑，對保持人體健康異常重要，春季多食菠菜可用來防止心力衰退。

春季宜多吃糙米、蔬菜

　　社會在不斷發展，人們的生活水準也在不斷地提高。可是現在相當多的孩子卻被皮膚炎、濕疹等過敏性疾病所困擾。經醫學研究表明，這些孩子之所以易受皮膚炎之苦，與食物選擇不當關係密切，如偏食肉、奶、蛋類食品，造成體內紅血球品質降低，缺乏生命活力。由這類低品質紅血球組成的人體，對大自然的適應能力和同化能力都大大削弱，加上牛奶、蛋類的蛋白質分子易從腸壁滲入到血液中去，形成組織胺、羥色胺等過敏毒素，刺激人體產生過敏反應而發病。糙米、蔬菜則不同，所供養的紅血球生命力強，又無異體蛋白進入血液。所以春季宜多吃糙米、蔬菜，能防止上述過敏性皮膚病的發生。

春季出遊宜多喝牛奶

　　「人間四月芳菲盡，山寺桃花始盛開」，春季是人們外出旅遊的最佳季節。但是外出旅遊免不了舟車勞頓，由於不注意營養和休息，不少人的身體吃不消。所以我們要注意飲食的營養，多喝牛奶以補充體力。

　　我們知道，旅遊中的人們常常比較注重如何玩得開心，而對飲食的營養往往不加重視，在旅途中，由於活動量的增加，體力消耗非常之大，對於平時難得進行體力運動的上班族來說，極易產生疲勞的感覺；體力下

降，那麼免疫力也隨之降低，又因在疾病多發的春季，氣候多變以及飲食上的不調，很容易降低人體免疫機能而染上感冒等一些疾病。在旅行的過程中，為了圖省事，有的人甚至以麵包或速食麵為主食，因此很容易因營養素缺乏而造成體力不支。

研究發現麵包和速食麵雖然可以供應熱量，但蛋白質含量卻不高；維生素和礦物質也比較缺乏。出遊的時候應該多帶幾盒小包裝的牛奶或帶些奶粉，以補充每天必需的蛋白質、鈣、維生素A和維生素B。

春季宜食補

傳統醫學認為：春季食補宜選用較清淡溫和且扶助正氣、補益元氣的食物。偏於氣虛者，可多吃一些健脾益氣的食物，如米粥、馬鈴薯、雞蛋、鵪鶉蛋、雞肉、紅薯、山藥、芝麻、大棗、栗子、蜂蜜、鵪鶉肉、牛肉、瘦豬肉、鮮魚、花生、牛奶等。偏於氣陰不足者，可多吃一些益氣養陰的食物，如胡蘿蔔、蓮藕、荸薺、百合、銀耳、蘑菇、豆芽、豆腐、蛙肉、龜肉、甲魚蛋、鴨肉、兔肉等。另外，春季飲食還要吃些低脂肪、高維生素、高礦物質的食物，如新鮮蔬菜菠菜、枸杞頭、薺菜、油菜、芹菜、香椿頭、蒲公英等，這對於因冬季過食膏粱厚味，近火重裘所致內熱偏亢者，還可起到清熱解毒、涼血明目，通利二便、醒脾開胃等作用。

三春宜側重的飲食

春季是疾病的多發季節，三春時節飲食宜各有側重。

早春：從「春夏養陽」的養生理論出發，忌多吃冬瓜、茄子、黃瓜、綠豆芽等寒性食品，宜多吃些蒜、韭、蔥、薑、芥末等溫性食品，這些溫性的食物可以祛陰散寒使春陽上升。據研究發現，這些食物中所含有的有效成份，還具有殺菌防病的功能。但作為昇發季節的春季，故在飲食上還應當多吃一些魚類、瘦肉、蛋黃、雞肉、動物肝臟、牛奶、豆漿、以提供人體機能的代謝需要的能量。

　　仲春：寒意已經退盡，山花爛漫春意盎然。這個時候可適量食用蜂蜜、山藥、大棗之類滋補脾胃的食物，少吃多酸或油膩等不易消化的食品。宜多吃萵筍、胡蘿蔔、菠菜、芹菜、花菜、油菜、綠豆芽、嫩藕等黃綠色蔬菜和時令水果，對維生素、無機鹽和微量元素的不足加以補充。此時正值各種野菜繁殖生長期，如薺菜、蕨菜、竹筍、馬齒莧、魚腥草、香椿等，這些野菜既具營養又有醫療作用，宜適當地吃一些。

　　暮春：春末夏初，氣溫日漸升高，《飲膳正要》曰：「春氣溫，宜食麥以涼之。」此時宜以清淡飲食為主，在適當進食優質蛋白類食物及蔬果之外，可飲用紅豆湯、酸梅湯、綠豆湯以及綠茶，防止體內積熱。不宜進食羊肉、麻辣火鍋以及辣椒、花椒、胡椒等大辛大熱之品，以防邪熱化火，變發瘡癰癤腫等疾病。

春季飲食宜甘平為主

　　傳統中醫養生學認為，春季宜多吃些有清肝作用的食物，少吃酸性食物，即遵循以「甘平為主」的原則。春季多吃酸，則剋脾，會引起五臟不調；而多食甘平類的食物，則可增強脾的活動，使肝脾活動協調，同時辛甘還可發散化陽以助春陽，有利於扶正強身與病體的康復。

　　薺菜性味甘平，是一種營養成份十分豐富的野菜，可煮粥、湯、羹或做餡等，對春季易發的麻疹防治效果較好。

　　小白菜有養胃和中、通腸利胃之功效，味甘微寒，富含維生素 B、維生素 C、鈣質和磷、鐵、胡蘿蔔素等。

　　荸薺性寒味甘無毒，能清熱生津、開胃消食，多食荸薺對咽喉腫痛、口瘡目赤、燥熱咳嗽等病有一定的療效。

　　胡蘿蔔味甘平，食之具有補脾健胃、清熱解毒之功效。胡蘿蔔以燉食和炒食為佳，因為燉食可保留胡蘿蔔素 93% 以上，炒食也可留存胡蘿蔔素 80% 以上，而生食、涼拌，人體僅能吸收 10% 的胡蘿蔔素。

　　芹菜性涼，味甘辛無毒，具有平肝健胃之功效。它富含蛋白質、碳水

化合物、胡蘿蔔素、維生素 C、氨基酸等，能興奮中樞神經，促進胃液分泌、增強食慾，並有祛痰的作用。

春季飲食宜遵循的三原則

春天是一年開始的季節，一年之際在於春，所以也是人體最佳調養的時候。所以春天應注意飲食調節並宜遵循以下三個原則：

（1）宜增甘少酸原則。

中醫認為，「春日宜少酸增甘，以養脾氣」。這是因為春季為肝氣旺之時，肝氣旺則會影響到脾，因此在春天的季節裏很容易出現脾胃虛弱病症；而多吃酸味的食物，則會使肝功能偏亢，故春季飲食調養，宜選辛、甘溫之品，忌酸澀。飲食宜清淡可口，忌油膩、生冷及刺激性食物。另外，春季是蔬菜的淡季，可採摘些富含維生素的野菜、山菜食用，以補充這一淡季的不足。

（2）宜多食含高熱量高蛋白食物原則。

寒冬剛過的早春時節，氣溫仍較寒冷，為了禦寒，人體要消耗一定的能量。所以早春期間的營養構成應以高熱量為主，除穀類製品外，還應選用花生、核桃、黃豆、芝麻等食物，以便及時補充能量物質。因為寒冷的刺激可使體內的蛋白質分解加速，導致機體抵抗力降低而致病，因此早春期間還需要補充優質蛋白質食品，如牛肉、雞肉、雞蛋、魚類、蝦和豆製品等。以上食物的蛋氨酸含量非常豐富，而蛋氨酸具有增強人體耐寒的作用。

（3）宜食抗病抗毒性食物原則。

春天，氣溫變化較大，細菌、病毒等微生物在由寒轉暖的季節開始繁殖，活力增強，很容易侵害人體而致病。因此在飲食上宜多攝取足夠的維生素和無機鹽。小白菜、油菜、蕃茄等新鮮蔬菜和柑橘、檸檬等水果，富含維生素 C，具有抗病毒作用；胡蘿蔔、莧菜等黃綠色蔬菜，富含維生素 A，具有保護和增強上呼吸道黏膜和呼吸器官上皮細胞的功能，從而可抵

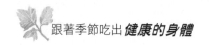

抗各種致病因素侵襲；富含維生素 E 的食物也應食用，以提高人體免疫功能，增強機體的免疫能力，這類食物有青色捲心菜、芝麻、菜花等。

立春宜吃昇發食物

立春，標誌著寒冷的冬天即將過去、溫暖的春天已經到來，是二十四節氣的第一個節氣。中醫認為，春季應該順應天時，特別要注意對肝臟進行保養。因此在飲食調養時，應該多考慮到春季屬於陽氣開始昇發的特點，宜多吃一些具有辛甘發散性質的食物，而少食用具有斂收作用的食物。傳統醫學認為，具有辛甘發散性質的蔬菜有生薑、蔥、大蒜、茼蒿、大頭菜、油菜、香菜、韭菜、洋蔥、芥菜、蘿菜、蕨菜、萵苣、茭白、竹筍、黃瓜、冬瓜、白蘿蔔、辣椒、茴香、白菜、洋白菜、芹菜、菠菜、薺菜、黃花菜、南瓜、絲瓜、茄子等。具有斂收作用的蔬菜及水果有山楂、橄欖、檸檬、石榴、烏梅、柑、柳丁、橘、柚、杏、木瓜、枇杷、蕃茄等。

春季宜常飲板藍根

板藍根性味苦寒，入心、肝、胃經，主治發熱、風熱感冒、咽喉腫痛、流行性 B 型腦炎、腮腺炎、肝炎、腦膜炎等。板藍根有較好的清熱解毒作用，能抑制感冒病毒，對多種病毒感染療效更好，可單獨泡飲或煎服，也可用成藥「板藍根沖劑」「抗病毒沖劑」等。亦可取板藍根以水煎服，或加大青葉、夏枯草、甘草、金銀花、連翹等同煎服。

另有與板藍根的功用相似的大青葉、青黛，為板藍根葉及其加工製品。由於青黛瀉肝火力大，常用於肝火犯肺之咳嗽帶血及口腔炎等。

春季宜多吃的幾種蔬菜

菠菜：含有較多鐵質及葉酸，能促進紅血球增生，補血、清血、活血脈，利於五臟調中氣、通腸胃、助消化，補充體力和增加活動力，還可抗

氧化，抗老化，也有助於頭腦清晰。

萵筍：含有大量的鉀和鎂，能修補神經系統及組織，活絡細胞，並有多量的鐵，能維持血液流動通暢，促進身體循環代謝，有益解毒。

蔥：富含大蒜素，能解熱散寒，促進血液循環，強化消化器官作用，增強蛋白質的吸收，並能解毒殺菌，抵抗病毒，促進免疫力復甦，活絡神經細胞發揮敏捷的功能。

綠豆芽：有豐富的維生素 C 及胡蘿蔔素，能通經活脈，解毒消熱，保護血管暢通，調和五臟平衡，恢復器官活力以及舒緩情緒壓力，增強面對各種逆境的適應力。

韭菜：含胡蘿蔔素和維生素 B、維生素 C 等，可暖胃潤腸，補肝健脾，提氣益血，促進體內分泌循環，幫助腸胃蠕動，防止大便乾燥和解毒，也能振作精神以及調養體力。

春季宜少吃酸多吃甜

唐代著名醫學家孫思邈在《千金要方》中指出，春天飲食應「省酸增甘，以養脾氣」。指春天要少吃點酸味的食品，多吃點甘味的食品，以補益人體的脾胃之氣。春季，萬物復甦，風和日麗，人的精神飽滿。從養生的角度講，宜適當增加甜味食物的攝入，對身體健康有益。

傳統的中醫認為，春季與五臟中的肝臟相對應，易發肝氣過旺，對脾胃產生不良影響，妨礙食物正常消化吸收。甘味食物能滋補脾胃，而酸味入肝，其性收斂，多吃不利於春天陽氣的昇發和肝氣的疏泄，還會使本來就偏旺的肝氣更旺，對脾胃造成更大傷害。這正是慢性胃炎、胃潰瘍等疾病在春季容易復發的原因之一。

然而包括大棗和山藥在內的甘味食物，口感甜、可補益脾胃，常吃可提高人體免疫能力。如將大棗、山藥、大米、小米一起煮粥，不僅可以預防胃炎、胃潰瘍的復發，還可以減少患流感等傳染病的機率，因此非常適合春天食用。

反之，春季如果食酸過多，則易傷脾。因為多食酸味，酸味入肝，會加強肝氣的偏亢。所以春季的飲食應「減酸益甘」，少食酸味食物，宜多食些甜味的食物。如紅糖、白糖，有補中養脾的作用。就蔬菜來說，宜常吃帶甜味的胡蘿蔔、菜花、大白菜等。辛甘之品如洋蔥、芹菜、韭菜等皆宜多吃些。

春季宜喝胡椒豬肚湯

一年之計在於春，家常生活宜「抉飲擇食」，也是愛惜自己身體的表現。

春季天氣反覆無常又潮濕，人容易變得疲倦和昏昏欲睡，更易患呼吸系統毛病、腸胃不適和皮膚病。所以日常多吃清淡食物、多吃瓜菜、多飲水以清腸胃。多飲去濕湯，如扁豆、赤小豆配葛根煲湯。多吃含豐富維生素 C 的水果，預防感冒。也可酌量吃辣味食品，如飲胡椒豬肚湯，可增進食慾；不吃膩滯的食物，如糯米，以免增加腸胃的負擔。

對於愛護容顏、追求美麗的女士來說，更忌多吃含熱量的食物，如牛肉、蝦、蟹等；飲胡蘿蔔、馬蹄竹蔗煲的湯可清熱解毒。而飲玫瑰花茶美容又舒肝。

春季飲食餐前宜喝水

在春季的日常飲食過程中，宜在每日三餐前喝水，有保健療效。外國曾有醫學專家對三千多位患者進行臨床觀察之後發現，氣喘、過敏、憂鬱症、胃潰瘍等病和水份攝入多少有關。醫學專家指出：喝水多少與一些疾病密切相關。如果水份攝取不足，很有可能會為中風、肥胖症等疾病埋下隱患。

基於實驗結果，專家總結出餐前喝水的幾大好處：

餐前常喝水能提高注意力，能幫助大腦保持活力，把新資訊牢牢存到記憶中去；可以提高免疫系統的活力，對抗細菌侵犯；還能刺激神經生成

抗擊憂鬱的物質；餐前常喝水還有助於睡眠，因為水是製造天然睡眠調節劑的必需品；同時還能使造血系統運轉正常，有助於預防多種癌症；還能預防心臟和腦部血管堵塞。

春季宜多吃豬血菠菜湯

在寒冷的季節，人身體的毛孔處於閉合狀態，人體之陽氣閉存於體內，加之人們習慣冬季進補，飲食又以燒烤、涮品為多，致使腸胃內熱蘊積易引發便祕。至春季，陽氣外發，積熱湧動下注肛腸，易發生大便祕結。若排便久蹲，導致痔瘡出血，紅腫突出，疼痛難忍。所以就有了「有錢難買春頭瀉」的俗語，這就是說春天應該潤腸通便，使大便保持微瀉狀態為好。常吃豬血菠菜湯可緩解春季便祕。

研究表明豬血味鹹性平，有軟化大腸中燥便使其易於排出體外的作用。菠菜養血、止血、清熱、潤燥；豬血與菠菜配用，補而兼通，體虛及老人便祕，最宜食用。所以豬血菠菜湯具有潤腸通便、清熱、潤燥、止血的功效。豬血菠菜湯的做法：用豬血五百克，切成塊狀（或片狀），新鮮菠菜五百克，洗淨切段，加清水適量煮湯調味後食服，亦可佐膳。便祕者每日或隔日一次，連服 2～3 次即可緩解。

春天宜吃大蒜

據科學研究證明，對由細菌引起的感冒、腹瀉、腸胃炎以及扁桃腺炎有明顯療效的大蒜，不僅具有很強的殺菌力，還有促進新陳代謝、增進食慾、預防動脈硬化和高血壓的效能。此外，大蒜可以增強維生素 B1 的作用，而維生素 B1 是參與葡萄糖轉化為腦能量過程的重要輔助物質，因此大蒜還具有一定的補腦作用。據最新研究發現，大蒜能抑制放射性物質對人體的危害，減輕由此帶來的不良後果。

春季宜喝蔥豉豆腐湯

　　春季的營養構成應以高熱量為主，才能攝取足夠的維生素和無機鹽。因為春季氣溫變化大，細菌、病毒等微生物開始繁殖，容易侵犯人體而致病，所以春季飲食宜清淡可口，忌油膩、生冷及刺激性食物。喝蔥豉豆腐湯，比其他飲食方法更有利於補充人體營養，且易被機體所吸收。

　　蔥豉豆腐湯能發散風寒，治療風寒感冒。做法是選用豆腐二至四塊、淡豆豉四錢、蔥白一根。將淡豆豉洗淨，蔥白洗淨拍扁切段。把豆腐略煎，然後放入淡豆豉，加清水適量，大火煮沸後，轉小火煮約半小時。放入蔥白，待飄出蔥的香氣，調味後即可飲用。蔥豉豆腐湯口味清淡，能發散風寒，芳香通竅，適合於傷風感冒，有頭痛、鼻塞、流清鼻涕、打噴嚏、咽喉癢痛、咳嗽、畏怕風寒等症狀的患者。但服用時要趁熱喝，發汗後應注意避風。

春天去火排毒宜多吃菠菜

　　人在多風乾燥的春天很易上火，大部份口瘡、大便澀滯等症都是因上火而引起的。相當多的疾病因毒火積鬱，體內毒素不得排出，殘留過多而引起。因此在春季宜多吃菠菜羹，去火排毒有益健康。

　　其實菠菜吃法很多，而人們春夏之季多以做芥末菠菜居多，這種做法是先用開水或涼水將芥末粉潑開，等出了辣味之後，再用水解稀，將菠菜用水洗淨，再用熱水汆燙一下，以去其表面的農藥或雜質，然後用涼水將汆燙過的菠菜潑一下，撈出切成小段，放入瓷器中，加入解稀的芥末、醋、鹽、芝麻醬等調料。將細粉絲剪成二寸長的段，用開水煮一下，放在有調料的芥末菠菜中攪拌均勻，即可裝盤食用。應該注意的是此道菜不宜放醬油，要放細鹽，可略放一點味精、香油，而且要少放。

　　菠菜，在很多書籍上都講到能利腸通便。主要是因為菠菜質滑而利，凡是的腸胃不好或者是大便不通的人，都適合多吃。菠菜還可以緩解熱毒、酒毒，因為菠菜性寒故可療熱，菠菜氣味既冷，但凡因癰腫毒發，並

因為酒濕而成毒的人，都可以多吃些菠菜，對緩解病情和自身健康都大有益處。

春季宜飲食養肝

古話說得好：藥補不如食補。養肝也是如此。春季一元復始，萬物甦醒，正是人們調養身體的最佳時機。傳統中醫有「四季側重」的飲食養生的原則，春季補五臟應以養肝為先。

（1）滋補肝血，宜食鴨血。鴨血性平，營養豐富，肝主藏血，以血補血是中醫常用的治療方法。取鴨血 100 克，鯽魚 100 克，白米 100 克同煮粥服食，可養肝血，輔治貧血，同時這也是肝癌患者的保肝佳餚之一。

（2）以味補肝，食醋最佳。醋味酸而入肝，具有平肝散瘀，解毒抑菌等作用。肝陽偏亢的高血壓老年患者，每日可食醋 40 毫升，加溫水沖淡後飲服；也可用食醋泡雞蛋或醋泡黃豆，食蛋或豆，療效頗佳。平時因氣悶而肝痛者，可用食醋 40 毫升，柴胡粉 10 克沖服，可以迅速止痛。

（3）舒肝養血，菠菜為佳蔬。菠菜為春天的應時蔬菜，具有滋陰潤燥、舒肝養血等作用，對肝氣不舒併發胃病的輔助治療常有良效。

（4）以臟補臟，宜多食雞肝。雞肝味甘而溫，補血養肝，為食補養肝之佳品，較其他動物肝臟補肝的作用更強，且可溫胃。具體做法是取新鮮雞肝 3 個，大米 100 克，同煮為粥服食。可治中老年人肝血不足，飲食不佳，眼睛乾澀或流淚。此外，對老年人肢體麻木者，也可用雞肝 5 個，天麻 20 克，兩味同蒸服，每日一次，服用半月，效果斐然。

春季宜多食韭菜

韭菜是我國特有的一種香辛類蔬菜。韭菜又名起陽草。早韭既味美，又含有人體需要的多種營養成份，尤其含較高植物蛋白質，在每 100 克的韭菜中，除含有蛋白質 2.1 克，脂肪 0.6 克，碳水化合物 3.2 克外，最有價值的是含有豐富的胡蘿蔔素與維生素 C，在蔬菜中處於領先地位。此外還有鈣、磷、鐵等礦物質，故在藥典上有「起陽草」和「蔬中葷」之稱。

現代醫學研究證明，韭菜含有豐富的維生素 A、B、C 和鈣、磷、鐵等礦物質，具有殺菌、降低血脂的作用。因此春天吃最佳，春季氣候冷暖不一，需要保養陽氣，而韭菜性溫，最宜人體陽氣。春天，又是各種病毒細胞較為活躍的季節，多食韭菜，還可提高機體抗病的能力。

韭菜除了是一種富含營養的佳蔬外，還具有很多保健和藥用價值。中醫認為，韭菜味辛鹹，性溫，有溫中行氣、散血解毒、保暖、健胃整腸的功效，適用於治療反胃嘔吐、消渴、鼻血、吐血、尿血、痔瘡以及創傷瘀腫等症，有一定的緩解作用。其葉和根有散瘀、活血、止血、止瀉補中、助肝通絡等功效，適用於跌打損傷、噎嗝反胃、胸痛等症。韭菜籽有固精、助陽、補腎、暖腰膝的功能，適用於陽痿、早洩、遺精、多尿等症。韭菜中所含的纖維素能增強腸胃蠕動，對預防腸癌有極好的效果。它還具有降低血脂的作用，對高血脂及冠心病患者頗有好處。

春季宜吃苦味的食物

經過一個冬季漫長的蟄伏，很多想吃新鮮美味蔬菜的人，一定懷著急切的心情盼望著春天的到來。但是別忘記，春天也宜多吃些帶苦味的蔬菜或野菜，這樣不僅能夠促進食慾，同時也能夠提高胃液的分泌，從而達到增進體質及健康的目的。

一提起春季的食物，大家都會想到竹筍、蒲公英最為美味，尤其是蒲公英那種淡淡的苦味，最能夠引發食慾。春季的蒲公英可以用麵粉糊裹著，以植物油炸著吃，也可以醃成鹹菜，都非常開胃。到了溫暖的春季，

野外的薺、蔓青都會長出新芽。這些新芽不僅各有不同的香氣，而且含有特別豐富的維他命 A、C，以及人體所需的鈣質。

但是像野生芹菜、馬鈴薯的新芽，有時候會引起中毒現象。所以在野外長大的薺類、野芹菜之類，千萬不可隨意地採摘回家烹調，以免發生事故。

春季宜常喝小米粥

很多人知道小米粥有營養，但卻不知道它樸實的外表下還有很多不為人知的優點。在你沒胃口、食慾差的時候，小米粥的作用不亞於開胃菜。

小米含有多種維生素、氨基酸、脂肪和碳水化合物，營養價值較高，每 100 克小米含蛋白質 9.7 克、脂肪 3.5 克，都不低於稻、麥。一般糧食中不含胡蘿蔔素，而小米每 100 克含量達 0.12 毫克，維生素 B1 的含量位居所有糧食之首。小米含糖也很高，每百克含糖 72.8 毫克，產熱量比大米高許多。因此對於老弱病人和產婦來說，小米可以說是最理想不過的滋補品。

以前大陸北方許多婦女在生育後，都有用小米加紅糖來調養身體的傳統。小米熬粥營養價值豐富，有「代參湯」之美稱。小米之所以受到產婦的青睞，皆因同等重量的小米中含鐵量比大米高一倍，維生素 B1 比大米高 1.5～3.5 倍、維生素 B2 高一倍，而現在被稱為第七營養素的纖維素更比大米高出 2～7 倍。因其含鐵量高，所以對於產婦產後滋陰養血大有功效，可以使產婦虛寒的體質得到調養，幫助她們恢復體力。

在工作壓力之下，現代人胃部不適已成通病，每逢吃飯時沒胃口、沒食慾成了許多人的口頭禪，而幫助消化、增加胃動力的各種藥物，更是在電視廣告中大行其道。其實有一樣健胃食品是最綠色；也最沒有副作用的，那就是小米。《本草綱目》說，小米「治反胃熱痢，煮粥食，益丹田，補虛損，開腸胃」。而中醫亦講小米「和胃溫中」，認為小米味甘鹹，有清熱解渴、健胃除濕、和胃安眠等功效，內熱者及脾胃虛弱者更適

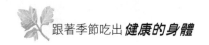

合食用它。有的人胃口不好，吃了小米後能開胃又能養胃，具有健胃消食，防止反胃、嘔吐的功效。

另外，小米因富含維生素 B1、B2 等，還具有防止消化不良及口角生瘡的功能。

小米粥是健康食品，可單獨煮熬，亦可添加大棗、紅豆、紅薯、蓮子、百合等，熬成風味各異的營養粥。小米磨成粉，可製糕點，美味可口。不過需要注意的是小米的蛋白質營養價值並不比大米更好，因為小米蛋白質的氨基酸組成並不理想，賴氨酸過低而亮氨酸又過高，所以不論是產婦，還是老弱人群，都不能完全以小米為主食，應注意搭配，以免缺乏其他營養。

春天宜多吃預防感冒的食物

春天，乍暖還寒，是非常容易引發感冒的季節。在日常生活中就有不少抗感冒的食物，宜多吃些可預防感冒，防患於未然。

辣椒：科學研究發現辣椒中含有一種特殊物質，能使人體內的抗體素呈三倍增長。

運動飲料：加熱的運動飲料含有大量的鉀和鈣，可以補充體內大量流失的礦物質，迅速恢復體力。

優酪乳：最新研究發現，每天喝一杯優酪乳能有效地預防流感。

薑糖水：先用紅糖加適量水，煮沸後加入生薑，十分鐘後趁熱喝下，可預防感冒。

雞湯：雞湯富含蛋白質，可以增強機體抵抗力。建議喝又熱又辣、含有大量大蒜的雞湯。

蕃茄：蕃茄能幫助白血細胞抵抗自由原子的副作用，從而起到抵抗病毒感染的作用。

堅果：現代醫學分析，一顆小小堅果的含硒量竟然高達 100 毫克。硒有助於預防呼吸道感染，而體內缺硒會導致人體免疫功能的下降。

春季吃柑橘宜吃橘絡

在日常生活中，有很多人吃橘子時有這樣的習慣，在剝去橘皮之後，總要將橘瓣外表的白色橘絡扯得一乾二淨，殊不知，這是白白地把橘子中最有價值的東西給丟失了。因為橘絡中含有一種名為「路丁」的維生素，能使人的血管保持正常的彈性和密度，減少血管壁的脆性和滲透性，防止毛細血管滲血，高血壓病人發生腦溢血及糖尿病人發生視網膜出血。對於平時有出血傾向的人，特別是有血管硬化傾向的老人，食橘絡更有裨益。

春季食補宜多飲骨頭湯

春季在食補的過程中，人們習慣吃肉剔掉骨頭，這實在是件可惜的事情。營養專家指出骨頭營養勝過肉。在顯微鏡下，一層以鈣為主組成的管壁裏，有無數海綿狀的細孔，這裏儲藏著豐富的營養。把豬骨頭與鮮豬肉的營養成份作比較，它的蛋白質、鐵質、鈉和產生的能量遠遠高於鮮肉。其蛋白質高出奶粉 23%，是豬肉的兩倍，高出牛肉 61%，是雞蛋的 1 倍多；至於磷、鈣含量更是其他食物所不能比擬的。尤其難得的是它的營養成份比植物性食品，更易為人體所吸收。

春季宜吃春筍

春筍不僅肉質豐脆，味香純甜，且營養豐富，含有人體不可缺少的蛋白質、脂肪、糖類和B群維生素、維生素 C、維生素 E 以及鐵、鈣、磷等礦物質，所含氨基酸高達 16～18 種，包括人體必需的賴氨酸、蘇氨酸、苯丙氨酸、色氨酸、谷氨酸及脫氨酸等。

春筍還含有大量的纖維素，對冠心病、肥胖症、糖尿病、高脂血症、高血壓、腸癌及痔瘡均有較好的食療作用。春筍作為佳蔬，炒、煮、燒、燉、煲、煨皆成佳餚。由於它有吸收其他食物的鮮味的特點，所以既可與肉、禽及海鮮等葷料合烹，也可輔以食用蕈、葉菜類等素菜合燒，如筍炒肉絲、海鮮炒筍、蘑菇筍片及火腿鮮筍湯等。

　　春筍還是一種很有療效的良藥。中醫認為，春筍味甘性寒，有「利九竅、通血脈、化痰涎、消食脹」和「清腸、透毒、解醒、發疹」及「主消渴、利水道、益氣」等功效。歷代中醫常用竹筍治療保健。如用春筍燒肉，可滋陰益血；芝麻油醃春筍，能化痰消食。小兒患麻疹，可用嫩筍尖做湯食用，能透發出疹，縮短病程，若與鯽魚同燉，飲湯更佳。用春筍可煮粥、拌食，有解酒作用。春筍還具有吸附脂肪、促進食物消化的功能，常食對單純性肥胖者也大有裨益。

春季宜吃芹菜

　　春季萬象更新，在春季飲食搭配上，應多食用一些新鮮蔬菜，以更好地補充身體所需的維生素。在蔬菜中，芹菜是春季的時令佳蔬，特別是鈣、鐵的含量較高，居新鮮蔬菜之首。所以春季宜多食用，對身體健康非常有益。

　　芹菜，葷素皆宜，既可炒食，又可涼拌，亦可做餡。芹菜營養豐富，富含蛋白質、碳水化合物、脂肪、維生素 A、B 群維生素、維生素 C、維生素 P 和鈣、磷、鐵等物質以及果膠、藻膠等多糖物質，而且還含有有益於心臟的化合物，且熱量低，既是減肥食品，又能降低血脂，預防心臟病。春季常吃芹菜對高血壓、血管硬化、神經衰弱、小兒軟骨病等有輔助治療作用。芹菜中還含有甘露醇、環己六醇等，不僅具有較高的營養價值，而且有健神醒腦、潤肺止咳、除熱祛風、甘涼清胃和降低血壓、軟化血管、明目固齒的功能。除此之外，芹菜有降壓作用和中樞鎮靜作用，對治療高血壓有著較好的療效。用鮮芹菜 250 克，清洗乾淨，切細，絞取汁液，每次服用 20 毫升，每天服用二次，幾次就可見效。

春季宜吃辣椒葉

　　生活中人們常吃的是辣椒，而辣椒葉卻鮮有人問津。科學研究發現辣椒葉也是一大寶貝。其含有豐富的鈣質、胡蘿蔔素、多種維生素和其他營

養物質，其味甘甜鮮嫩，口感很好。既可單獨做菜，亦可與肉類同炒，還可煮湯。在乍暖還寒的初春，常食辣椒葉能起到驅寒暖胃、補肝明目、減肥美容的作用。另外，適量吃辣椒葉還能促進胃液分泌，增進食慾，適用於胃弱、消化不良、腸胃脹氣、胃寒痛等症。

春季宜生吃捲心菜

捲心菜，又名球甘藍，別名圓白菜或洋白菜，還叫蓮花白，屬於甘藍的變種，在各地都有栽培。捲心菜口味清香、脆嫩，四季都能吃到，是主要蔬菜品種之一。經科學分析，每百克捲心菜含蛋白質 1.1 克，脂肪 0.2 克，碳水化合物 3.4 克，粗纖維 0.5 克，鈣 32 毫克，維生素 C41 毫克及胡蘿蔔素、維生素 K、維生素 U、維生素 B 群、鉀、鐵等。近年來，西方一些國家的學者發現，它在抗衰老和防止心腦血管疾病、癌症等方面顯現了奇異功效。

《腫瘤時訊》刊登了美國癌症研究會（ＡＡＣＲ）癌症預防研討會大會上，公佈了「飲食與癌症風險的最新研究」。基礎研究越來越多地揭示公眾易於獲得食物的抗癌特性，這些抗癌食物是捲心菜、全穀物、十字花科蔬菜、大蒜、銀杏。捲心菜名列前茅。

新墨西哥大學家庭和社區醫學教授 PathaK 博士說，波蘭婦女一生中乳腺癌的死亡風險，大約相當於生活在美國婦女的三分之一。然而當波蘭婦女移民到西方後，移民的這一代中，乳腺癌的發病率就上升到居住國的水準，在美國提升 3 倍，在英國提升 2.4 倍，在澳大利亞提升 1.7 倍。「這說明環境因素是乳腺癌患病風險中重要的決定因素。」PathaK 博士領導的研究小組，觀察了飲食結構與地域和年齡的相關性。波蘭婦女和在波蘭出生、在美國生活的婦女，被要求填寫一份有 143 個專案的食物頻率問卷，詢問她們在 12～13 歲時以及一九八五～一九八九年食用過的食物。那些在青春期每週攝取三份或更多份捲心菜的婦女，與那段時間每週攝入 1.5 份以下捲心菜的婦女相比，乳腺癌的患病風險降低了 72%。這種

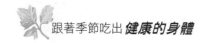

有益的影響一直存在，不論在成年以後捲心菜攝入量的多少。

但是研究小組指出，長時間烹調的捲心菜，比如燉的和煨的捲心菜，不能降低患病風險，以生食或短時間烹調過的捲心菜最好。

春季吃魚宜吃魚眼魚鱗

人們在吃魚的時候，很自然地把魚眼、魚鱗給除去，認為這樣更衛生、更健康，其實恰恰相反的是常吃魚眼和魚鱗，對身體更加有益。

科學研究發現魚眼的價值非常之高，特別是金槍魚科的鮪魚眼，含有相當豐富的ＤＨＡ和ＥＰＡ等不飽和脂肪酸。這種天然物質能增強大腦記憶力和思維能力，對防止記憶力衰退、膽固醇增高、高血壓等多種疾病大有裨益，因此春季老年人食補吃魚的時候，一定不要丟棄魚眼。

同樣魚鱗的營養也很豐富。營養學家發現，魚鱗含有較多的卵磷脂、多種不飽和脂肪酸，還含有多種礦物質，尤以鈣、磷含量高，是特殊的保健品。有增強人記憶力、延緩腦細胞衰老，減少膽固醇在血管壁沉積、促進血液循環、預防高血壓及心臟病的作用。此外，還能預防小兒佝僂病、老人骨質疏鬆與骨折。

春季豆腐宜和魚同吃

春季豆腐宜和魚同吃。魚和豆腐都是人們日常喜歡的食物，二者同吃，不僅具有營養互補的作用，還有一定的防病、治病功效。

為什麼要把二者搭配在一起吃呢？首先，魚和豆腐中的蛋白質都是不完全的。豆腐的蛋白質缺乏蛋氨酸和賴氨酸，這兩種成份在魚肉中卻較為豐富；魚肉的蛋白質苯丙氨酸含量較少，但豆腐中含量較多。二者搭配可取長補短。

魚和豆腐各有特點，從營養成份上來說魚是「密集型」營養物，其蛋白質含量高達 17.3%，磷、鈣、鐵、脂肪、維生素Ｄ等營養素含量也很豐富。豆腐作為食、藥兼備的食品，具有益氣、補虛等多方面的功能，而且

鈣含量相當高。研究證明，每100克豆腐中的含鈣量為140～160毫克。

再就是魚和豆腐一起吃，對於人體吸收豆腐中的鈣能起到更大的促進作用。豆腐中雖然含鈣多，但單獨吃並不利於人體吸收，魚中豐富的維生素D具有一定的生物活性，可將人體對鈣的吸收率提高二十多倍。易患佝僂病的兒童及易患骨質疏鬆症的女性和老年人，多吃魚和豆腐有好處。同時，魚肉內含有較多的不飽和脂肪酸，豆腐蛋白中含有大量大豆異黃酮，兩者都具有降低膽固醇的作用，一起吃對於冠心病和腦梗塞的防治很有幫助。

豆腐和魚搭配吃法很多，其中魚頭豆腐湯比較常見，做起來也很方便：下鍋時先把魚頭煎好，再加水放入豆腐一起燉。熟時湯汁為乳白色，濃似鮮奶；豆腐滑嫩，吃起來不油膩。如果是女性，可以選擇鯽魚和豆腐搭配，還能起到養顏作用；紅燒的話，則可選鯉魚。

春季宜多吃蜂蜜

中醫認為：「春日宜省酸增甘，以養脾氣。」意思是說，春季宜適當吃些甜食。這是因為冬天過後，人們在春天裏的戶外活動增多，體力消耗較大，故需要較多的能量，但此時脾氣較弱，也就是胃腸的消化能力較差，還不適合多吃肉食，因此增加的能量可適當由糖供應。

糖的極品是蜂蜜，故蜂蜜是春季最理想的滋補品。中醫認為，蜂蜜味甘，入脾、胃二經，能補中益氣、潤腸通便。春季氣候多變，天氣乍暖還寒，因此人就容易感冒。

由於蜂蜜還有清肺解毒的功能，故能增強人體免疫力。現代科學分析，蜂蜜含有多種礦物質與維生素，為人體代謝活動所必需。因此在春季如果每天能用一～二匙蜂蜜，以一杯溫開水沖服或加牛奶服用，對身體有滋補的作用。尤其是老人，更為適合。

春季宜適當吃蔥

春季氣候無常，感冒發生率高，有些腸胃病如胃病、慢性腹瀉以及關節痛會厲害起來，這時除用藥外，適當多吃些蔥，能緩解病情。

蔥營養豐富，含有多種營養物質，人們食用大蔥或用蔥做調料，不但可增加營養，還可以增進食慾。蔥能發汗解表，促進消化液分泌，健胃增食，此外還有較強的殺菌作用，尤其對痢疾桿菌和真菌的抑制作用更明顯。蔥有軟化血管、降低血脂的作用。經常食蔥的人，膽固醇上升很少。

春季宜多吃冬瓜

春季經常吃冬瓜，對於人體健康尤其是體重偏高的人群是十分有益的。冬瓜是營養價值很高的蔬菜。營養學家研究發現，每百克冬瓜含蛋白質 0.4 克、碳類 1.9 克、鈣 19 毫克、磷 12 毫克、鐵 0.2 毫克及多種維生素，特別是維生素 C 的含量較高，每百克含有 18 毫克，是蕃茄的 1.2 倍。另外冬瓜中還含有丙醇二酸，對防止人體發胖、增進形體健美有很好的作用。冬瓜的吃法很多，下面就介紹三種營養豐富以冬瓜為原料的菜譜。

（1）金沙冬瓜條

原料配製：冬瓜 400 克、熟鹹蛋黃 80 克、花椒 3 克、蔥薑末各 5 克、紅辣椒 10 克、芝麻 10 克、澱粉 40 克、起士粉 40 克、精鹽 3 克、料酒、食用油適量。

烹飪方法：（1）冬瓜切成條後加精鹽；（2）將澱粉和起士粉拌勻成混合粉；（3）熟鹹蛋黃壓碎，芝麻炒熟；（4）將冬瓜條均勻蘸好混合粉，下六成熱油中炸至熟時撈出，待油溫回升到七成熱時，復炸至外殼香脆且色澤金黃時撈起；（5）鍋中加少許油燒熱後加入紅辣椒、花椒、蔥薑末及鹹蛋黃末煸炒，下冬瓜條，烹料酒，翻炒均勻後裝盤，撒上熟芝麻即成。

（2）干貝煨冬瓜

原料配製：冬瓜 400 克、干貝適量。

烹飪方法：（1）將干貝泡軟、上鍋蒸熟後撕成絲；（2）冬瓜切三公分長的條，放在油鍋中煸炒，加入干貝絲和水、精鹽、白糖、黃酒，片刻後用澱粉勾芡即可。

（3）冬瓜海鮮卷

原料配製：冬瓜 500 克、鮮蝦 180 克、火腿、北菇、西芹、胡蘿蔔、香菜適量，精鹽、味精、白糖等調味料。

烹飪方法：（1）將冬瓜切 0.8 公分見方的薄片，鮮蝦切茸、火腿、北菇、西芹、胡蘿蔔切條待用；（2）將冬瓜片用滾水燙軟，將蝦茸、胡蘿蔔、西芹、北菇等分別在水中燙熟；（3）將鮮蝦茸等各種原料拌入精鹽、味精、白糖等調味料，包入冬瓜片內捲成卷狀，上籠蒸約 3 分鐘取出；（4）將蒸好的海鮮卷擺入盤中，勾薄芡淋在表面即成。

春季宜常飲玫瑰花茶

春季宜常飲玫瑰花茶有益身體健康。中醫認為玫瑰花味甘微苦、性溫，最明顯的功效就是理氣解鬱、活血散瘀和調經止痛。此外，玫瑰花的藥性非常溫和，能夠溫養人的心肝血脈，紓發體內鬱氣，起到鎮靜、安撫、抗憂鬱的功效。女性在月經前或月經期間常會有些情緒上的煩躁，喝點玫瑰花水可以起到調節作用。在工作和生活壓力越來越大的今天，即使不是月經期，也可以多喝點玫瑰花茶，安撫、穩定情緒。

春季常飲玫瑰花茶，還有美容的功效。對於女性來說，玫瑰花喝多了，還可以讓自己的臉色同花瓣一樣變得紅潤起來。這是因為玫瑰花有很強的行氣活血、化瘀、調和臟腑的作用。我們平時所說的臉色不好或臉上長斑、月經失調、痛經等症狀，都和氣血運行失常，瘀滯於子宮或面部有關。一旦氣血運行正常了，自然就會面色紅潤、身體健康。要想達到這種效果，具體做法如下：每天堅持取玫瑰花 15 克泡水喝，氣虛者可加入大

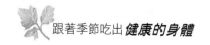

跟著季節吃出 *健康的身體*

棗 3～5 枚，或西洋參 9 克；腎虛者可加入枸杞子 15 克。

　　泡玫瑰花的時候，可以根據個人的口味，調入冰糖或蜂蜜，以減少玫瑰花的澀味，加強功效。需要提醒的是玫瑰花最好不要與茶葉泡在一起喝。因為茶葉中有大量鞣酸，會影響玫瑰花紓肝解鬱的功效。

春季宜適量飲紅酒

　　春季進餐時適量飲點紅酒可以防治癌症。近日，西班牙科學家指出，適量飲用紅葡萄酒能預防肺癌，相反，飲用白葡萄酒卻會提高患肺癌的風險。科學家的研究目的是為了能確定流行酒精飲料成份中，哪些物質會引起如此根本不同的效果。

　　研究發現，紅葡萄酒中含有的抗氧化劑，能吸收會損害人體細胞和組織的游離基——高活性帶電粒子。除此之外，在紅葡萄酒中還發現一種名為雷斯維拉托爾（resveratrol）的物質，它能減緩腫瘤的生長。

　　而白葡萄酒的不良作用是由酒精造成的，當然，各種葡萄酒和其他含酒精飲料一樣，都含有酒精或乙醇，但是紅葡萄酒中抗氧化劑的有益作用超過酒精的有害作用。眾所周知，酒精會引起增強細胞增生的基因突變，結果會促使癌腫塊生長。

　　現已查明，酒精會降低血液的凝結作用和提高血液中「有益」膽固醇含量，紅葡萄酒能降低患心臟病的風險和有利於在心臟病突發後的恢復。

　　負責這項研究的胡安·巴羅斯·迪亞斯教授指出，「但是用過量飲用紅葡萄酒來預防肺癌是非常不明智的，甚至是有害的」。根據這項研究資料，酒精的副作用也會損害神經細胞（即使在適量飲用紅葡萄酒時也會存在）。

春季食肉宜與大蒜搭配

　　在春季的日常生活飲食中，吃肉時應適量吃一點蒜。這是因為雖然在動物肉食品中，尤其是瘦肉中含有豐富的維生素 B1，然而維生素 B1 在

體內停留的時間很短，會隨小便小量排出。如果在吃肉時再吃點大蒜，肉中的維生素 B1 能和大蒜中的大蒜素結合，這樣可使維生素 B1 的含量提高四～六倍，而且能使維生素 B1 溶於水的性質變為溶於脂的性質，從而延長維生素 B1 在人體內的停留時間。

醫學專家在研究中也發現：吃肉又吃蒜，能促進血液循環，提高維生素 B1 在胃腸道的吸收率和體內的利用率，對儘快消除身體各部器官的疲勞、增強體質、預防大腸癌等，都有十分重要的意義。所以吃肉又吃蒜，能達到事半功倍的營養效果。

春季食療宜吃花菜

花菜又稱花椰菜，它貌似平常，很多人對它不以為然。可是從養生的角度看，花菜實在是難得的食療佳品。花菜性平味甘，有強腎壯骨、補腦填髓、健脾養胃、清肺潤喉作用。適用於先天和後天不足、久病虛損、脾胃虛弱、咳嗽失音者。

綠花菜尚有一定清熱解毒作用，對脾虛胃熱、口臭煩渴者更為適宜。花菜營養豐富，質體肥厚，蛋白質、微量元素、胡蘿蔔素含量均豐富。每百克花菜含蛋白質 2.4 克、維生素 C88 毫克。

花菜是防癌、抗癌的保健佳品，所含的多種維生素、纖維素、胡蘿蔔素、微量元素硒都對抗癌、防癌有益，其中綠花菜所含維生素 C 更多，加之所含蛋白質及胡蘿蔔素，可提高細胞免疫功能。花菜中提取物蘿蔔籽素可啟動分解致癌物的酶，從而減少惡性腫瘤的發生。國外研究還發現花菜中含有多種衍生物，能降低雌激素水準，可預防乳腺癌。脾虛胃弱的胃腸癌、乳腺癌患者應提倡多吃花菜。

花菜忌與黃瓜同炒同燉，黃瓜中含有維生素 C 分解酶，容易破壞花菜中的維生素 C。但花菜色白，黃瓜帶有綠色，兩菜搭配，為外觀增色，最好分開煸炒，然後混合裝盤。

花菜食療小方

滋陰解毒方：用於熱毒傷陰引起的胃熱、口苦、咽乾舌燥、不思飲食、頭痛目赤或放療引起的氣陰兩虛等症。

用綠花菜 250 克，掰小塊洗淨，白木耳 50 克先泡，菊花少量，冰糖少許，炆火煲約半小時，揀出菊花，放涼後即可食用。

補腎強身方：適於脾胃虛弱引起的腰膝疲軟、頭暈耳鳴、納穀不香或放、化療引起的面色晦暗、乏力倦怠等。

用豬或羊腎一對，剖開去筋膜，冷水泡半日。黑木耳 100 克涼水泡開，花菜 200 克掰小塊，洗淨開水焯過。豬或羊腎切丁，與黑木耳爆炒，酌加薑、蒜末及鹽，炒至八分熟時加入花菜，翻炒至熟即可。

益氣止咳方：用於肺氣不足，腎不納氣引起的咳嗽氣短，痰喘乏力，乾咳少痰，消瘦乏力等症。

以花菜 200 克、百合 100 克、杏仁 50 克、冬蟲夏草 10 克煲湯，起鍋時打入雞蛋二個，加濕澱粉少量，酌加調料即可。

春季宜多吃芽菜

對於芽菜，很多人的理解就是種子發的芽，其實這種理解並不全面。芽菜包括種芽菜和體芽菜兩種類型，種芽菜指由種子萌發形成的芽苗菜，如豆芽苗、蘿蔔芽苗、芥藍芽苗、蕹菜芽苗、向日葵芽苗等；體芽菜指直接在植株上（宿根、肉質根、根莖及枝條）長出的幼嫩的芽、梢、幼莖，如香椿芽、豌豆尖、甘菊苗、枸杞苗、花椒芽、竹筍、菊苣芽等。它們共同的特點是生長期短，一般一至兩週；不需施肥，只要澆適量水即可生長，營養靠種子和植株體供給；食用時口感好，所含的營養物質易於吸收。

除了上面提到的營養價值，不同的芽菜還具有不同的保健作用。綠豆芽性涼味甘，有解酒毒、熱毒、腫毒之功效；香椿芽有開胃、調節人體內

分泌等功能；蘿蔔苗其性微涼味甘，有健胃消食、止咳化痰、除燥生津等功效；蕎麥芽富含蘆丁，對於人體血管有擴展及強化作用，對高血壓和心血管病患者是一種較好的保健食品；枸杞苗滋陰壯陽；黑豆芽性微涼味甘，有活血利水、清熱消腫、補肝明目之功效。

芽菜營養價值高且熱量低，還含有豐富的膳食纖維，春季常吃芽菜，可以防治便祕。

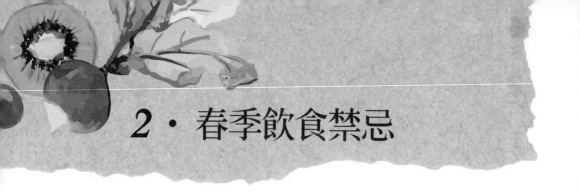

2 · 春季飲食禁忌

春季忌多吃大蒜

吃大蒜儘管對身體頗有裨益，但生吃得過多同樣過猶不及，不利於健康。《本草從新》記載：「大蒜辛熱有毒，生痰動火，散氣耗血。虛弱有熱的人切勿沾唇」。過多生食大蒜會使有機組織在強烈刺激下受到損壞，引起急性胃炎；並對心臟病、腎炎等疾病產生副作用。時間長了還會引起維生素 B2 缺乏症，形成口角炎、舌炎等皮膚病。所以有喜好生食大蒜的朋友一定要注意，空腹生食或食後喝過熱的湯茶，這種方式不可取；應隔日少食，每次以二至三瓣為限，肝、腎、膀胱有疾者在治療期間忌食；心臟病和習慣性便祕者應注意少食，而且大蒜不可與蜂蜜同食。

吃過大蒜的朋友都知道，生食大蒜後，口裏會有特殊的臭味，這是因為蒜瓣被嚼碎以後，蒜細胞中特定酶的活化作用，將蒜鹼分解為具有特殊臭味的蒜素。消除口中的蒜臭可以咀嚼茶葉，然後再用濃茶水漱口，這是最簡單有效的方法。

春季少兒忌多吃冷飲

春末夏初天氣並不是非常炎熱，少兒如果過早地吃冷飲、冷食，會引起胃炎或胃竇炎頻頻發生。

不少孩子因為貪嘴，春季剛剛有點暖和就過量吃飲料、生冷果品等，加上學業又緊張，疲勞過度，刺激胃的功能，時間一長，厭食、胃痛、胃炎等屢屢發生。由於初起症狀不明顯，往往容易被家長忽視。因為少兒處在生長發育階段，各個臟腑功能尚未發育完善，如果對生冷飲食沒有節制，形成積滯，日久便出現厭食、消化不良，導致各種胃部疾病發生。如果治療不及時，或治療不對症，就可能影響少兒的生長發育。

平時注意少兒的合理餵養，少吃飲料、冷飲等呆胃之品；勞逸結合，不要超負荷給孩子施壓，注意保護兒童的身心健康；一有胃部不適或食慾不佳就應該及早予以治療，防微杜漸。如果真的得了胃炎或胃竇炎，也不必驚慌，中西藥物均有較好的效果。特別是中醫採用辨證施治，合理運用消食健脾、理氣和胃、清化濕熱等方法，既能對症治療，又能促進消化吸收功能。

春季忌綠茶和枸杞同飲

現在不少茶館裏，流行的八寶茶中是既有綠茶又有枸杞，雖然綠茶的量比較少，但也不宜多喝。綠茶和枸杞都可以分別用開水沖泡飲用，對人體很有益處。有不少人乾脆就把它們放在一起沖泡。但是綠茶裏所含的大量鞣酸具有收斂吸附的作用，會吸附枸杞中的微量元素，生成人體難以吸收的物質。

其實綠茶和枸杞都富含很高的營養，綠茶含有兒茶素與 β 胡蘿蔔素、維生素 C、維生素 E 等，現代醫學實驗證明，綠茶能清除自由基、延緩衰老、預防癌症。常喝綠茶可以防止細胞基因突變、抑制惡性腫瘤生長，降血脂、降血壓，防治心血管疾病，還可以預防感冒、齲齒及消除口臭等。

而枸杞性平、味甘，具有補腎益精、滋陰補血、養肝明目、潤肺止咳的功效，很多保健養生的藥物中都含有枸杞。枸杞含有氨基酸、生物鹼、甜菜鹼、酸漿紅素及多種維生素，還含有多種亞油酸。

喜好喝茶的朋友可以上午喝綠茶，開胃、醒神；下午泡飲枸杞，可以改善體質、有利安眠，這樣既不衝突而且有益健康。許多人喜歡在大魚大肉飽餐一頓之後喝些茶，這樣也對健康不利。茶中的大量鞣酸，會與蛋白質結合生成鞣酸蛋白，這種物質有收斂作用，使腸道蠕動減弱，從而延長食物殘渣在腸道內的滯留時間，進而導致大便乾燥。所以飽餐後最好先不要喝茶。

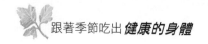

春季夜晚忌多喝茶水

大地回春，春季本是萬物甦醒的季節。可是有很多的人卻容易犯困，就是所謂的「春困」。因此瞌睡比較大的朋友晚上不宜多喝茶，以免夜晚睡眠品質不高，翌日的睏意更重。

其實茶有兩種相反作用：具有提神和養神兩方面的作用，提神作用可以使大腦清醒靈活，而養神作用則具有抑制、安神的作用。同樣的茶卻能導致這樣兩種相反的作用，當茶葉剛泡開三分鐘左右時，茶葉中大部分的咖啡鹼就已溶解到茶水中了。這時的茶就具有明顯的提神功效，使人興奮。而再往後，茶葉中的鞣酸逐漸溶解到茶水中，抵消了咖啡鹼的作用，就不容易再使人有明顯的生理上的興奮。

所以說茶的作用是有兩面性的。有的人晚上不敢喝茶，就是因為怕喝了睡不著覺。其實，只要把一開始沖泡約三分鐘的茶水倒掉，再續上開水沖泡飲用，提神的效果就不會那麼明顯了。

春季忌食的四大蔬果

大地回春，由於天氣溫暖潮濕，飲食方面若不加注意，很容易引起食物中毒。因為在這個季節，一些本來無毒或毒性很低的蔬菜和水果，會變成有毒或毒性增高的食品。

一忌鮮木耳

春季是南方木耳瘋長的季節，因新鮮木耳含有葉類光敏物質，若大量取食可致日光性皮膚炎或咽喉水腫。

二忌鮮黃花菜

春夏之交，是黃花菜盛花期。由於新鮮黃花菜含有有毒的秋水仙城等，誤食者會出現噁心、腹瀉、頭昏、口渴、咽乾等症狀，大量攝食可致死亡。

三忌發芽馬鈴薯

由於天氣潮濕，保管不善的馬鈴薯很容易發芽。發芽的馬鈴薯含大量龍葵素，一般的烹調方法不能破壞這種毒素。如果誤食了這種馬鈴薯，輕者會嘔吐、腹痛、腹瀉，重者可發生昏迷，甚至死亡。

四忌煮不透的菜豆

儘管菜豆中毒在各地一年四季均有發生，但以春、秋二季更為嚴重。中毒主要原因是春秋兩季菜豆內含生物城增多，只要將菜豆煮熟煮透、煮變色（青綠色變為黃綠色），就能避免中毒。

春季忌吃未成熟的蕃茄

現代醫學研究發現，茄科植物多少都帶有一定的毒性，未成熟的蕃茄尤為明顯。春季多陰雨少日照，蕃茄難以完全成熟。半青半紅的蕃茄含有毒性的龍葵素，吃後會在胃中分解成蕃茄次城，進食時會感到苦澀難嚥，食後可發生中毒。

蕃茄中毒症狀表現為：咽喉麻癢、胃部灼痛、噁心嘔吐、頭暈、胃腸炎等症狀，嚴重者抽搐死亡。因此在春季如何選購熟蕃茄，便成為重要關鍵。

選購熟蕃茄要做到以下幾個方面：必須徹底紅透，不可帶青斑；吃時必須酸味正常，無澀味；蒂部平展，自然脫落。有的會因存放時間長使青蕃茄變紅了，但其茄肉仍為青色，此蕃茄仍對人體有害，對它進行鑑別較難，唯有看其根蒂，若摘時為青蕃茄，蒂部常被強行揪下，再加上放置後蒂部將皺縮不平，此蕃茄忌吃。

春季忌多吃筍

被人們譽為「素食第一品」、「春天的菜王」的春筍，在春天次第萌出大量上市，這個時候正是春筍嘗鮮的最佳時節。

春筍味清淡而鮮嫩，營養豐富，含有充足的水份、植物蛋白、脂肪、糖類、大量的胡蘿蔔素和維生素 B、C、E 以及鈣、磷、鐵等人體必需的營養成份和微量元素，其中含量較高的是纖維素、氨基酸。春筍不僅是佳蔬還是良藥，中醫臨床研究發現，春筍味甘性寒，具有利九竅、通血脈、化痰涎、消食脹等功效。

食竹筍燒肉，可滋陰益血；芝麻油悶筍，能化痰消食；小兒患麻疹，可食嫩筍尖做的湯，使麻疹出透，縮短病期；食筍粥，對久瀉形成的脫肛有療效。現代醫學認為，竹筍具有吸附脂肪、促進食物發酵、有助消化和排泄作用，所以常食春筍對單純性肥胖者大有益處。

然而，經現代醫學研究發現，竹筍不僅含有難溶性草酸鈣，尿道、腎、膽結石患者不宜多食，而且還含有較多的粗纖維素，對於胃腸疾病患者及肝硬化等患者可能是致病因素，容易造成胃出血、肝病加重等。所以結石和腸胃疾病患者，不宜多吃或者不吃春筍。

春季敏感型的人忌吃春筍

傳統中醫認為，竹筍有滋陰、益血、化痰、消食、利便等功效，但筍中的大量纖維素較難消化，同時筍中含有難溶性草酸，食用過多易誘發哮喘等老慢支氣管疾病、過敏性鼻炎、皮膚炎等。吃春筍還要防過敏，尤其是老人、兒童不宜吃，每餐最好不要超過半根。因為春季本來就是容易引起過敏的季節，對於容易產生攝入性過敏的人來說，食用春筍還易引起蕁麻疹。

為防止出現過敏，吃筍應先少量嘗點，如有反應，馬上停止；如沒有反應，可適當再吃。若用筍片、筍丁炒菜，要先用開水把筍燙 5～10 分鐘，然後再配其他食物炒食。這樣既可高溫分解大部分草酸，減少弊端，又能使菜肴無澀感，味道更鮮美。同時，吃筍時儘量不要和海魚同吃，避免引發皮膚病。

過敏性疾病是我們的機體對所接觸外界物質的一種異常免疫反應，哮

喘、過敏性鼻炎、蕁麻疹、皮膚炎等是較常見的過敏性疾病，嚴重的過敏反應可表現為過敏性休克、喉頭水腫、甚至死亡。竹筍雖說是一種好食品，但因吃竹筍而引發過敏性疾病的人也並非少見。因此有過敏性疾病的患者，在吃筍時先少量嘗點，如有反應，馬上停止，而已有明確竹筍過敏者，則應避免再次食用竹筍。

春季忌多食辛辣的食物

春季是陽氣昇發的季節，人體的胃腸積滯較重，肝陽易亢及春溫易發的情況比較常見，因此春季在飲食方面應該多加注意，忌多食溫熱辛辣的食物。因為春季陽氣昇發，而辛辣發散為陽，加重體內陽氣之上升，而此時胃腸積滯而虛弱，如果再食用溫熱、辛辣的食物，對胃氣必定有很大的損傷。所以春季忌多食辛辣、溫熱的食物。

春季忌多吃雞蛋

雞蛋營養豐富，四季皆可食用，但是在春天的季節裏，由於氣候的關係，吃雞蛋也有禁忌。對於消化不良的老年人、兒童忌吃整個雞蛋，尤其煮老的雞蛋更要注意不要吃。因為雞蛋在胃裏停留時間長達三小時，有損胃的消化功能。老年人、兒童不宜吃油炸雞蛋，因為油炸雞蛋蛋白凝固，不易消化。

對於心血管、高血壓病患者來說，因為雞蛋蛋黃含有豐富的膽固醇，也應該忌食。腎臟病患者應儘量少吃蛋白，因為蛋白的最終代謝產物為尿酸，主要從腎臟排出體外，如果食用，會加重腎臟排泄負擔。據醫學研究資料顯示，有的人吃了雞蛋後，往往會有胃痛的現象發生，這是對雞蛋過敏引起的。

科學研究發現，雞蛋的蛋白質具有抗原性，與胃腸黏膜表面帶有抗體的致敏肥大細胞作用，即可引起過敏反應，容易使胃腸黏膜充血、水腫、胃腸痙攣，引起胃病或腹痛、腹瀉等過敏症狀。因此這類人忌吃雞蛋或含

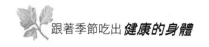

雞蛋成份的食物，是最有效的防治方法。

春季忌多吃糯米

從養生學的角度講，春季應該忌吃刺激性及不易消化的如糯米、麵團等食物。如果有胸悶、痰涎氣喘、喉嚨不適、頭暈眼花的現象，可用甘草、菊花、陳皮，少許鹽，泡水代茶飲，可清肝明目，消除積食，保持排便通暢。

春季忌多喝飲料

在我們的日常生活中，一般的飲料均含有糖、糖精、電解質和合成色素等物質，如常見的果汁、汽水以及其他飲料中。在飲用這些飲料之後，因在胃裏停留時間比較久，時間長了以後，很容易刺激胃結膜，影響食慾和消化功能。而且通過血液循環，增加腎臟過濾負擔，影響腎功能。除此之外，過多地攝入糖類會增加脂肪，導致人肥胖。據資料顯示，大多數合成色素是從煤焦油、石油中提煉的，人們過多飲用這類飲料會妨礙神經系統的傳導功能。比如我們常見的可樂，就是由許多化學物質萃取物合成，加糖製成，其實並沒有什麼營養價值，喝得過量，會導致餌離子的缺乏，使人突然出現類似休克的狀態，還會使體質變弱，易引起皮膚發生一系列的變化。

春季高齡人忌吃生冷食物

春季寒意並未退盡，上歲數的老年人在保健養生時要講究飲食，忌吃或儘量少吃生冷食物，宜多吃些富有營養而又容易消化的清淡食物，以免刺激胃腸引起疾病。胃寒的老年人早晚喝點糖水，具有禦寒暖胃和防止感冒的雙重作用。

春季忌喝新茶過多

　　春季為大量新鮮茶葉上市的季節，對於喜歡喝茶的朋友來說倍感愉悅。茶作為一種保健養生的飲料，備受我國人民的喜愛。但是需要我們注意的是在春季喝新茶切忌過多。

　　醫學研究發現，在新茶葉中含有一種微量元素氟。氟雖是人體必需的微量元素之一，但生理需要量並不是太多，平均每天只為 1～1.5 毫克。據科研測定，茶葉的含氟量驚人，比其他食品的含氟量高十倍，甚至數百倍。如果氟的攝入量超過安全數值範圍，會引起蓄積中毒。當發生氟中毒後，會出現牙齒變色（黃色、褐色或黑色）、氟骨症（四肢和脊柱疼痛、關節變形、癱瘓）。因此茶友在春季喝新茶應該有一定的節制，切忌過量。

春季吃田螺的禁忌

　　俗話說：秧池水滿田螺肥壯。田螺作為美味佳食，營養又豐富，深得人們的喜愛。但是在吃田螺的時候，有些相剋的食物我們應該注意：田螺忌和葡萄、石榴、柿子等水果一起食用。因為葡萄、石榴、柿子等水果中含有較多的鞣酸，田螺含有較豐富的蛋白質和鈣，將二者同時食用，鞣酸和鈣及蛋白質結合，將會影響食物的消化吸收，導致胃部不適。

　　田螺對於急、慢性腸炎患者來說也要忌食。因為急性腸炎患者應暫時禁食，使腸道休息，或食細軟少油的飲食；慢性腸炎患者應食用少油膩、高蛋白、高熱量、高維生素飲食，不宜食用多油滑腸的食物。田螺富含油質，可滑腸導瀉。所以春季急、慢性腸炎患者忌食用田螺。

春季喝水五忌

　　（1）忌喝生水。生水沒有經過煮沸消毒，細菌較多，很容易引發胃腸道疾病，如細菌性痢疾、腸炎、腹瀉等。

　　（2）忌喝水過快。喝水過快，不僅會造成急性胃擴張，而且不利於

水的吸收。

（3）忌飯前喝水。飯前喝水，可以促使胃酸稀釋，不利於食物的消化，而且使胃有飽脹感，影響正餐的食慾，不利於營養成份的吸收。

（4）忌喝冰水。大量喝冰水，不僅容易引起胃黏膜血管收縮，影響消化，還可出現腸痙攣，引起腹痛。

（5）忌睡前喝水。睡前大量喝水容易出現夜尿次數增多，影響睡眠，應該在晨起的時候多喝水，清洗腸胃排毒養顏。

春季吃櫻桃的禁忌

櫻桃，又叫含桃、荊桃。在春季，櫻桃有「春果第一枝」的美譽。它不僅形味俱美，而且營養豐富。科學檢測表明，在每 100 克櫻挑中，含糖 8 克，蛋白質 1.2 克，鈣 6 毫克，磷 31 毫克，含鐵量可高達 6 毫克（比同量的蘋果、桔子、梨等含鐵量高達 20 倍以上，居各種水果之冠）；它含胡蘿蔔素也比蘋果、桔子、葡萄多 4～5 倍；此外，它含的 B 群維生素、維生素 C 也相當豐富。

作為「春果第一枝」的櫻桃雖然深得大眾的青睞，但是在食用的過程中也有禁忌。櫻桃忌與動物肝臟同時食用。因為動物肝臟中含有豐富的銅、鐵離子，而銅、鐵離子可以使維生素 C 氧化為去氫抗壞血酸，使櫻桃的營養價值降低。

春季吃蘑菇的禁忌

蘑菇雖味美，卻忌多食或偏食。《飲膳正要》說：「內氣發病，不可多食。」《本草求直》說：「蘑菇能理氣化痰，胃亦有功也，然皆體潤性滯，多食用於內氣有阻。」有毒的蘑菇忌食用。有毒的蘑菇與飯同炒，則會使飯變黑。食用有毒的蘑菇，很容易導致食物中毒，出現頭暈、頭痛、嘔吐、腹瀉等症狀。

春季喝茶的禁忌

　　喜愛喝茶的人知道，經常使用的茶杯、茶壺如果不常擦洗，久而久之，其表面就會形成一層棕褐色的茶垢。而茶垢對人體健康非常有害。醫學分析發現：茶葉中含有茶多酚，在與空氣和水接觸後，極易氧化生成茶垢，並黏附於茶壺、茶杯的表面，尤其是粗陶的表面。茶垢中的砷、鉛等有害物質，經口進入人的消化系統，易與食物中的蛋白質、脂肪酸、維生素等結合，產生沉澱，阻礙小腸對營養物質的吸收和消化，並能使腎臟、肝臟和胃等器官發生炎症，甚至壞死。尤其是胃潰瘍患者，攝入茶垢後往往會使病情惡化。因此春季喝茶一定要把茶具的茶垢清除乾淨。

春季吃魚的禁忌

　　魚是大眾餐桌上最普遍的一種菜肴，鮮魚肉質細嫩，味道鮮美，營養豐富，所含的營養成份絕不比其他肉類低，它是肉類中最易消化的一種。很多營養學專家分析認為，吃魚可以使人長壽。但是在吃魚上有兩方面值得注意：

（1）半生不熟的魚忌吃。吃魚最好燒至熟透再吃。營養專家發現，在鮮魚中，特別是淡水魚中常有寄生蟲，如常見的異形吸蟲等。魚的全身中以魚頭和魚肉中寄生蟲最多。如經常食用未燒透的魚甚至生魚，就有可能患寄生蟲病，出現食慾不振、腹疼、肝腫大、黃疸及浮腫等病症。情況嚴重者，可以引起腹水。因此春季忌食沒燒透的魚。

（2）中風患者忌多吃鱭魚。鱭魚又名刀魚、鳳尾魚，漢初最早解釋詞義的專著《爾雅‧釋魚》就有關於它的記載；古代地理著作《山海經》中還有「刀魚」一名的解釋。它屬著名經濟魚類，肉質白皙細嫩，鮮美可口，早在二千多年前就已成為席上珍饈。在每年的清明前鱭魚品質和口味最佳。這個季節的鱭魚，魚刺較軟，節後魚刺逐漸變硬，吃起來口味差。所以清明節前

的鱒魚,備受人們的喜愛。但是需要我們注意的是中風患者忌
多食鱒魚。

中醫強調忌食溫熱味厚之品,而中風多因肝經火熱或痰火所
致。鱒魚溫熱且味甘易生痰濕,多食可以引動痰火,中風患者
多食鱒魚,必會加重病情。所以春季中風患者忌多食鱒魚。

春季食用豆腐的禁忌

豆腐是大眾食品,日常生活中少不了這道菜。豆腐含有豐富的鈣質,
每 100 克豆腐裏含鈣高達 240 毫克,是人體特別是小孩十分需要的。而菠
菜含有大量的草酸,當它遇到豆腐中的硫酸鈣、氯化鎂時,就生成不能被
人體吸收的草酸鈣、草酸鎂的白色沉澱物,從而破壞了豆腐中的鈣質。所
以春季烹調忌將豆腐與菠菜一起炒煮食用。

春季食用菠菜的禁忌

忌吃未用開水燙的菠菜。菠菜是春季人們餐桌上的時令蔬菜之一。但
是炒菠菜前應該用開水燙,這樣能去除菠菜含有的草酸與澀味。只有去掉
草酸,才有利於人體吸收菠菜中的鈣質。若未用開水燙即炒食,既影響口
味,又使營養價值降低。所以春季忌吃未用開水燙的菠菜。

吃菠菜忌去根。人們常有這樣的習慣,在擇揀菠菜時往往僅食用其莖
葉,誤認為根老韌不好吃,而將其擇掉,其實這是不應該的。菠菜很早就
有「紅嘴綠鸚哥」的美譽,因為其根是紅色的,莖葉為綠色。我們強調春
季吃菠菜忌去根,並非是簡單地以其色澤搭配好看為出發點的。菠菜根屬
於紅色食品一類,其具有很好的食療作用,如果被我們無知地扔掉,確實
讓人覺得可惜。

營養專家發現,菠菜根營養豐富,含有纖維素、維生素和礦物質,卻
不含脂肪。尤其將菠菜根配以生薑食用,可以控制或預防糖尿病的發生。
食用菠菜最好的方法是:將鮮菠菜帶根放沸水中略燙數分鐘,用芝麻油拌

食，可利腸胃，適於治療高血壓和便祕等病症。菠菜根儘管含有粗纖維，如果在其抽莖開花之前食用，不但不覺老韌，反而感到爽脆。所以菠菜根有較高的食療價值，在吃菠菜的時候忌去其根。

春季特定人群吃菠菜的禁忌

春季兒童孕婦忌多吃菠菜。在現實生活中，人們一直都習慣地認為，菠菜含有大量的鐵，具有補血功能，因此把其做孕婦、兒童、病人理想的補血食品。有些家長還認為，在菠菜中還含有大量蛋白質、脂肪和多種微量元素。所以只要多給孩子吃大量的菠菜，就會對孩子的身體發育有很大的好處。其實這種認識和做法是有誤的。從營養與食療的角度看，有些蔬菜食用過量，對兒童的身體健康卻是有害的。

其實菠菜中鐵的含量並不多，其主要成份是草酸，而草酸對鋅、鈣又有著不可低估的破壞作用。鋅和鈣是人體不可缺少的微量元素，如果人體缺了鋅，就會感到食慾不振、味覺下降；兒童一旦缺了鈣，有可能發生佝僂病，或出現雞胸以及牙齒生長遲緩等現象。如果孕婦過多食用菠菜，同樣會出現缺鈣和鋅的症狀，無疑對胎兒發育不利。同時，因孕婦比正常人需鈣和鋅量都高，從養護的角度講，應較多地攝入富含鈣和鋅的食物為最佳。

肺結核病人忌多食用菠菜。主要原因是菠菜富含草酸。據測定，在每100 克菠菜中含 360 毫克的草酸。而草酸進入人體後，極易與鈣結合生成不溶性草酸鈣，不能被吸收，造成人體缺鈣，從而影響肺結核患者病體痊癒的時間。

尿路結石患者同樣忌食菠菜。同理，在菠菜中含有較多的草酸，草酸可以與食物中的鈣結合，生成不溶於水的、人體無法利用的草酸鈣的結晶體，大量積聚於腎臟。如果尿路結石患者食用菠菜，往往會影響腎臟的功能，加重腎臟疾病。

春季吃香椿的禁忌

　　忌與動物肝臟同食。陽春三月的椿樹苗發新芽，幼葉非常細嫩，用鼻子輕聞就有一股清香撲面而來，備受人們的喜愛。據研究分析，香椿屬富含維生素 C 的蔬菜之一。如果香椿和動物肝臟同時食用，動物肝臟中的銅、鐵離子，極容易促使維生素 C 氧化而失效，導致營養成份大為下降。所以春季香椿忌與動物肝臟同食。

　　忌多食醃製的香椿。春末的時候椿芽漸老，再生吃口感就不適了。有人在這個時候就大批摘下來，用細鹽醃製，顏色就轉變為黑色，但是其香味仍然不減。醃製的香椿含鹽分較多，可使納水滯留，血容量增多，容易增加心、腎臟等器官的負擔，引發心、腎系統的疾病。同時，醃製的香椿含有亞硝胺，亞硝胺致癌作用非常的強，長此以往，往往會誘發癌症，慢性胃炎患者發病率尤高。所以春末夏初忌多食醃製的香椿。

春季食用韭菜的禁忌

（1）忌與蜂蜜同時食用。韭菜營養豐富、清新可口，是春季人們喜愛吃的蔬菜之一。但我們在食用的過程中，一定要注意，韭菜忌與蜂蜜同時食用。臨床醫學發現，因為韭菜含有豐富的維生素 C，當與蜂蜜同時食用的時候，所含的維生素 C 很容易被蜂蜜所含的礦物質銅、鐵離子氧化，而失去應有的營養保健作用。同時，又因為蜂蜜性滑利通腸，韭菜含有豐富的纖維素，能夠導瀉。二者同食，也同樣會導致泄瀉。所以韭菜不可與蜂蜜同時食用。

（2）孕婦忌食韭菜。韭菜是春季營養豐富的細菜。它既可炒菜做湯，也可做餡餅、包子、餃子的菜餡。它含有脂肪、糖類、蛋白質、纖維素、礦物質以及維生素 A、B 群維生素、維生素 C 等多種營養物質。但是醫學家研究表明，韭菜對子宮有明顯的興奮作用，如果孕婦食用，很容易導致胎動不安，或導致流

產。所以春季孕婦忌食韭菜。

（3）忌生食韭菜。有些人非常喜歡生吃韭菜，這種食用方式不可取。因為韭菜富含纖維素，腸胃對其難以消化。它不像蔥蒜可剝皮後生食，因為韭菜的食用部分離地面較近，常有微生物、寄生蟲卵附著，且分株較多，不易清洗乾淨，生食還容易感染疾病。所以春季韭菜忌生食。

春季食用野菜的禁忌

春季各種野菜蓬勃生長，是食用野菜的最佳時節。在食用野菜的過程中，我們應該注意以下三點：

（1）忌炒吃樹上的野菜

春季，生長在樹上的野菜品種，備受人們的喜愛，如刺嫩芽、榆樹錢等。這類野菜烹調有講究，宜蒸吃或做醬吃，忌炒著吃。因為炒著吃既黏又澀，難以下嚥，營養價值也大打折扣。

（2）忌食用野菜不浸泡

在食用野菜之前應該用溫水浸泡一段時間。因為在野菜中，如山藥菜、山蒜等一些野菜，含有微毒，如果不經浸泡即烹調食用，往往會使人感覺身體不適。所以這類野菜在煮食之前，務必要在溫水裏浸泡幾個小時，進行解毒處理，方能放心食用。

（3）忌過量食用野菜

在春季，有些被污染過的地方，依然生長著苗壯鮮美的野菜。但是對於食客來說無法分辨出哪些野菜被污染了，哪些野菜有毒？哪些無毒？仍然盲目地長期食用野菜，致使後患無窮。所以春季忌過量食野菜。

春季兒童忌食用蠶豆

蠶豆香脆可口，營養也相當的豐富。每年的春末夏初，備受兒童喜愛的蠶豆陸陸續續上市了。但是發育期兒童忌食用蠶豆。因為據研究發現，

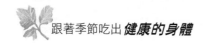

蠶豆中含有 0.5%的巢菜城，如果攝入的巢菜城過量的話，會抑制兒童的生長發育，所以春季兒童應該少吃或不吃蠶豆。

春季食用綠豆芽的禁忌

在春季蔬菜淡季時，綠豆芽成為人們餐桌上的常吃菜肴之一。而綠豆芽又名豆芽菜、銀針菜，其味美價廉，深受人們歡迎。

忌食用化肥生發的綠豆芽。如果是用化肥生發的綠豆芽，我們應該注意不能食用。有實驗發現，化肥中有含氮類化合物，在細菌的作用下，可轉變為亞硝膠而存在於綠豆芽中。亞硝膠可以使人患胃癌、食道癌、肝癌等。所以春季忌食用化肥生發的綠豆芽。

春季慢性腸炎、慢性胃炎患者及消化不良者忌多食用綠豆芽。綠豆芽是春季價廉物美的蔬菜，但是慢性腸炎、慢性胃炎患者及消化不良者忌多食用綠豆芽。因為綠豆芽性寒涼清熱，容易損傷胃氣，且纖維較粗，容易滑利腸道致瀉。如果慢性腸炎、慢性胃炎患者及消化不良者多吃綠豆芽，往往會使病情加重。

春季貧血者忌用蛋黃補

蛋類一般都營養豐富，並且價格不高，品種多樣。特別像雞蛋、鴨蛋等，是廣大群眾春季理想的補品。但是對於春季貧血者忌用蛋黃補。據科學分析測定，每 100 克雞蛋中含鐵 1.2 毫克，每 100 克鴨蛋中含鐵 2.9 毫克，與瘦肉中含鐵量相仿。蛋黃中的鐵與磷酸鹽、磷酸蛋白結合成複合磷酸鐵，不容易被吸收和利用。因此當貧血患者特別是小兒患貧血時，忌只用蛋黃來補鐵，對於小孩的貧血，在飲食上可以逐漸增加豬肝泥的量，因為豬肝中含鐵量高。與此同時，還可以適當多吃些綠葉蔬菜，經常飲用一些含鐵和維生素 C 的飲料或輔助食品等。

春季喝雞湯的禁忌

眾所周知雞湯營養豐富，為時令進補之佳品。而在春季飲食宜清淡，進補也宜進行清補，那麼雞湯則是首選。但是雞湯雖好，並不是每個人都適合喝的。以下患者則忌喝雞湯。

胃酸過多者忌喝雞湯。雞湯有較明顯的刺激胃酸分泌的作用。所以對患有胃潰瘍、胃酸過多或者有胃出血病史的人來說，最好不要多喝雞湯。

膽道疾病患者忌多喝雞湯。對於膽囊炎和膽結石症經常發作者不能多喝雞湯。因為雞湯內脂肪的消化需要膽汁參與，喝雞湯會刺激膽囊收縮。因此就會引起膽囊炎的反覆發作，從而加重病情。

高血壓患者。高血壓患者如果經常喝雞湯，除了會引起動脈硬化外，還會使血壓持續升高，難以降下。嚴重時，長期高血壓又可引起心臟的繼發性病變，如心肌肥厚、心臟增大等高血壓性心臟病。

高膽固醇血症患者。血液中膽固醇升高的病人，多喝雞湯，會促使血液中膽固醇進一步升高。血液中膽固醇過高，往往會在血管內膜沉積，引起動脈硬化、冠狀動脈硬化等疾病。

腎臟功能較差者忌多喝雞湯。雞湯內含有一些小分子蛋白質，對患有急性腎炎、急慢性腎功能不全或尿毒症的患者來說，由於他們的腎臟功能較差，腎臟對蛋白質分解產物不能及時處理，如果多喝雞湯，就會引起高氮質血症，從而進一步加重病情。

春季特定人群食魚的禁忌

（1）易過敏的患者忌食魚。魚類食物營養豐富，富含組氨酸，當這類異性蛋白進入人體後，可作為一種過敏原刺激機體產生抗體，釋放出過敏物質，從而引起一系列過敏反應。輕者表現有劇烈的癢感或燒灼感，這就是所謂的蕁麻疹；重者出現過敏性哮喘等，表現為不同程度的呼吸困難及腹痛的症狀。

（2）服藥時的結核病患者忌食魚。結核病患者服藥時，如果食用某

些魚類容易發生過敏反應，輕者噁心、頭痛、皮膚潮紅、眼結膜充血等；重則出現心悸、口唇及面部麻脹、皮疹、腹瀉、腹痛、呼吸困難、血壓升高，甚至發生高血壓危險和腦出血。上述症狀多在食魚後半個多小時內發生。

（3）不孕症患者忌食魚。生殖醫學研究發現，男子過量食用魚類，往往會降低生育能力。這是因為水中汞的含量低於魚體中的汞含量，而當汞進入人體後，可直接與血液中的紅血球結合，所以就妨礙生殖細胞的功能。

（4）肝硬化患者忌食魚。魚類脂肪中含有二十碳五烯酸，其代謝產物為前列腺環素，具有降血脂、降低血液黏稠度、抑制血小板凝集的作用，這對於防治心血管疾病是有利的。但是對於肝硬化患者來說，效果恰好相反。據醫學試驗發現，肝硬化時機體難以產生凝血因子，加之血小板偏低，很容易出血，如果再食含有二十碳五烯酸的沙丁魚、青魚、金槍魚等，會使病情急劇惡化。因此肝硬化患者應忌食這類魚。出於健康方面考慮，對含二十碳五烯酸較少的鯉魚、比目魚等，也應該少吃或忌吃。

（5）痛風患者忌食魚。因為魚類食品含有嘌呤類物質，而痛風則是由於人體內的嘌呤代謝失常而引起的，主要表現為血液中尿酸含量過高，可使人的關節、結締組織和腎臟等處發生一系列症狀。因此痛風患者應該忌多食魚類食品。

春季食用香椿的禁忌

春季虛寒痢疾患者忌食用香椿。香椿口感清香，營養豐富，適合大多數人食用。但是虛寒痢疾患者忌食用。因為香椿性平而偏涼，苦降行散，濕熱下注所致的痢疾不適宜食用。虛寒痢疾的治療應當溫中補虛，食宜甘溫，如果食用香椿，則會加重病情。故虛寒痢疾患者在春季忌食用香椿。

春季服用硫酸亞鐵忌與香椿同食。在春季生活中，病人在服用鐵製劑

補血藥時，應忌食多鈣、多磷的食物。因為鈣、磷與鐵製劑可結合成不溶性物質，降低鐵製劑的吸收。而香椿為含磷與鈣較高的蔬菜之一。在服用鐵製劑時食用香椿，會大大地降低鐵製劑的醫療功效。因此春季服用硫酸亞鐵忌與香椿同食。

春季哮喘患者忌食用薺菜

薺菜是春季最早的時鮮野菜，因其清香可口，民間常用它包餃子和餛飩，或炒野雞肉，或與豆腐共煮羹。但是哮喘患者忌食用薺菜。因為哮喘為支氣管平滑肌痙攣、管腔變窄、通氣不暢所致的疾病，而薺菜有收縮支氣管平滑肌的作用，可加重哮喘病患者的病情。因此在春季，對於哮喘患者，應該少吃或忌食用薺菜。

春季食用櫻桃的禁忌

春末夏初，正是櫻桃上市的季節。櫻桃味美酸甜、營養豐富，為春季時令佳果，備受人們的喜愛。主要含有糖分、維生素 C、礦物質等成份。但是值得我們注意的是對於肺炎、支氣管炎患者，屬肺熱症，切忌食用。《日用本草》說櫻桃「其性屬火，能發虛熱喘嗽之疾」，呼吸系統疾病屬熱症，食用則會加重病情。

春季忌多吃海鮮

春季正值肝炎高發季節，特別要注意飲食衛生，減少生吃海鮮。每年的春季是肝炎的高發季節，此時醫院的肝病門診與住院患者都明顯增多，其中，B肝患者舊病復發佔大部分，而新發病例則以A肝、C肝等急性肝炎為主，而A肝和 C肝，則主要是「吃出來」的毛病，有不少人在春季仍有生吃海鮮的習慣，此外，外出應酬時觥籌交錯也是造成A肝交叉傳染的一個高危因素。

春季多吃海鮮還容易引起食物中毒。一般來說，多數細菌「怕」鹽，

在鹽漬食品中很難生存，但也有不怕鹽的細菌，如副溶血性弧菌。它廣泛存在於海產品如海魚、海蝦、海蟹及貝類中，一旦含鹽葷食品被污染，只需二到三小時，其細菌量即能達到引起食物中毒的程度。中毒者多突然發生腹痛、腹瀉、嘔吐等症狀，全身乏力，嚴重的可因失水過多而引起休克，危及生命。

春季飲食進餐時忌喝果汁

在春季進餐的時候最好不要喝果汁，還有就是在空腹時忌喝酸度較高的果汁，先吃一些主食再喝，以免胃不舒服。不管是鮮果汁、純果汁還是果汁飲料，中餐和晚餐時都儘量少喝。果汁的酸度會直接影響胃腸道的酸度，大量的果汁會沖淡胃消化液的濃度，果汁中的果酸還會與膳食中的某些營養成份結合，影響這些營養成份的消化吸收，使人們在吃飯時感到胃部脹滿，吃不下飯，飯後消化不好，肚子不適。除了早餐時外，兩餐之間適宜喝果汁。因為人們一般早餐很少吃蔬菜和水果，所以早晨喝一杯新鮮的果汁或純果汁，應該是一個好習慣，以補充身體需要的水份和營養。

人們喝果汁大多是因為覺得有營養，而且好喝。許多人認為果汁可以代替水果，喝果汁可以補充水果中的營養成份，特別是應該給不愛吃水果的孩子多喝一些，甚至完全取代飲用水。但要注意的是果汁並不能代替水果的營養的。

果汁的營養和水果有相當大的差距，千萬不要把兩者混為一談，果汁不能完全代替水果。首先，果汁裏基本不含水果中的纖維素；第二，搗碎和壓榨的過程，使水果中的某些易氧化的維生素被破壞掉了；第三，水果中某種營養成份（例如纖維素）的缺失，會對整體營養作用產生不利的影響；第四，在果汁生產的過程中，有一些添加物是必然要影響到果汁的營養品質的，像甜味劑、防腐劑、使果汁清亮的凝固劑、防止果汁變色的添加劑等；第五，加熱的滅菌方法也會使水果的營養成份受損。因此對於能夠食用新鮮水果的人來說，整個的水果永遠是營養學上最好的選擇。老人

和小孩適量少喝點果汁，可以助消化、潤腸道，補充膳食中營養成份的不足。成年人如果不能保證合理膳食，通過喝果汁適量補充一些營養，也算是一種不錯的方法。還有些人不愛喝白開水，有香甜味道的果汁能使他們的飲水量增加，保證了身體對水份的需要，的確也是一件好事。

春季早餐忌只吃粥和蛋類

在春季，有不少人上午工作時常出現感到疲倦乏力的春困現象，注意力難以集中。按理說，人經過一夜睡眠，大腦得到了休息，早餐後應該精力充沛，為什麼會出現上述表現呢？別以為是「睡眠不足」，這可能是人的體液通過神經反射發出信號：酸性物質積聚過多了！產生這種現象的主要原因是早餐不合理。

從食物結構來看，午餐和晚餐一般能吃到蔬菜、豆類等鹼性食物，而早餐往往以饅頭、麵包、油炸食品等為主，有的人因起床遲來不及吃早餐，有的年輕女孩為減肥不吃早餐。由於飲食搭配不當，這就難免引起體內生理方面的酸鹼平衡失調。酸性物質積聚過多，不但首先影響到神經細胞的生理功能，還會導致心臟功能減退和全身許多臟器的功能紊亂，以致在上午就顯得疲倦乏力；日子久了，還可能誘發多種器質性疾病。

人的體液是中性稍偏於弱鹼性的，這對神經細胞的生理活動最為適宜。日常食物中，凡是含氯、硫、磷元素較多的食物，如大米、麵粉、魚類、肉類、蛋、啤酒等，屬酸性食物；蔬菜、水果、豆類等，屬鹼性食物。

所以早上除了應飲足夠的水，必須重視吃早餐。早餐除了吃足夠的主食及雞蛋、牛奶外，還應同時吃些豆類、葉菜，最好再吃一個水果。

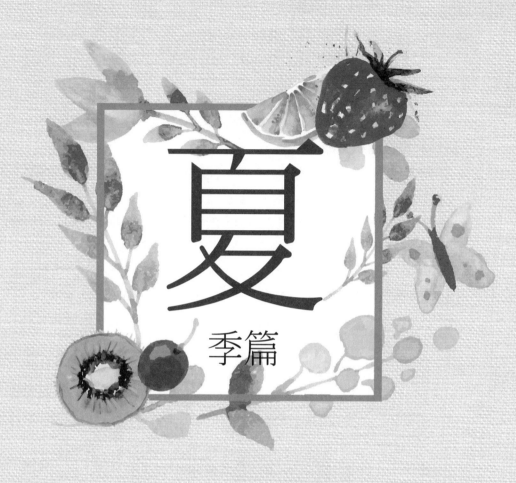

夏

季篇

夏季，天氣炎熱，中醫認為
夏季對人體影響最重要的因素是暑濕之毒。
過多出汗，容易造成氣虛，
還會引起脾胃功能失調、消化不良，
所以飲食與健康的關係極為密切。
得當的飲食，能幫助我們順利地渡過夏天，
如不注意夏季飲食的禁忌，
則有可能感染疾病，有損健康。

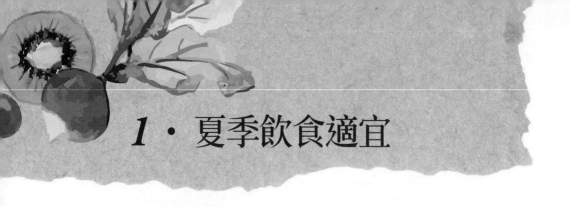

1 · 夏季飲食適宜

夏日飲食宜注意調節

酷暑季節，很多人感覺胃口不好，同時有乏力倦怠的感覺，因此要注意夏季日常的飲食調節，以保持身體健康。

首先，注意飲食衛生和暑天清補。膳食最好現做現吃，生吃瓜果要洗淨消毒。在做涼拌菜時，應加蒜泥和醋，既可調味又能殺菌，還增進食慾。熱天以清補、健脾、祛暑化濕為原則，應選擇清淡具有滋陰功效的食品，比如鴨肉、鯽魚、蝦、瘦肉、食用蕈類（香菇、蘑菇、銀耳等）、薏米等。也可進食一些綠豆粥、扁豆粥、荷葉粥、薄荷粥等「解暑藥粥」，這些均有一定的驅暑生津功效。

其次，不可過多地吃冷飲、喝飲料。熱時，適當吃一些冷飲或飲料，可起到一定的祛暑降溫作用。但雪糕、冰棒等多用牛奶、蛋粉、糖等製成，不可食之過多。再就是大部份飲料的營養價值不高，多飲並沒什麼益處。

最後，宜增加一些苦味食物。熱天適當吃些苦瓜、苦菜，以及啤酒、茶水、咖啡、可可等苦味食品，不僅能清心除煩、醒腦提神，還可增進食慾、健脾利胃。其次，注意補充鹽份和維生素。營養學家建議：高溫季節最好每人每天補充點維生素 B1、B2、鈣等，這樣可減少體內糖類和組織蛋白的消耗，有益於健康。也可多吃一些富含上述營養成份的食物，如西瓜、黃瓜、蕃茄、豆類及其製品、動物肝腎、蝦皮或者飲用一些果汁等。同時，專家還提醒人們別忘補鉀。暑天出汗多，隨汗液流失的鉀離子也較多，這會使人倦怠無力、頭昏頭痛。熱天防止缺鉀最有效的方法是多吃含鉀食物，茶葉、新鮮蔬菜、水果中含鉀都比較多。

夏日飲食宜清淡

傳統醫學有「天人相應」的養生之說，就是說人體要適應自然環境、季節氣候的變化。夏天的特點是「熱」，出汗較多，會造成人體內部各種營養物質，特別是無機鹽類的大量消耗，如果不及時補充，就會造成體液失調甚至代謝功能紊亂；同時，天氣炎熱會影響人體脾胃功能，減少胃液分泌，加上睡眠不足，進而又影響飲食，以致造成攝入減少而消耗增多，故不少人夏季體重下降。消耗越大，越要滋補，否則難免造成機體失調，影響健康長壽，因此夏季必須重視飲食上的營養進補。

思想宜清靜，盛夏酷暑蒸灼，人容易悶熱不安和困倦煩躁。所以首先要使自己的思想平靜下來、神清氣和，切忌火暴脾氣，遇事一蹦三跳，因躁生熱，要防止心火內生，心靜自然涼。故以「涼」剋之，「躁」以「清」驅之。因此夏季養生的關鍵在於「清」。

盛夏的飲食應以清淡質軟、易於消化為主，少吃高脂厚味及辛辣上火之物。清淡飲食能清熱、防暑、斂汗、補液，還能增進食慾。多吃新鮮蔬菜瓜果，既可滿足所需營養，又可預防中暑。主食以稀為宜，如綠豆粥、蓮子粥、荷葉粥等。還可適當飲些清涼飲料，如酸梅湯、菊花茶等。但冷飲要適度，不可偏嗜寒涼之品，否則會傷陽而損身。另外，吃些醋既能生津開胃，又能抑制病菌，預防胃腸道疾病。

夏季進補也宜以養陰清熱，清淡爽口為原則，故應施以清涼補品，以清心防暑、滋陰生津。此外夏季食慾減退，脾胃功能較為遲鈍，此時食用清淡補品，有助於開胃增食、健脾助運。如果過食肥膩之物，則致損胃傷脾，影響營養消化吸收，有損健康。因此綠豆、薏仁、蔬菜、瓜果、百合、玉竹、瘦肉、鱔魚、雞肉等，均是夏季最好的滋補佳品。

夏季在飲食進補方面，應遵從清補、健脾、開胃、祛暑化濕的原則，以食補為主，藥補為輔，這樣可以全面均衡地補充人體內部的消耗，維持人體正常的代謝功能，促進身體健康。

夏季飲食宜有「花樣」

　　盛夏時節天氣燥熱，陽氣上揚暑濕重，暑濕挾熱對人體健康有很大的危害，很容易引發濕熱病症。所以在這個時候人們除了要注意膳食清淡外，還要有選擇地攝食一些既可泄暑熱，又能化燥濕的食品，以期達到健脾利胃、恢復脾胃納運功能的目的。傳統醫學認為花卉因其天然的芳香化濕作用，幾千年以前，就被先人請到了夏季膳食保健中來。下面就簡單的介紹以花為料的幾種湯粥以饗讀者。

　　菊花粥：粳米 50 克，冰糖適量，加水煮粥，粥快熟時加入杭菊花 6 克（布包），再煮約 10 分鐘即成。夏季服用，能起到清熱解暑、醒腦提神的作用。

　　荷花冬瓜湯：取鮮荷花二株，鮮冬瓜 500 克（切片），加水一公升煮湯，湯成後去荷花，加食鹽少許服食，對夏季低熱、口渴心煩療效斐然。

　　蜜汁松花蕊：採摘鮮松花蕊，選其中嫩白者，放入瓷罐中，和蜂蜜適量，煮沸成汁。用此蜜汁浸漬松花蕊一小時，即可食用，極香甜脆美。松花蕊中主要含花粉，花粉含有多種微量元素、維生素、氨基酸和蛋白質，其營養價值是牛奶、雞蛋的七～八倍，被譽為「大自然中最完善的營養食品」。

　　茉莉豆腐：採鮮茉莉花和嫩葉 30 克洗淨後與豆腐 100 克同煮。先煮豆腐，水沸後下茉莉花、葉，再沸即起鍋，不放調料，取自然清香之味。每日吃一、兩次，有芳香化濕、解油膩、減肥的功效。茉莉花芳香能化油脂，豆腐能調節更年期婦女內分泌，夏季常食茉莉豆腐，可以增強對更年期婦女的減肥以及美容的效果。

　　三花清暑湯：取白菊花、金銀花、扁豆花各 20 克，開水沖服代茶飲，在夏季常服用，具有清暑濕解熱毒之功效。

　　七樣止渴湯：取金銀花、白菊花、玫瑰花各 10 克，麥冬、五味子、整玉竹各 9 克，酸梅 50 克，先用酸梅加水煮爛，再將上述藥材和入，加水煮沸調入適量冰糖，涼後飲用，飲後感覺清涼無比，有降暑開胃、生津

止渴的作用。

桃花粥：桃花 2 克（乾品），粳米 100 克，紅糖 30 克，將米淘淨，三者文火煨，並拌勻。每日一劑，桃花有養血通便之功，常食能起到駐顏減肥的作用。現代醫學研究表明：桃花的美容作用主要與含有多種營養素有關。桃花中含有山奈酚、香豆精、三葉豆等物質，它們能通經活絡、擴張末梢毛細血管、改善血液循環，滋潤皮膚。

除此之外，夏季是一年四季中天賜的減肥好時機。現代醫學實驗證實，人在炎夏中所消耗的熱量遠比寒冬季節多。而且夏季各種體育運動，特別是水上運動，如游泳，易於開展，若能堅持運動，必能將過剩的能量消耗，消減體內過多的脂肪。更讓人興奮的是據中國藥膳專著《飲饌服食箋》中記載，有許多鮮花如芙蓉花、桂花、松花蕊、梔子花、桃花等入饌後，具有減肥、養顏、增壽的功效，大家也不妨多多食用。

夏季健康飲食的五個「宜」

在炎熱酷暑的夏季，人們的胃口往往就會降低，喜歡大量地吃冷食，故經常引起腸胃不適，還很容易上火。營養專家們指出，應該根據身體狀況的不同和季節的變化，從而進行膳食之間的合理搭配。因此夏季飲食應堅持做到五個「宜」，才能達到健康飲食的目的。

（1）宜食用平涼性食品。夏季為了保證身體的營養均衡，可以適當地吃些豬肉和鴨肉等食品，因為豬肉屬於平性食品，鴨肉屬於涼性食品。此外，同樣適宜多吃些豆製品和冬瓜、大小白菜、黃瓜等蔬菜，因為蔬菜中含無機鹽比較多，可以補充因天氣燥熱排汗較多體內無機鹽的缺失。

（2）宜適當喝些飲料。我們在保證日常飲食和攝取營養的基礎上，適宜喝一些淡果汁飲料或運動飲料，每天也適當地喝一些豆乳製品的飲料。這些果汁飲料可以保證機體的熱能需要，達到營

養均衡，從而促進身體的健康。

（3）宜多喝湯粥。傳統醫學認為胸有寒熱溫涼四性，酸甘苦辣鹹五味。夏季陽氣上揚很容易上火發熱，所以應該少吃溫熱的食物，宜多吃一些偏涼性的食物。我們可以從日常主食方面入手，宜多食用一些湯、粥，如小米粥、綠豆粥、西瓜汁、綠豆湯、酸梅湯等等。這些湯粥既可以解渴，補充體內損失的水份，又可清熱解表，消暑降溫。

（4）宜注意食品衛生。夏季時常發生的胃腸道疾病、皮膚病，都與飲食的衛生有著密切的關係。而要預防這些疾病的發生，就要控制食品的品質和注意食品的衛生。

夏季吃瓜果蔬菜的機會比較多，在清洗的時候最好把蔬菜和水果多在水裏浸泡幾分鐘，以減少蔬菜、水果表面的農藥殘留量，忌吃沒有清洗的水果。養成飯前便後洗手的習慣，從而減少病從口入的機會。

在購買食品方面上，應該去大商場、超市，這些地方各方面條件比較良好，食品衛生上也能讓人放心。不能為了圖方便，在流動攤販或小店裏購買諸如乳製品、豆製品、熟食等。在這種地方購買的食品，一方面難以保證產品是否是正規廠家出品；另一方面這些食物在溫熱條件下，容易滋生各種有害細菌，易於腐敗變質。熟食的運輸、出售，應該在冷藏的環境下進行，而小攤販上根本沒有這種條件，食物容易腐壞變質，如果身體抵抗能力差而又吃了這些食品，容易導致各種胃腸道疾病。

（5）宜吃富含維生素 C 的食物。因為維生素 C 具有解毒功能，可以增強人體的抵抗力，缺乏維生素 C 會導致人體免疫力下降。夏季飲食也要注意維生素 C 的補充。維生素 C 在水果、蔬菜中含量豐富，但是遇到高溫及加工烹調就易流失。因此水果和蔬菜儘量洗淨生食，比如涼拌菜就能保證蔬菜中的維生素 C 被破壞得較少。

夏季宜食清熱去暑的食物

　　夏季具有清熱去暑功效的食物有莧菜、蓴菜、茄子、鮮藕、綠豆芽、絲瓜、黃瓜、冬瓜、菜瓜、西瓜等。特別值得一提的是蕃茄和西瓜，夏季多食既可生津止渴，又有滋養作用。此外，還應選食小米、豆類、瘦豬肉、動物肝臟、蛋黃、紅棗、香菇、紫菜、梨等，以補充丟失的維生素C、維生素 B1、維生素 B2 等。老人夏季飲食還應注意少吃和不吃油膩食物，多吃清淡潔淨的食品，對於體弱的老人，應避免食用冷飲及生冷瓜果，以免引起消化功能障礙而致病。

夏季宜合理平衡膳食

　　炎熱的夏季是人體消耗最大的季節。在高溫環境中生活和工作，人體的生理和營養代謝必然會受到一定的影響。這時人體對蛋白質、水、無機鹽、維生素及微量元素的需求量有所增加。首先是對蛋白質的需要量增加，因為天氣炎熱出汗較多，氮的損失，失水及體溫升高，均可引起蛋白質分解代謝增強，從而需要增加蛋白質的攝入量。高溫又可使人體代謝增快，從汗液中會丟失大量的無機鹽、微量元素以及水溶性維生素C、維生素 B1、維生素 B2 等，從而增加了人體的能量消耗，使其耐力和抵抗力降低。因此必須及時補充水份和營養物質。

　　補充營養的原則是以清淡爽口又能刺激食慾的飲食為主，在膳食調配上，要注意食物的色、香、味，以提高食慾，如可適當多吃些涼拌菜、鹹鴨蛋、皮蛋、豆製品、芝麻醬、綠豆、新鮮蔬菜、水果等。

　　此外在製作菜肴時，適量加點醋，不僅可增加風味，而且有保護維生素C 及殺菌和增加食慾的功效。通過飲食調配，既可補充人體因大量出汗導致的營養損失，又能有效地避免腸道疾病的發生，同時還有益於調節體溫、消除疲勞。

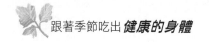

夏季宜注意飲食衛生

夏季氣溫高，剩飯、剩菜容易被細菌污染，最好不吃，如吃，也必須經過高溫處理，生吃瓜果要洗淨削皮。做涼拌菜時，菜一定要洗淨，最好在開水中燙一下；用來切熟食的刀、板，要和切生肉、生菜的分開；涼拌時應放點蒜泥和醋，這不僅能增加食慾，有助於消化，並有殺菌解毒作用，預防腸道傳染病的發生。做冷飲時要用涼開水，不用生水。夏季，老年人最好不吃小攤上的食品，以免發生食物中毒。

夏季飲食宜少油膩多湯水

夏季氣溫高，人體神經經常處於緊張狀態，某些分泌腺的功能也受影響，因而常出現消化力減弱、食慾不振現象，故應適當多吃些清淡而易消化的食物，如豆製品、蛋類、乳類、雞、魚、新鮮蔬菜、瓜果等，少吃油膩食物。夏季人體水份和鹽丟失較多，應多喝水，並適量飲些淡鹽水。但切忌飲水過多，以免增加心臟和消化系統的負擔，應採取少量多飲的方法。

如經常喝綠豆湯、紅豆湯、既能防暑清熱，又能解毒開胃。而經常飲用保健茶，則有解暑熱及爽身提神功效。常見的保健茶有鹽茶：用食鹽 1 克，茶葉 5 克，加開水 500 毫升，沖泡，涼後飲用，有祛熱解暑，補液止渴作用；菊花茶：白菊花 5 克，用 500 毫升開水沖泡，涼後飲用，可清熱解毒。此外，用冬瓜 500 克，切塊，煮湯 3 碗，少加些鹽調味，一日服三次；用鮮藕 250 克，白糖適量，共煮水服，每日 1 劑。如經常飲用，對年邁體弱或多病的老人，可起到預防中暑的作用。

夏季飲食宜遵循的六原則

夏季氣溫升高，人的食慾也隨著發生改變，此時人的腸胃功能最弱，飲食稍有不慎就容易引發腸胃疾病。專家提示，在這個特殊的季節，飲食上必須注意調節，該吃的適量吃，不該吃的堅決不能吃，所謂病從口入，

夏季要把好關，遵循六項原則，方能吃出健康。

（1）宜多喝解暑藥粥

夏天陽氣上揚，不適合大補，夏天吃大補的食物容易讓身體不舒服，所以羊肉不宜多吃，尤其是血壓高的人。最好是多吃蔬菜，少吃油膩，並注意多吃些可以清熱降暑的食物，如綠豆粥、扁豆粥、荷葉粥、薄荷粥等「解暑藥粥」。不宜過食冷飲和飲料。天氣炎熱時，適量吃些冷飲或喝點兒飲料，能起到一定的解暑降溫作用。雪糕、冰棒等冷食是用牛奶、蛋粉、糖等材料製成，不可食之過多，過食會使胃腸溫度下降，引起不規則收縮，可誘發腹痛、腹瀉等病症。飲料的品種較多，多飲會影響食慾，嚴重者可損傷脾胃或導致胃腸功能紊亂。

（2）宜多吃苦味食物

在夏季的一日三餐中，應該多吃些苦味的食物。苦味的食物雖然味道上不是那麼可口，不過卻是暑日的健康食品。苦味食物中所含的生物鹼具有消暑清熱、促進血液循環、舒張血管等藥理作用。三伏天氣裏吃些苦瓜、苦菜，或者飲用一些啤酒、茶水、咖啡、可可等苦味飲料，不但能清除人內心的煩惱、提神醒腦，而且可以增進食慾、健脾利胃。

（3）暑天宜清補

夏天飲食滋補方面，熱天以清補、健脾、祛暑化濕為原則。肥甘厚味及燥熱之品不宜食用，而應選擇具有清淡滋陰功效的食品，如鴨肉、蝦、鯽魚、瘦肉、食用蕈類（香菇、蘑菇、銀耳等）、薏米等。經合理烹調，可做成多種美味佳餚，不僅能增進食慾、補充營養，且可消暑健身。此外，還可進食綠豆粥、扁豆粥、荷葉粥、薄荷粥等「解暑藥粥」，它們具有一定的驅暑生津功效，而且味美可口。

（4）宜多吃富含維生素的食物

高溫季節人體新陳代謝加快，容易缺乏各種維生素。此時可以選擇性地定量補充一些維生素，最好是食物補充，可以選擇一些富含維生素和鈣的食物，如西瓜、黃瓜、蕃茄、豆類及其製品、動物肝腎、蝦皮等，也可

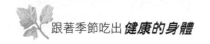

以飲用一些果汁。

（5）宜多吃鹹味的食物

夏天乾燥炎熱，人體排泄量增多，體內喪失的鹽份相對就比較多。所以要注意多吃些鹹味的食物，以補充體內所失鹽份，達到身體所需的平衡。此外，出汗多也會導致體內的鉀離子喪失過多，具體的症狀是人體倦怠無力、食慾不振等。新鮮蔬菜和水果中含有較多的鉀，因此可以酌情有控制地吃一些草莓、杏子、荔枝、桃、李等水果，而蔬菜中的青菜、大蔥、芹菜、毛豆等含鉀也很豐富。茶葉中含有比較多的鉀，夏天的時候多喝茶，既可以消暑，又能補鉀，可謂一箭雙雕、兩全其美。

（6）宜補充鹽份和維生素

盛夏，人體大量排汗，氯化鈉損失比較多，故應在補充水份的同時，注意補充鹽份。每天可飲用一些鹽開水，以保持體內酸鹼平衡和滲透壓相對穩定。營養學家還建議：高溫季節最好每人每天能補充維生素 B1、維生素 B2 各 2 毫克，鈣 1 克，這樣可減少體內糖類和組織蛋白的消耗，有益於人體健康。

另外，在高溫環境下，人體內蛋白質代謝加快，能量消耗增多，因此蛋白質的供應必須酌量增加，每日的攝入量在 100～120 克為宜，且要求一半以上為魚類、瘦肉、雞肉、蛋、奶和豆製品等優質蛋白質，以滿足盛夏機體代謝的需求。同時為增進食慾，在飲食製作方面應力求烹調可口，注意花色品種的增加和變化，亦可適量選用一些辛香類調味品。

夏季宜多攝取祛暑利濕、清熱解毒的食物

祛暑利濕、清熱解毒的食物主要有綠豆、蠶豆、紅豆、黃豆、生蘿蔔、茄子、白菜、芹菜、黃花菜、茼蒿、茭白、竹筍、荸薺、菜瓜、西瓜、冬瓜、絲瓜、黃瓜、甜瓜、苦瓜、菊花、荷葉、莧菜、菱角、香蕉、茶水、青魚、鯽魚、鰱魚、牛蛙肉和高粱等。

夏季宜多攝取健脾養胃、滋陰補氣的食物

　　健脾養胃、滋陰補氣的食物主要有菠菜、藕、茭白、蕃茄、胡蘿蔔、雞蛋、蘋果、牛奶、葡萄、蓮子、桑椹、蛤蜊、鵝肉、鴨肉、青魚、鯽魚、鰱魚、紅豆、豆腐、枸杞、桃、甘蔗、甜瓜、西瓜、桔子、白糖等。

夏季宜巧吃水果

　　夏季是各種水果相繼上市的季節。水果不僅味美可口，還含有豐富的維生素、水份以及礦物質，而且果糖、果膠的含量明顯優於其他食品。這些營養成份對人體健康無疑是有益的。

　　傳統醫學歷來強調均衡，陰陽調和。而在水果中也有「寒、溫」性的區別。對於虛寒體質的人來說，其基礎代謝率低，體內產熱量少，四肢即便在夏季也是冷的。但是由於他們的副交感神經興奮性高，所以看起來其面色較常人白。虛寒的人很少感覺口渴，也不喜歡接觸涼的東西。因此體質偏寒的人在吃水果時，最適合選擇食溫熱性的，這類水果包括荔枝、龍眼、石榴、櫻桃、椰子、蓮子、杏、栗子、胡桃等。與此相反的是實熱體質的人其代謝旺盛，產熱多，交感神經佔優勢，容易發熱，經常臉色紅赤，口渴舌燥，喜歡吃冷飲，易煩躁，常便祕。因此這樣的人群要多吃寒涼性的食物，如香瓜、西瓜、水梨、香蕉、奇異果、芒果、蓮藕、蕃茄、柿子、荸薺、甜瓜、黃瓜、柚子等。而界於寒、溫之間的就屬於「平和類」的水果，其中有葡萄、鳳梨、木瓜、蘋果、椰肉、梨、橙、西瓜皮、橄欖、白果、李子等，這類水果屬於不同體質的人均可食用。

夏季宜多攝取酸味食物

　　酸味食物主要有枇杷、芒果、梨、青梅、葡萄、李子、檸檬、橄欖、鳳梨、桃、杏、山楂、蕃茄、米醋等。

夏季宜多攝取甘涼食物

甘涼食物主要有小麥、白高粱、薏仁、芡實、黑面、麵筋、青稞、綠豆、豆腐、白扁豆、黑芝麻、西瓜籽、馬鈴薯、白菜、萵苣、竹筍、荸薺、黃花菜、龍鬚菜、菠菜、冬瓜、西瓜、絲瓜、黃瓜、菜瓜、茄子、柿子、茭白、蘆筍、菊花、綠茶、冰糖、薄荷、海蟹、青蛙、紫菜、海帶、蛤蜊、銀耳、杏仁、豬肝、豬腸、鴨肉、鴨蛋、田螺、河蚌、荷葉、梨、柑桔、橙、柚子、桑椹、香蕉、椰子、木瓜、蘿蔔、白糖等。

夏季宜多吃柑橘

柑橘果實能潤肺理氣，新鮮橘汁含多種氨基酸、維生素，對人體新陳代謝有幫助，具有美白效果，還兼具多種保健功效。橘瓣表面的白色網路絲含維生素 P，能防治高血壓，具化痰功效。因此夏季宜多吃柑橘。

夏季宜多吃香蕉

香蕉為人類最古老的水果之一，其營養價值相當高，是天然鉀的來源，夏季多吃香蕉，可以抑制引發高血壓、心血管疾病的鈉，維持正常血壓和心臟功能；它還富有讓人遠離憂鬱的維生素 B6 及對抗緊張的礦物質鎂，並也是必需氨基酸——色氨酸的超級來源，其和維生素 B6、煙鹼酸及鎂一起作用，是人體製造血清素的主要原料，具有抗憂鬱、鎮定、安眠之功效。

夏季宜吃葡萄

葡萄酸甜可口是夏季時令水果，深得年輕人特別是女孩子的青睞。近年來，國外研究癌症的專家們發現，常吃葡萄有預防癌症的功效，因此不斷地向人們提出建議：要防癌，夏季宜多吃時令水果葡萄。其實早在一九七四年，芝加哥的科學家們在尋求防癌化學物質的過程中就發現，葡萄中富含一種可能抗癌的物質。在葡萄酒中也同樣發現少量的這種化學物質。

研究人員認為最好的辦法還是吃葡萄，尤其是紅葡萄，吃葡萄汁和葡萄乾也有同樣的效果。

夏季宜吃葡萄籽

人們在吃葡萄的時候，習慣把葡萄籽吐出。其實葡萄籽所具有的抗氧化效果不僅是維生素 C 的 20 倍，更是維生素 E 的 50 倍。葡萄籽含有大量的ＯＰＣ抗氧化劑，ＯＰＣ是一種強效類黃酮，主要存在於表皮與種子裏，紅色葡萄籽尤其是ＯＰＣ的有效來源，是增強人體內抗氧化活動的潛在關鍵，可保護免疫氧化損傷，並延緩老化過程。

夏季宜多吃鳳梨和草莓

據研究分析，鳳梨每 100 克果實中所含的維生素 C 高達 30 毫克，並含有豐富的水份。它的果肉中和木瓜一樣，含有一種能分解蛋白質的酵素，因此它能柔軟肉質、消解血塊。

草莓汁的功能可以減少日曬痛。草莓富含維生素 C、B、鈣、磷和鉀，今日仍在植物性藥品中佔有一席之地，其葉部煮沸後可當作一種收斂劑，並能治療腹瀉、發燒、口內潰瘍及牙齦疾病。此外，草莓汁還是一種美容佳品，在古代少女以它來減少日曬引起的疼痛。

夏季宜多吃蘋果

蘋果不僅含有蛋白質、脂肪、碳水化合物、多種維生素、礦物質、蘋果酸等，還有一種寶貴的果膠成份。果膠是一種可溶性纖維素，能促進胃腸蠕動，調理腸胃，並和膽固醇結合，幫助膽固醇排出體外，達到降低膽固醇的目的，其中果膠也會和膽囊中的膽固醇結合排出，可以稀釋膽汁，有預防膽結石的效果。

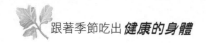

夏季宜多食苦瓜

苦瓜，以味苦而得名，因其性寒涼，亦名「涼瓜」。苦瓜是夏季常見的蔬菜，深受人們的歡迎。世界上很多營養專家近年來都對苦瓜進行了廣泛的研究，並且有不少新發現，其中一位營養學家從苦瓜中分離出一種名叫多肽——P的活性成份，有類似胰島素的作用；糖尿病患者一日三餐，多食些苦瓜，可以改善三多（多飲、多食、多尿）的症狀，對糖尿病患者的身體健康大有益處。所以糖尿病患者夏季宜多食苦瓜。

另外，據研究分析苦瓜還有降低血糖的作用，作用方式與甲苯磺丁尿素相似，而且較強。方法是將苦瓜切開，去籽，清水洗淨，再切成片，曬乾，粉碎，保存備用。每天三次，每次 1～2 克，溫開水送服，連服 15～20 天為一療程，具有明顯降低血糖的功效。這與中醫認為苦瓜可以解煩渴的說法相吻合的。苦瓜含鐵及維生素 C 量相當高，對貧血也有防治的功效。

夏季宜吃木瓜

木瓜不僅是一種美味的水果，還有醫療效果。據研究發現，木瓜能治療蛋白質消化障礙。木瓜中含有一種稱為番木瓜的重要消化酶，可將蛋白質類食物分解成可消化的狀態，可溶解高達其本身 35 倍的瘦肉，這就是人們會以木瓜來治療蛋白質消化障礙的原因，其在木瓜樹的葉部及尚未成熟的木瓜果皮中含量最多。所以夏季宜多吃木瓜，有助消化和營養的吸收。

夏季宜吃冬瓜

冬瓜，其質細嫩，味道鮮美，清淡爽口，食法多樣，是夏季時令家常瓜蔬之一。冬瓜富含人體所需的多種維生素、蛋白質和礦物質，卻不含脂肪。它具有利尿、利便、利水和滑腸等作用。所以肥胖的人夏季宜多吃冬

瓜，可以使身體逐漸消瘦，達到減肥的目的。

夏季宜喝優酪乳

現在非常流行喝優酪乳，品牌也較多，深受人們的喜愛。優酪乳含有健康的嗜酸乳桿菌，其營養價值較高，常喝優酪乳對身體有著良好的保健功效。

但是喝優酪乳也並不能太過量，營養專家指出，飲用過多的優酪乳會造成人體營養物質過剩，還可能引發代謝障礙，特別是嗜酸乳桿菌群攝入過多，會導致腸道中原有的微生物菌群生態平衡失調，而出現腸道疾病。在日常生活中有不少人喜歡空腹喝優酪乳，這不值得提倡。因為嗜酸乳桿菌的存活是與胃腸道中的酸鹼度相關的。空腹時，胃液的ＰＨ值一般在二左右，而嗜酸乳桿菌在ＰＨ五以上的環境中才能良好生長，ＰＨ在二以下則難以存活喝進去的優酪乳就起不到應有的作用。所以最好在飯後二小時以內，胃液中的ＰＨ值升至五左右，這個時候喝了效果才最佳。

優酪乳對保存期有一定的要求，所以就要注意安全衛生，千萬別喝過期或劣質的。有些人把優酪乳煮開再喝，其實這也是不恰當的，因為在選擇符合衛生標準的優酪乳中的嗜酸乳桿菌是活的營養體，煮開以後，活菌體就變成死菌，所以就失去了特有的保健功效。

值得注意的是因為嬰幼兒的腸胃嬌嫩，要少喝或不喝優酪乳，以防腹瀉。在服藥的過程中最好也不要喝優酪乳，特別是抗菌素藥物，以免優酪乳中的嗜酸乳桿菌被殺滅或降低其活力。

夏季宜多吃大蒜

在夏季，大蒜是深受人們青睞的佳蔬，研究證明，夏季多吃大蒜還可以預防血栓。有研究證實大蒜、洋蔥等具有使血液流暢、不易出現血栓的作用。血栓是因血小板凝聚而發生的，在正常狀態下，人體內的血小板凝聚因數和阻礙血小板凝聚的生理活性物質，絕妙地保持著平衡。可是一旦

到了老年期，就會失去這種平衡，這種活性物質的生成受到抑制，從而容易發生血栓。科研人員還從作用很強的大蒜中發現了三種新物質；從洋蔥中也發現了多種活性物質，其中一種比較有代表性的消炎劑，比消炎藥和阿斯匹林還具有更強的抑制血小板凝聚的作用。這種活性物質就是我們在切或擦大蒜、洋蔥時散發出的那種刺人眼鼻的物質。

夏日宜飲食保苗條

夏季氣溫高，人體能量消耗比其他的季節大，所以夏季是減肥保持身體苗條的好時機。體態保持窈窕是很多女性夢寐以求的，其實在夏季通過合理的飲食習慣，就可以保持好身材。

宜多飲湯水和茶水。當你多飲湯水和茶水時，身上多餘的脂肪可藉之排出體外，夏天適當飲些醋，是減肥和健康之道。平常儘量保持正常正餐，在肚子餓又非正常進晚餐時間的話，應該儘量少食或不食餅乾、甜品、巧克力和飲酒精類的飲品。

宜少食冷飲。冷飲、雪糕、汽水等儘量少食用，果汁最好飲鮮榨的，非現榨的，商家會混合糖水進去，也不好。

在飯前宜少吃零食，拒絕零食的引誘。下班回家後，又未吃飯，事前可能很餓，但記住只能食不酸的水果或飲茶水，湯水最好，不可狂吃餅乾、果仁、花生或薯片之類。

宜吃些脂肪量少的食品。經常出外飲食應酬，要注意食物的脂膩程度。

夏季宜喝適量的鹽水

人體在悶熱的夏季中，新陳代謝非常活躍，最顯著的特徵是出汗多。出汗時如不注意補充水份，可致機體產生高滲性脫水，臨床表現為口渴、全身乏力等。可是大量排汗後僅僅補充水份，而不注意補充適量的鹽份，則使高滲性脫水轉化為低滲性脫水，細胞外的水份向細胞內轉移，從而造

成細胞內水腫，使人感到不適，噁心、嘔吐，嚴重者甚至昏迷。所以在大量地排汗時，應飲用千分之二左右的淡鹽水，每次少量、頻繁的飲用，身體更容易吸收。

夏季老人宜食補的六原則

第一，宜清淡可口，避免油膩。稀粥是一種很好的食品。它既可補充體內的水份，又可養胃、護胃。在炎熱的夏季裏，如果加用一些如牛奶、豆漿、大棗、白扁豆、百合、木耳、黑芝麻、核桃仁、枸杞、薏仁、雞鴨肉或者綠豆、玉米粉等煮成大米粥食用，則成為老年人夏令時節的高級補品。夏季，老年人宜多吃一些水果，既可以補充營養，又可以補充身體因大量出汗而失去的水份。

第二，老年人食肉，宜以燉湯為主。在燉湯時，還可以適量加入一些花生、黃豆、海帶、蓮藕、蘿蔔等同燉，以滿足老年人對各種營養的需要。

第三，老人食補，食物宜多樣性。宜選用蓮子、蠶豆、蕎麥、綠豆、豆腐、豬肚、豬肉、牛肉、雞肉、鴨肉、牛奶、鵝肉、鯽魚、甲魚、龍眼肉、蜂乳、蜂蜜、甘蔗、梨、荔枝、大棗等。

第四，宜芳香去濕。由於陰雨連綿，氣候潮濕，氣壓低等因素，可影響血液通暢，使人週身乏力，甚至關節酸痛。宜選用霍香、佩蘭、生薏仁、陳皮、炒防風等煮湯、熬粥服用，可驅濕除邪。

第五，宜清涼解暑。宜食用清涼食物和各種瓜果，如綠豆、玉米、毛豆、西瓜、冬瓜、黃瓜等，一方面可解暑氣，另一方面又可補充因出汗多而損耗的大量體液和礦物質。

第六，宜以苦為補。苦味雖不那麼受歡迎，但其泄火、通下的作用不可低估。苦瓜、啤酒（少量飲用）等可平息心火，減少出汗，保存津液。

夏天宜多吃黃花魚

隨著現代冷藏科技水準的發展，種類繁多的魚一年四季應有盡有。但是吃魚是有季節性的。魚類專家曾經指出，臨近產卵期的魚最好吃。而夏季正是大黃花魚、小黃花魚的產卵期，因此夏天最適宜吃這幾種魚。

專家解釋道，因為不同的魚有不同的產卵期，分佈在不同的季節。魚在臨近產卵期時，體內積蓄了很多脂肪和營養成份，身體肥碩而結實，因此肉的味道最鮮美，吃起來有種香甜的感覺。這是因為其中的鮮味物質——谷氨酸的含量增加了。而產卵期過後，魚會變得很瘦，所含蛋白質和脂肪等營養成份都不如產卵前。

還有在夏季適宜吃的魚中，黃花魚營養豐富，新鮮的魚肉中蛋白質以及鈣、磷、鐵、碘等無機鹽含量都很高，而且魚肉組織柔軟，易於消化吸收。由於黃花魚的肉呈蒜瓣狀，其中沒有碎刺，最適合老人、兒童和久病體弱者食用。

其實除了這些處於產卵期的海魚外，大部分淡水魚在夏天都可以吃，因為它們不像海魚那樣產卵季節明顯。

從營養價值和食用安全的角度考慮，需要大家注意的是夏天最好吃鮮魚。尤其是海魚中的青皮紅魚類，如竹筴魚、金槍魚、秋刀魚、沙丁魚等以及河魚中的鯉魚，這些魚肉中含有較多的組氨酸，夏季天氣炎熱，如果存放不當很容易腐爛變質，導致細菌大量繁殖，使組氨酸脫去羧基變成組胺，這是一種有毒物質，食用後會導致中毒。

夏季宜多吃醋

夏季氣溫高，蒸發量大，人體出汗多，不但人的唾液和胃裏的消化酶分泌減少，食慾普遍不好；而且此時人的胃酸濃度降低，胃腸蠕動減弱，消化功能也隨之減弱。由於食醋含有氨基醋、有機酸的香味，能刺激大腦管理食慾的中樞，增進食慾，並促進消化液的分泌，提高胃酸濃度，有助於食物的消化與吸收。因此酷暑盛夏提倡多吃點醋。

據科學分析表明，食醋有很強的抑菌、殺菌能力，在三十分鐘內，可殺死化膿性葡萄球菌、沙門氏菌、大腸桿菌、赤病菌、腐敗物中毒菌、嗜鹽性菌等。盛夏，由於人體出汗多，身體免疫力下降，如果人們不注意飲食衛生，就會很容易生病。

　　因此在夏季日常生活的飲食中，宜適當多食用些醋，可以幫助提高胃腸的殺菌力，有效地防止痢疾、食物中毒等病症的發生。人們在夏季參加生產勞動或體育活動時，因為新陳代謝比較旺盛，體內積聚著大量乳酸，就很容易讓人感覺疲勞和不適。而醋具有促進體內乳酸氧化和調節體液酸鹼恢復到中性的作用。因此夏季多吃醋，能很快地消除身體疲勞，迅速地恢復體力。

夏天宜多吃鴨肉

　　夏季燥熱，陽氣上揚。飲食一定要清淡，不可過於滋膩，否則極易傷胃。傳統醫學認為山藥、大棗具有健脾益氣的作用，且補而不膩，非常適合脾胃虛弱者夏季煮粥喝，且二者均具有提高機體免疫力的作用，可有效對抗夏季因酷暑而造成的免疫力降低。蜂蜜、牛奶、蓮藕、銀耳、豆漿、百合既可益氣養陰，又可養胃生津，是夏季體弱多病、出汗較多、食慾不振者的食療佳品。

　　因為夏季氣溫較高，人體新陳代謝增快，能量消耗大，因此蛋白質的供應必須酌量增加，每日攝入量應在 100 克～120 克為宜。植物蛋白可以從豆製品中獲得，動物蛋白除了乳製品外，還應適當地多吃肉。

　　夏季的肉食以雞肉、鴨肉、瘦豬肉等平性或涼性的肉製品為好。其中鴨肉不僅富含蛋白質，而且由於其屬水禽，還具有滋陰養胃、健脾補虛、利濕的作用，在我國民間，鴨是夏季備受人們喜愛的時令進補美食。中醫認為，大暑進補宜食用鴨肉。鴨子常年在水中生活，鴨肉偏涼，具有滋陰養胃、利水消腫的功效。鴨肉營養豐富，據研究測定，在每 100 克的鴨肉中，富含蛋白質 16.5 克，脂肪 7.5 克，還含有鈣、磷、鐵、各種維生素和

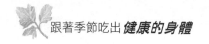

碳水化合物等營養成份。

鴨子經過一個冬春的攝生，骨髓健壯，肌肉豐滿。而到了夏天，人體受暑邪侵擾，減食少眠，漸漸消瘦，欲進補又不宜肥膩，鴨子便成為夏令進補的理想食品。鴨子能滋補五臟之陰，清虛火之熱，能和臟腑水道。夏天吃老鴨，既能補充營養，又能祛除暑熱，更適合體有內熱、上火、虛弱、厭食和大便乾結的人群食用。在民間素有「大暑老鴨勝補藥」的說法。上年頭的老鴨比新鴨滋補療效更好。取三年老鴨一隻，加入少許天麻或冬蟲夏草，清蒸或煮湯食用，將是一道美味可口的食補大餐。

夏季宜吃粽子解暑

每年端午節的臨近，各種各樣的粽子又成為餐飲的焦點，果醬餡、肉餡、水果餡、棗餡、栗子餡等等琳琅滿目，讓人不知吃什麼樣的才好，讓人不知道吃多少才夠。其實吃粽子也有很多講究，都和日常保健息息相關。

中醫認為包粽子的荷葉是清熱解暑的良藥，就連我們司空見慣的糯米，在中醫裏也具有益氣生津、清熱的藥效。因為端午節後便進入了夏季最熱的月份。由於苦夏難耐，人們普遍會有上火、中暑現象發生，而此時常吃粽子，確實是藥食同源的解暑良藥。

現在人們生活水準提高，市場上粽子餡是林林總總，中醫飲食的養生觀點認為，由於棗味甘性溫，有補中益氣、養血安神的功效，栗子具有補氣健脾、益腎的功效，因此選擇紅棗、栗子做餡兒的粽子，可算是粽子中的極品。

但應該注意的是粽子雖為節日中的鮮品，食之不當也會傷人。因為以糯米做主料的粽子不好消化，過食會因傷脾胃而引起腹脹、腹瀉等症狀，因此老人、孩童及消化功能差的人群不可貪吃。即便是脾胃功能健強者，也應遵循「少食多餐」的原則。如果過節家裏自己包粽子，要把握「現包、現吃」的原則，而從超市中購回的冷凍粽子，應蒸煮透了再吃。

夏季宜多吃瓜粥

夏天吃些瓜粥有開胃、助消化、清熱解毒、祛暑熱之功效。現介紹幾種瓜粥的製法。

苦瓜粥：粳米（或糯米）100 克加水煮，將成粥時放入洗淨、切塊苦瓜 200 克，再煮片刻後即可食用。苦瓜可以去火、清熱祛暑，促進胃液分泌、增進食慾、增強機體免疫力。

冬瓜粥：冬瓜 250 克，洗淨，連皮切成塊，粳米（或糯米）100 克加水煮，將成粥時放入冬瓜，再煮片刻即可食用。冬瓜有清熱、解毒、利水、消腫、化痰、止咳的功效，其清淡之味可以養脾，促進脾臟運化功能健全。

絲瓜粥：粳米（或糯米）100 克加水煮，將成粥時放入刮皮、洗淨、切塊絲瓜 250 克，再煮沸片刻即可食用。此粥具有清熱解毒、生津止渴、止咳化痰的功效，也是瘡瘍痛、疽熱毒未潰者，輔助食療的佳品。

黃瓜粥：黃瓜 200 克，切蒂、削皮、去瓤，洗淨；粳米（或糯米）100 克，加水煮，將成粥時放入黃瓜，再煮片刻便可食用。黃瓜可以減緩腸道對糖的吸收，減輕口渴，降低血糖和血脂。

西瓜粥：粳米（或糯米）100 克煮將成粥時，放入去籽切塊的西瓜瓤 500 克，再煮沸片刻即可食用。多食西瓜粥，有開胃、助消化、生津液、祛暑熱、解熱毒和防止血液酸性化的好處。

夏季抗病解毒宜飲菜汁

夏季暑濕，各種病毒猖獗活動。在這樣的季節裏，每個人都應注意健康，以增強抵抗力。其實夏季抗病解毒只要合理食用家常蔬菜，就可起到非常不錯的功效。

日常生活中最為常見的蘿蔔，富含維生素 C、芥子油，有助於消化和促進腸道蠕動；還含有大量木質素，能提高人體的吞噬細胞（吞噬病原微生物的細胞）的活力，增強機體抵抗力。傳統醫學認為，蘿蔔有消食、

順氣、化痰、止喘、解毒、利尿等功效。空心菜，富含多種營養成份和維生素 B2。在嫩葉中，蛋白質含量比同等量蕃茄高四倍多，鈣含量比蕃茄高十二倍。空心菜具有清熱涼血、利小便、解毒的功效。取空心菜 100克，白蘿蔔 1 個，清洗乾淨，切成碎末，搗爛取汁，用蜂蜜調勻，每日服用二次，或用來煎湯食用，具有清肝瀉火、抗病毒、提高機體免疫力的作用。

夏季宜飲茶健身

宜飲綠茶：酷暑當頭，人體內津液消耗大。在農曆四、五、六三個月裡，人若要喝茶，宜常飲龍井、毛峰、碧螺春、珠茶、珍眉、毛尖等綠茶。傳統醫學認為夏季喝綠茶綠葉湯，對身體健康有益。綠茶清鮮爽口，性味苦寒，具有清暑解熱、去火降燥、止渴生津的功效。滋味甘香的綠茶，富含維生素、氨基酸、礦物質等營養成份。因此在燥熱的夏天，常飲些綠茶，既有消暑解熱、解毒之功，又有增補營養之效。

宜飲翠衣涼茶：鮮西瓜皮 18 克，炒梔子 3.8 克，赤芍 6 克，黃連 1克，甘草 1 克，白糖 15 克。將西瓜皮切成小塊，與其他藥物一起放入砂鍋中，加水一碗半，文火煮 20 分鐘，濾取汁液，放入白糖，攪勻，待涼飲用。每日一次，適於中暑發熱、煩悶口渴等病症。

宜飲苦瓜茶：苦瓜 1 條，綠茶 15 克。將苦瓜上端切開，挖去瓤，裝入綠茶，把苦瓜掛於通風處陰乾。取下洗淨，連同茶切碎，混勻，每次取10 克放入杯中，以沸水沖泡，悶半小時，可頻繁飲用。具有清熱解暑、除煩的功效。適於中暑發熱、口渴煩躁、小便不利等病症。

宜飲菊花龍井茶：菊花 10 克，龍井茶 5 克。將二味去雜質，和勻放茶杯內，沖泡開水，加蓋，泡 10 分鐘後即可飲用。具有舒風散熱、清肝明目的功效，適用於早期高血壓、肝鬱頭痛、結膜炎等病症。

宜飲蓮花茶：蓮花 6 克，綠茶 3 克。取七月間含苞未放的大蓮花花蕾或開放的花，陰乾，和茶葉共研細末。每日一次，用白開水沖泡，代茶

飲。蓮花性味甘涼，能清心涼血，還具有改善皮膚益顏美容的功效。蓮花茶可以清暑熱，解暑渴。另外，由於是由蓮花和綠茶組成，故適用於冠心病、高血壓、高脂血症、膽結石症、糖尿病等患者飲用。也可作為保健飲料，平日常飲。

宜飲枇杷竹葉茶：枇杷葉、鮮竹葉、蘆根各 20 克。清水洗淨，切成細末，放入砂鍋內，加水 500 毫升，煎 15 分鐘，去渣濾液，趁熱加入少許白糖和鹽，是清暑的佳品。

夏季宜科學飲水

酷熱的夏天，有的人習慣在大汗淋漓之後，一股勁兒地喝白開水，而忽視了鹽份的補充，其實這種解渴方法是不科學的。因為汗水帶走了體內的鹽份，會使人體內的滲透壓失去平衡。這時飲下去的白開水就無法在細胞內停留，又會隨汗液排出，並帶走一定量的鹽份。這樣形成了白開水喝得越多，汗亦出得越多，鹽份也失去越多的惡性循環狀態。這不僅解不了渴，反而使體內失去大量鹽份，嚴重者可因缺鹽引起肌肉無力、疼痛，甚至抽搐。

說起夏季解渴，還有不少錯誤。比如有不少人愛飲冷水或冷茶，認為冷的解渴。殊不知，冷開水中水份子大部分處於聚合狀態，不容易滲入，而熱開水中單分子較多，能迅速滲入細胞，使缺水的機體及時得到水份補充。因此口渴時溫熱的開水能很快緩解缺水狀況，而感到舒服。天熱，有些人喜歡吃冷飲來解渴。大量冷飲進入胃腸，會使胃腸血管收縮，吸收水份能力下降，並易引起胃腸功能紊亂。

因此夏季解渴正確的方法是出汗後感到口渴時，先用少量水含在口中，將口腔、咽喉濕潤一下，然後再多次、少量地喝些溫熱淡鹽水或鹽飲料、鹽茶等，這樣既解渴，又能及時補充體內水份和鹽份。

夏季宜多補水

烈日當空，在炎炎夏日，補水可謂頭等重大的事情！並非危言聳聽。據科學實驗表明：對於一個體重 50 公斤的人來說，脫水 0.5 公斤就會出現口渴；脫水 1 公斤就會嚴重口渴，出現不舒服、壓抑和沒有食慾之感；脫水 4 公斤則會出現頭暈、面部青紫、語言不清、無力和精神紊亂；脫水 7.5 公斤就會死亡。在炎熱的夏季，人們很容易脫水，因為夏日的高溫加速了水份的流失。水是生命之源。當然，它包括水份充足的食物。

我們都知道，人體內約有 60% 是水份，這些水份會隨時隨地從不同途徑流失，僅每日尿液排出就不少於 600 毫升，還有皮膚出汗及肺部呼出水氣。平均來說，健康人每日要排 2.5 公升水。於是補充水份就成了炎夏保健康的首要問題，一般而言，補水有三個途徑：食物中所含的水、新陳代謝產生的水、最直接從飲品中攝取的水。所以每日飲用二公升的水是健康的基礎。我們可以通過日常的飲品來補充水份，加強能量。

宜多喝點果蔬汁：可以在兩餐之間或飯前半小時飲用果汁，這是最佳的飲用時間。在喝新鮮果汁的時候不宜加糖，否則會增加熱量。還要注意的是不要加熱，加熱後的果汁不僅會使水果的香氣跑掉，更會使各類維生素遭受破壞。還不宜用果汁送服藥物，否則果汁中的果酸容易導致各種藥物提前分解和溶化，不利於藥物在小腸內吸收，影響藥效。

果汁飲料的功能是含有豐富有機酸，助消化，還可使小腸上部呈酸性，有助鈣、磷的吸收。同時含有多種維生素，可補充維生素及無機鹽，調節體內酸鹼平衡。

宜喝碳酸飲料：它們主要含有二氧化碳，可助消化，並促進體內熱氣排出，產生清涼爽快感覺。可補充水份，但營養成份很少。

但是碳酸飲料不適合在運動中飲用，尤其是在劇烈運動之後飲用，極易引起胃痙攣、嘔吐等消化系統不適症。同時，一般碳酸飲料的糖份也偏高。

宜喝礦泉水：在喝瓶裝礦泉水的時候應該注意，瓶裝礦泉水不宜冰凍，否則易出現白色礦物質漂浮物；但若煮沸，水中的鈣、鎂易和碳酸根生成水垢析出。所以其最佳飲用方法是在常溫下。桶裝礦泉水存放和飲用期間應避免陽光直射，啟封後應在七～十天裡用完。

作為從深層地底抽取的食用水，有泉水、井水、冰川水、地下水等，所以一般含微量的鈣、鉀、鎂、硫等，但不及蔬果豐富。

宜喝牛奶及含乳飲料：我們應該注意，不要空腹喝牛奶及優酪乳，否則不利於營養成份的吸收。同時避免與茶水同飲。在沖調奶粉的過程中，水溫應該控制在 40℃～50℃為宜，過高會破壞牛奶中的奶蛋白等營養成份。需要我們記住的是在睡前不宜飲用優酪乳，因為其所含的乳酸菌和糖份會附著在牙齒表面，造成齲齒。在平時飲後也應立即漱口。

牛奶營養極為豐富，優酪乳營養成份更優於牛奶，可增強人體免疫力，並能降低血脂及膽固醇，也有益於治療便祕。

夏天宜服用人參

人體在炎熱高溫的刺激下，加速新陳代謝，消耗的能量增加，睡眠減少，食慾下降，人易疲勞，體質也往往受到影響。對高溫抗衡缺乏適應能力的人，人參正是抗禦暑邪的佳品。只要舌苔不是白膩，或厚膩，或黃膩，或有熱度的話，就可以服人參進補，這是增加抵抗力最有效的辦法，稱之為「伏補」。特別是那些在冬天寒冷季節容易發作的慢性病患者，如支氣管炎、哮喘等病人，夏季服用人參可以扶正固本，提高機體的免疫功能，預防冬季慢性病的發作，起到冬病夏治的作用。

人們容易患急性胃腸炎、肝炎等多種急性感染性疾病，因為夏天是各種致病菌生長繁殖的旺季。這些疾病在康復階段，往往會有低熱、胃口不佳、口乾、舌質紅、體弱無力等症狀，此時服用人參可以養陰益氣、扶正調脾。經常疾病纏身、氣虛體弱、動輒汗多氣短、眩暈疲乏、食慾不振、失眠多夢者，服用人參也有增強體質、促進食慾、預防暑病的功效。

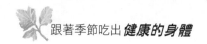

但是夏天服用人參也要有選擇，一般可選用生晒參、西洋參、皮尾參。此類人參的藥性比較平和，對一般病人、年老體弱者較為適合。對於那些實熱症而正氣不虛的病人，則不應服用人參。

夏季宜食的五種消暑食物

炎炎夏季常有中暑者，因此消暑在夏季顯得尤為重要。下面就介紹五種消暑的食物。

粥：在炎熱夏夜喝些涼性米粥，如綠豆粥、蓮子粥、竹葉粥、冬瓜粥、荸薺粥、鴨梨粥、山楂粥、藕粥等，既可滋潤乾燥的咽喉，又能調劑胃口，有清熱解暑、生津止渴、增進食慾之功效。

菌：含有乳酸菌、雙歧桿菌的優酪乳和大量菌藻類食物，如猴心菌、榛蘑、牛肝菌、雞腿菇、香菇等，可調整體內正常菌群，補益維生素、礦物質和抗氧化物質，全面提升機體抵抗力。

瓜：西瓜和冬瓜皆為消暑佳品。冬瓜配瘦肉或鴨肉燉湯食用，既味美，又補虛損、清暑滋陽；另一有益的食物西瓜，果肉中含有豐富的 β 胡蘿蔔素和維生素 C，瓜籽中含有大量的維生素 E 和微量元素鋅和硒等，將西瓜果肉和瓜籽打成果汁，就可得到一杯上好的無任何添加劑、防腐劑的抗氧化飲料。

茶：食鹽 6 毫克，茶葉 5 克，加開水 500 毫升沖泡，涼後飲之，可祛熱解暑、補液止渴、補充電解質。或白菊花 5 克，用 500 毫升開水沖泡，涼後飲用，可清熱解毒。還有綠茶 6 克，苦丁兩根，加開水 500 毫升沖泡，涼後飲用，可解暑泄火。

鴨：鴨肉性偏涼，有滋五臟之陽，清虛勞之熱，補血行水，養胃生津之功，為夏日之滋補佳品。

夏季蔬菜宜生吃

夏季蔬菜宜生吃。夏天天氣炎熱，人們經常有食慾不振的時候，因此

很多人都願意吃涼拌菜。營養學的研究也證明，生吃蔬菜能夠最大限度地保存蔬菜裏面的營養，因為蔬菜中一些人類必需的生物活性物質在遇到55℃以上溫度時，內部性質就會發生變化，喪失其健康功能。

此外，蔬菜中還含有一種免疫物質——干擾素誘生劑，它具有抑制人體細胞癌變和抗病毒感染的作用。但這種物質不耐高溫，只有生食蔬菜才能發揮其作用。所以日常生活中，凡是能生吃的蔬菜，最好生吃，這樣才能儘量減少營養的損失。

菠菜、洋蔥要先燙一下：並不是所有的蔬菜都可以用來做涼拌菜的，比如含澱粉的蔬菜，如馬鈴薯、芋頭等必須熟吃，否則其中的澱粉粒不破裂，人體無法消化；一些豆類，如毛豆，含有有毒蛋白質，生吃很容易引起食物中毒，即使涼拌，也一定要先將它們煮熟。菠菜、莧菜、空心菜、竹筍、洋蔥、茭白都屬於含草酸較多的蔬菜，在腸道內會與鈣結合成難溶的草酸鈣，干擾人體對鈣的吸收。因此這些蔬菜在涼拌前一定要用開水燙一下，除去其中大部分的草酸。

做涼拌菜時放點薑、蒜：由於夏季氣溫較高，微生物繁殖特別快，是消化道傳染病易於流行的季節，因此製作涼拌菜所用的器具如菜刀、菜板和容器等均應十分潔淨，使用前應用開水燙洗，切忌用切過生肉的菜板和菜刀切蔬菜。此外，蔬菜在吃之前最好用淡鹽水浸泡三十分鐘，可以最大限度地減少農藥殘留。做菜時放點醋、蒜和薑末也能起到殺菌的作用。生薑中的薑素、大蒜中的蒜素還有很強的抗氧化功能，能夠延緩衰老和抗輻射。做涼拌菜的蔬菜最好是新鮮的，有些蔬菜在冰箱裏放了一段時間後，會失去本身甘甜的滋味和脆嫩的口感，營養成份也會有一定的損失，不適宜再做涼拌菜。做好的涼拌菜由於很容易變質，最好在當天做好當天吃完。

夏季飲食以溫為宜

夏季飲食一般以溫為宜。古人認為：「夏之一季是人脫精神之時，此

時心旺腎衰，液化為水，不同老少，皆宜食暖物，獨宿調養。」「心旺腎衰」，是指陽氣旺而陰氣弱，「食暖物」，是為了助陽氣，符合「春夏養陽」的養生原則。例如早、晚喝點粥是既能生津止渴、清涼解暑，又能補養身體的最佳食選。

夏日宜飲食養津液

天熱，出汗較多耗傷津液，故應特別注意補充水份，可適當多吃西瓜，清暑利尿，生津止渴；適量飲點啤酒，有利於消暑利濕，切忌飲烈性白酒；多飲用茶葉水，多喝綠豆湯、紅豆湯、菊花飲等，可清熱解暑，祛煩健脾。出汗太多時，適量飲用一些淡鹽開水，以補充水份和氯化鈉，注重養津液，有利防病健身。

夏季宜常喝綠茶

現代醫學臨床實驗證明，夏季常喝綠茶，能夠預防疾病。

夏季常喝綠茶能防流感。

經科學研究證實，綠茶對流感病毒的感染有抑制效果，夏季常飲綠茶，可預防流行性感冒。因為流感病毒的感染是通過病毒表面的突棘完成的。當病毒進入人體後，病毒表面的突棘就會附著在人體健康的細胞上，當被感染的細胞達到一定數量時，人就會患流感。而綠茶中含有一種茶酸，當它遇到流感病毒時，能和病毒表面的突棘結合，從而抑制了病毒對健康細胞的感染。

夏季常喝綠茶能防中風。

荷蘭的一個醫學研究小組的研究成果表明，經常喝綠茶的人，要比不喝綠茶的人的中風機率少 69%，這是因為綠茶裏富含有類黃城素的緣故。其實生活中的很多水果和蔬菜，也含有這種化學物質。類黃城素是一

種類似維生素的物質，在綠茶、紅酒、黑啤酒及蘋果、圓白菜等對身體非常有益的食物中含量都很豐富。它跟維生素 C、維生素 E 及胡蘿蔔素一樣，都是抗氧化劑，延緩細胞的衰老。而且綠茶中的類黃城素是比上述維生素還強的抗氧化劑。

夏季常喝綠茶防肝癌。

科研人員研究發現，每天飲一至兩杯綠茶，對於預防肝炎及肝癌有幫助。他們指出有許多疾病，特別是基因變種引起的癌症，都是因為體內產生過多的自由基導致的。所以用藥物或體內調節方式去掃除自由基是治療中很重要的一環。

這些研究人員還指出，某種組合的綠茶素，可以掃除患上肝炎時產生的自由基，成為防止及治療肝炎的藥物。我們日常飲用的綠茶，因為含有綠茶素，對於預防肝炎、癌症有一定幫助。

夏季常喝綠茶防貧血。

在一般的食品中往往缺乏葉酸，但在綠茶中葉酸含量卻頗為豐富。有研究表明，在五杯綠茶中就含有每人每日所需要葉酸量的 25%。葉酸是 B 群維生素中的一種，可以預防貧血。因此夏季貧血者宜飲綠茶。在飲用綠茶時還應注意方法，最好的泡茶方法是用剛剛沸開的水沖茶，沖好後加上蓋子，待二十分鐘後飲用。同時，泡茶容器的封蓋越嚴密，能保存的葉酸含量也就越多。

夏季飲食宜省苦增辛

夏季飲食調養，還應注意不要損傷脾肺之氣。儘管夏天天氣炎熱，但人們也不可食苦味的食物太多，一定要吃些辛味的食物，這樣可避免苦味入心，有助於補益肺氣。此外，夏天一定要少吃熱性的食物，如羊肉。因為夏季炎熱的刺激，使神經中樞處於緊張狀態，內分泌的活動也有改變，

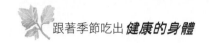

可引起消化能力降低，胃口不開，不思飲食。

因此夏季最好吃些清淡少油、易消化的食物；而且多吃含脂肪多的食物，易使胃液分泌減少，胃排空減慢。

夏季宜喝清暑和補氣生津的飲料

夏季宜服用清暑和補氣生津的飲料。從事高溫作業者應多飲烏梅湯，可用烏梅適量熬水，加入少量白糖做成酸梅湯，冷卻後當茶飲用，不但酸甜可口，生津止渴，還可以加速胃液分泌，增加食慾，並起防暑降溫的作用。此外多食綠豆湯，或用金銀花、扁豆、綠豆、冬瓜煮湯，也具有消暑解毒的功效；檸檬汁、蕃茄汁、橙汁、蘋果汁、葡萄汁等果汁對人體有補益作用，均含有豐富的營養物質，特別是新鮮的原汁補益功效更好。

新鮮果汁除富有營養外，還具有幫助消化、健脾開胃、提高食慾的功效，飲用時最好用溫開水沖淡後再喝，以免由於大量營養素進入血液而引起不良反應，如噁心、頭暈等。冷飲雖有一定營養價值，但含糖量偏多，更不宜在飯前飲用，否則會損傷脾胃，影響食慾。汽水雖能解渴，但缺少營養物質，又含有碳酸等物質，多飲亦會危害身體健康。

夏季宜多食生薑

有句俗話說：「冬吃蘿蔔夏吃薑，不找醫生開藥方。」薑，不僅有增加菜肴美味的作用，還有許多養生保健功能。

人體在每天的新陳代謝過程中，會產生一些有害於機體健康的有機物，如氧自由基等。它們的化學性質活躍，能攻擊細胞膜上的不飽和脂肪酸，使它產生過氧反應生成脂質過氧化物，使機體老化；而生薑能有效地防止脂肪食物中的過氧反應，烹飪時放入適量的生薑，不僅可以增加鮮美芳香，還能減慢氧化變質、變酸、變臭的速度。生薑產生的過氧化歧化酶，還可以抑制老年斑的形成，延緩衰老體徵的出現，其美容作用大大超過了維生素 E。現代醫學研究還證實，常食生薑還有利於人體各個組織器

官的健康，使人增壽延年。

中醫認為，夏季人體內的陽氣外越，腹中相對偏寒，所以夏天經常吃些生薑，不僅有利於消化，殺菌解毒，而且對防治腸胃炎、風寒感冒、噁心嘔吐、暈車暈船、肺氣浮腫等也有助益。

「冬吃蘿蔔夏吃薑，不勞醫生開藥方」。先人長期生活積累的經驗常識，自有它的道理。原來夏日食薑與人們的夏日生活習慣以及和生薑的多種藥用功效的確有關。

食薑可以解毒殺菌。在夏季，人們喜食冷飲、冷菜、冰棒、雪糕等冷製品，這些食品極易受到外界病菌的污染，若不慎食入，便會引起噁心、嘔吐、腹痛、腹瀉等，而生薑所含的揮發油有殺菌解毒作用。同時，夏季氣溫高，魚、肉等不宜保存，新鮮程度低，若在燒菜時放些生薑，既可調味，又可解毒。

食薑可以驅風散寒。夏日裏為圖涼快，人們食冷製品若貪食過多，則易致脾胃虛寒，出現腹痛、腹瀉等症狀，而生薑有溫中、散寒、止痛作用，可避免上述現象發生。生薑的揮發油可促進血液循環，對大腦皮層、心臟的呼吸中樞和血管運動中樞均有興奮作用，在飲食中加些薑，可提神醒腦，疏風散寒，防止肚腹受涼及感冒。

食薑可以增進食慾。烈日當頭，人體受暑熱侵襲，或出汗過多，消化液分泌減少，而生薑中的薑辣素卻能刺激舌頭上的味覺神經，刺激胃黏膜上的感受器，通過神經反射促使胃腸道充血，增強胃腸蠕動，促進消化液的分泌，使消化功能增強。它還能刺激小腸，使腸黏膜的吸收功能增強，從而起到開胃健脾，促進消化，增進食慾的作用。因此夏日食薑可明顯增進人們的食慾。

夏季宜多吃西瓜

西瓜為夏令的主要瓜果，所以又稱為「夏瓜」；西瓜汁多水份大，又叫「水瓜」；西瓜性寒，能清熱解暑，所以又有「寒瓜」之稱。

民間有句諺語：「夏日吃西瓜，藥物不用抓。」說明暑夏最適宜吃西瓜。西瓜富含維生素 A、B1、B2、C，葡萄糖、蔗糖、果糖、蘋果酸、谷氨酸和精氨酸等，有清熱解暑、利小便、降血壓的功效，對高熱口渴、暑熱多汗、腎炎尿少、高血壓等有一定的輔助療效。

其實西瓜一身都是寶，西瓜中的瓜瓤、瓜皮和瓜子都可做藥。

在歷代醫藥書籍中，關於西瓜做藥用的記載甚多，認為它具有解暑熱、止渴、利小便、治療喉疾、解酒毒等多種功效。現代研究也證明，西瓜確有解暑、利尿、降壓、驅蟲等多種作用，具有較為廣泛的醫療用途。西瓜有利尿消腫功效，可將人體濕氣或多餘水份排出體外，有消暑排毒的作用。將西瓜皮切成絲或薄片，入鍋加水煮沸，下蕃茄、雞蛋及作料，就成為具有消暑利尿作用的湯。

西瓜瓤、西瓜汁可以補充人體的皮膚、肌肉、毛髮在炎熱夏季的營養需要。尤其是西瓜所含的維生素、酶類、氨基酸等營養物質，可滋養皮膚，促進食慾。對於身體消瘦，皮膚乾枯，面容憔悴的人而言，西瓜更是不可多得的口服美容劑。每天吃上適量的西瓜，適當少進些飲食，可以減肥，促進體型健美。西瓜莖、葉水煎服，可治療腹瀉和腸炎；西瓜皮中醫稱之為「西瓜翠衣」，性味甘涼，是治療咽喉腫痛的良藥。

西瓜籽經過加工可製成五香瓜子、醬油瓜子、多味瓜子等，既好吃，又有利肺、潤腸、止血、健胃、降壓等醫療功效。如取西瓜籽 50 克，連殼搗碎，水煎後去渣，加冰糖內服，可治肺結核咳血和大便下血。將西瓜籽殼搗碎，水煎去渣加紅糖服用，對吐血、咳血、腸風下血等有顯著療效。

夏季炎熱容易出痱子，西瓜防治痱子有很好的效果。痱子為汗液滯留在汗腺管，並擠入周圍組織而引起汗腺周圍的炎症，可產生小水皰狀紅色小丘疹，對夏季生活有一定影響。中醫認為痱子是夏季高溫、出汗不暢、暑濕蘊於肌膚所致。由於西瓜有良好的清暑熱作用，所以可以有效地防治痱毒。

西瓜還有美容的作用。用西瓜皮外搽臉部，可以從外部增加皮膚的營養，促進面部皮膚的新陳代謝，有利於皮膚潤澤細嫩，並可防止夏季日照過多而引起的面部色素沉澱。方法是先用溫水將面部洗淨，用吃剩的西瓜皮在面部順著肌肉的走向依次輕輕揉擦一遍，十五分鐘後用溫水將瓜皮汁洗淨，每天一～二次。

夏季宜勤補湯羹

炎熱的夏日，人體陽氣上揚，而空氣潮濕，容易肝火上亢、陰虛火旺。此時的飲食一般「以素為主、以湯進補」，因此應多食素菜、多喝湯來達到營養平衡、強體防病的目的。

苦瓜煲豬肺：

原料配製：豬肺 200 克，苦瓜 100 克，香菜茸 20 克，清湯 200 克，薑、蔥各 25 克，精鹽 5 克，味精 10 克。

製作方法：（1）豬肺切成 4 釐米見方的塊，用清水洗淨，開水燙一下待用。（2）苦瓜切二釐米長的段，薑、蔥分別切絲待用。（3）取砂鍋一隻，放進豬肺、苦瓜、薑、蔥，加入清湯煲至豬肺熟爛、苦瓜呈青黃色時加入香菜、調料調好口味即可。

作用功效：豬肺具有補肺虛、止咳嗽的功效；苦瓜味苦性寒，有辟熱清心、明目解勞、益氣等藥用價值。

板栗煲老雞：

原料配製：老雞 500 克，板栗 100 克，豬脊骨 100 克，金華火腿 20 克，精鹽 5 克，味精 10 克，清湯二千克。

製作方法：（1）將老雞、豬脊骨分別剁成 4 釐米見方的塊，開水燙過後待用。（2）板栗去皮洗淨同豬脊骨、老雞、火腿一起放進砂鍋內，加入清湯慢火煲約二小時，挑出豬脊骨，下入精鹽、味精調味即成。

作用功效：老雞有溫中補脾、益氣養血、補腎益精的作用；板栗性甘溫，可治腰腳無力、脾胃虛弱。

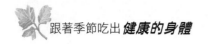

薏米煲龍骨：

原料配製：乾薏米 50 克，豬脊骨 150 克，桂圓肉 10 克，精鹽 5 克，味精 10 克，清水 200 克。

製作方法：（1）乾薏米用水漂洗乾淨、泡透。（2）豬脊骨用清水漂洗至無血水後用開水燙過。（3）取砂鍋一隻，加入清水、薏米、豬脊骨、桂圓肉，放在小火上煲約六十分鐘後加入精鹽、味精調味即成。

作用功效：薏米性味甘、淡、涼，可增進食慾，治水腫、祛風濕；桂圓肉性味甘平，補益心脾，養血安神，對健忘失眠者有輔助治療作用。

夏天宜多吃的三類蔬菜

（1）宜多吃涼性蔬菜

暑濕之毒是夏季對人體影響最重要的因素。暑濕侵入人體後會導致毛孔張開；過多出汗，造成氣虛，還會引起脾胃功能失調，食物消化不良。加之近年來肉類等動物性食物消費量增加，體質呈酸性，多內熱。吃些涼性蔬菜，有利於生津止渴，除煩解暑，清熱瀉火，排毒通便。在夏季上市的蔬菜中，哪些是涼性的呢？瓜類蔬菜除南瓜、金瓜屬溫性外，其餘如苦瓜、絲瓜、黃瓜、菜瓜、甜瓜等，都屬於涼性蔬菜。蕃茄、茄子、芹菜、蘆筍等，也屬於涼性蔬菜，夏季這些蔬菜正是生長的旺期，應該經常多加食用。

（2）宜多吃「殺菌」蔬菜

由於夏季氣溫高，非常適合病原菌的滋生蔓延，這個季節是人類疾病尤其是腸道傳染病多發時期。這時多吃些「殺菌」蔬菜，可預防疾病。這類蔬菜包括大蒜、洋蔥、韭菜、大蔥、青蒜、蒜苗等。這些蔥、蒜類蔬菜中含有豐富的植物廣譜殺菌素，對各種球菌、桿菌、真菌、病毒有殺滅和抑制作用。其中，作用最突出的是大蒜。近年研究查明，大蒜的有效成份主要是大蒜素。由於大蒜中的蒜酶遇熱會失去活性，為了充分發揮大蒜的殺菌防病功能，最好生食。對於殺菌抑菌的效果，上述蔥、蒜類蔬菜都具有不同程度的功效，所以夏季宜經常吃「殺菌」的蔬菜。

（3）宜多吃瓜類蔬菜

人體在三伏天丟失的水份比其他季節要多，必須及時補充。蔬菜中的水份是經過多層生物膜過濾的天然、潔淨、營養且具有生物活性的水，是任何工廠生產的飲用水所無法比擬的。夏季正是瓜類蔬菜上市旺季，它們的共同特點是含水量都在 90% 以上。冬瓜含水量居眾菜之冠，高達 96%，其次是黃瓜、金瓜、絲瓜、南瓜、苦瓜等。這就是說吃了 500 克的瓜菜，就等於喝了 450 毫升高品質的水。另外，所有瓜類蔬菜都具有高鉀、低鈉的特點，有降低血壓、保護血管的作用。

夏季宜多喝的五種湯

（1）祛暑涼血湯

配料做法：大青葉、白茅根、魚腥草、金銀花、淡竹葉各 20 克，清洗乾淨，放入砂鍋，加適量的水，置於火上，煮沸（沸後小火）二十分鐘後離火。去渣取汁，加入白糖，攪拌均勻。涼後置入冰箱，每日飲用二～三次。

作用功效：祛暑涼血湯具有清熱解毒，涼血止血的作用。適用於治療暑天咳嗽，清熱利尿，效果極佳。

（2）清暑養陰湯

配料做法：枸杞子、五味子各 12 克，甘草 9 克，清洗乾淨，放入砂鍋，加適量的水，置於火上，煮沸 10 分鐘後，加入 9 克薄荷葉，加蓋離火。5 分鐘後，加入白糖攪拌均勻，即可飲用。

作用功效：清暑養陰湯具有益氣養陰的作用，對於暑天的中暑、內熱等病症有較好的防治作用。

（3）消暑消食湯

配料做法：山楂、甘草、麥芽各 50 克，清洗乾淨，放入砂鍋，加適量的水，置於火上，煮沸 10 分鐘後，放入薄荷葉 50 克，立即蓋上鍋蓋離火。5 分鐘後，去渣取汁，即可飲用。

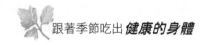

作用功效：消暑消食湯具有消暑解渴、健脾消食的作用，對於暑天的風熱感冒、發熱、頭痛目赤等病症，有較好的防治作用。

（4）祛暑益氣湯

配料做法：太子參、沙參、麥冬各 15 克，用水浸泡一小時後，放入砂鍋內，加適量的水，置於火上煮沸 30 分鐘後離火。加入白糖，攪拌，晾涼後，擠檸檬汁數滴，置入冰箱冷藏。

作用功效：祛暑益氣湯具有益氣養陰、潤胃生津的作用，適用於眩暈、心悸、乏力者以及老人和兒童飲用。飲用時，可取一份加入涼開水稀釋沖服。

（5）防暑清咽湯

配料做法：玄參、麥冬各 15 克，桔梗、甘草各 5 克，清洗乾淨，放入砂鍋，加適量的水，置於火上，煮沸 15 分鐘後，離火，加入白糖、洗淨的膨大海 10 克。涼後置入冰箱，適時取用。

作用功效：防暑清咽湯可解口乾舌燥並治療急、慢性咽喉炎等病症。

夏季宜多喝防暑藥茶

俗話說：「大暑、小暑，有食懶煮。」表明了燥熱的天氣對人體的影響。夏季防暑是頭等大事，為防暑降溫可以多喝些防暑的藥茶，效果斐然，還有益身體健康。

消暑解毒茶：用銀花、連翹、鮮竹葉各 10 克，煎水代茶飲。具有祛暑清熱解毒功效。

消暑明目茶：取白菊花、決明子、槐花各 10 克，煎水代茶飲，能清熱解毒，降血壓、明目提神。

綠豆酸梅茶：取綠豆 100 克，酸梅 30 克，白糖適量（後下），水煎，待涼後代茶飲。有清熱解毒、生津解渴之功效。

二子茶：用枸杞子 10 克，五味子 3 克，沸水沖泡代茶飲，有生津止渴、益氣補陰的作用，但有濕熱者不宜飲用。

苦瓜茶：取鮮苦瓜切段去瓤，納入茶葉接合，懸掛通風處陰乾。將外部洗擦乾淨，連同茶葉切碎、混勻。每天取 10 克放入保溫瓶內，沸水沖泡，代茶飲。能消暑、明目、解暑、祛濕。

夏季宜飲食養脾

　　由於夏季的特殊氣候狀況，人體新陳代謝比其他季節快，所需營養更多。脾是一個貯藏營養的倉庫，能「運化」飲食，使其精華變成氣血，營養生命，因此中醫有「脾主長夏」的說法。夏季調養脾可運用下述方法。

　　溫脾法：夏天貪食冷的食物，容易引起寒積脾胃，影響人體的功能，可用較厚的紗布袋，內裝炒熱的食鹽 100 克，置於臍上三橫指處，有溫中散寒止痛之功，或用肉桂粉 3 克、蓽撥粉 10 克、高良薑粉 10 克，裝入紗布袋內，夜間置於臍上，能起到溫脾胃、止吐瀉之功。

　　護脾法：選用各種藥粥護脾益胃。銀耳 20 克、百合 10 克、綠豆 20 克，加入糯米 100 克煮粥食；山藥 50 克、茯苓 50 克、炒焦粳米 250 克，煮粥食；山藥 250 克、蓮子 20 克，先用清水泡透，加水煮爛食用。

　　健脾法：夏天一般不宜進行較劇烈的運動。老年人則宜用摩腹功，即仰臥於床上，以臍為中心，順時針方向用手掌旋轉按摩 20 次

　　醒脾法：生蒜泥 10 克，糖醋少許，飯前食，有醒脾健胃之功，並能預防腸道病症；山楂條 20 克，生薑絲 5 克拌食，有消食開胃之功；香菜 125 克、海蜇絲 50 克、食鹽、糖醋少許拌食，有芳香開胃健脾之功。

夏季宜吃些高熱量食物

　　大多數人認為夏天不像冬天氣候寒冷，人體不需要較多的熱量來保護。可是根據有關的科學實驗證明，一個人在冬季所需要的熱量遠沒有夏天多。一位美國科學家研究發現：在零上 40 度和零下 40 度的環境中，人體在一晝夜所耗費的熱量，熱天比冷天要多出一六七五焦耳。所以我們在夏天要比在冬天更需要多進一些營養豐富含熱量高的食物，以彌補體能在

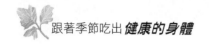

高溫下的消耗。

首先，因為在高溫環境中，隨著體內水份的喪失，很可能出現缺鉀的現象。一個長期缺鉀的人，在高溫下最易中暑。因此在高溫環境之下，要儘量多吃些含鉀量豐富的食物，如黃豆、綠豆、蠶豆、豌豆、菠菜、海帶等。

其次，宜適當地吃些含熱量高的肉類食品，人體失水可促進組織蛋白質的分解。同時汗液中排出最多的是賴氨酸，而賴氨酸恰恰多存在於動物食品中，因而要適量吃些肉、蛋。如果人體蛋白質喪失過多或攝入不足，可導致人體易於疲勞、體重減輕、皮膚乾燥、肌肉萎縮、水腫、抵抗力降低。所以高溫環境中，蛋白質的攝入量應當增加，不能一味地食用清淡的食物。另外還應多吃些富含維生素的蔬菜和瓜果。出汗可使絕大多數水溶性維生素隨汗液排出，所以應多吃水果蔬菜以補充維生素 C 和維生素 B1、B2 等。

夏天一般是高溫酷暑的時候較多，應及時進補水鹽。因為大量出汗，不僅使人體內水份不斷喪失，而且身體裏的鹽份也隨汗液被大量帶出，如不及時補充，就會造成人體水鹽平衡失調，導致循環衰竭和熱痙攣等中暑症狀。所以高溫天氣應適時補充水份，但飲水時要少量多次，一般每次以 300 毫升～500 毫升為宜。鹽的補充，通常靠飲食以及飲料來完成。一個健康成人每天需要攝鹽 18～20 克，通常在飲食中已攝入 12～15 克，從飲料中再補充 5～8 克就可以了。但飲料中鹽的濃度不宜超過 0.2 克／升，食鹽過多，也對身體有害。

夏季宜多食含鉀食物

現代醫學認為，夏季養生宜補鉀，因為鉀是人體不可缺少的微量元素。成年人體內含鉀 150 克，分別貯存在細胞內外，起著維持細胞內外滲透壓和酸鹼平衡的作用，維持神經和肌肉的正常功能。

炎熱的夏季，有些人稍微活動後就感到氣喘，倦怠乏力。因為暑天出

汗多，隨汗液流失的鉀離子也比較多，由此造成的低血鉀現象，會引起人體倦怠無力、頭昏頭痛、食慾不振等症狀，上述異常表現是體內缺鉀所致。生理學研究告訴我們，當外界溫度高於 33℃時，人體主要靠出汗來散熱。汗液中含有一定量的鉀離子，如果人體大量出汗，可造成體內缺鉀。鉀在人體內的主要作用，是維持酸鹼平衡及神經肌肉正常功能。體內缺鉀時，會引起頭昏眼花、四肢乏力，中暑病人均有血鉀下降現象。

科學實驗證明，缺鉀的實驗動物在熱環境中有半數以上死亡，而不缺鉀的動物則沒有死亡。所以在炎熱的夏天，為了防止中暑發生，預防缺鉀最有效的方法是多吃含鉀豐富的食品。如水果、豆類、海產品等。新鮮蔬菜和水果中含有較多的鉀，可多吃些草莓、荔枝、桃子、李子、西瓜、香蕉等；蔬菜和海產品中有大蔥、芹菜、馬鈴薯、毛豆、海帶、紫菜等也富含鉀。茶葉中也含有較多的鉀，熱天多飲茶，既可消暑，又能補鉀，可謂一舉兩得。

夏天宜多飲豆製品飲料

夏季飲品種類繁多，讓人眼花繚亂，究竟選擇哪一種最適合這個季節飲用呢？營養專家建議，可以更多地考慮選擇各種豆製品飲料。

據科學研究發現，大豆含有豐富的蛋白質、脂肪、磷脂、胡蘿蔔素、多種維生素、氨基酸和礦物質等眾多營養成份，並能有效阻止人體鈣質的流失，經常食用有助於健康，還可平衡體內營養結構，減少或避免肥胖病、營養不良等現代兒童常見病的發生，並可調節血脂、保護肝臟、防止血管硬化和促進思維能力，大豆中所含的微量成份異黃酮，對人體還具有防癌、防止骨質疏鬆等保健作用。而且豆奶的營養吸收率最高，可以吸收豆類 98%的營養物質。

有新聞報導，豆奶在美國非常暢銷、深受歡迎！美國食品和藥物管理局已認定豆奶為健康食品，並批准實施新的商標法，建議每人每天應喝 4 杯豆奶，以降低體內膽固醇，並延長壽命。

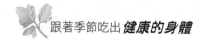

另據美國的醫學研究還證明：大豆蛋白是婦女防治乳腺癌的理想食品。美國的豆奶銷量因此提升了 35%。目前美國有二千六百萬名參加學校午餐計畫的兒童願意接受豆奶和豆類食品。在歐洲，越來越多的家庭也開始選擇營養型的豆奶來代替傳統的碳酸型飲料。

夏季宜吃苦味食物

福自「苦」中來。苦味食品中所含有的生物鹼具有消暑清熱、促進血液循環、舒張血管等藥理作用。熱天適當吃些苦味食品，不僅能清心除煩、醒腦提神，且可增進食慾、健脾利胃。傳統中醫認為，一年四季應適當吃些苦味食物，而夏令最為適宜。

苦瓜：苦瓜性寒味苦，有降邪熱、解疲乏、清心明目、益氣壯陽之功效。鮮苦瓜泡茶飲，對中暑發熱有一定療效。現代醫學發現苦瓜內有一種活性蛋白質，能有效地促進體內免疫細胞殺滅癌細胞，具有一定的抗癌作用。此外它含有類似胰島素的物質，有顯著降低血糖的作用，被營養學家和醫學家推薦為糖尿病患者的理想食品。

啤酒：啤酒中含有豐富的氨基酸、蛋白質、糖、礦物質及其他有益人體健康的成份，素有「液體麵包」之譽。夏天適量飲用一些啤酒，可起到健胃、清目、散熱、解渴、止咳、利尿、消除疲勞、恢復體力等作用，實為夏日理想的飲料。

苦筍：苦筍味道苦中帶甜，性涼而不寒，具有消暑解毒、健胃消積等功效。人們常用苦筍、排骨、青菜等原料做成多種佳餚，味美可口，堪稱夏日蔬中上品。

絲瓜：性味苦甘，清涼微寒，瓜肉鮮嫩，做湯或炒肉均可，具有清熱化痰的作用。

苦菜：含有豐富的維生素、礦物質、甘露醇、膽鹼、酒石酸等多種成份，有清熱、涼血、解毒等功效，對金黃色葡萄球菌、綠膿桿菌、大腸桿菌及白血病細胞有較強的抑制作用。

芹菜：性味甘苦，微寒，具有清熱利濕，平肝涼血的作用。經常食用對咳嗽多痰、牙痛、眼腫者有較好的輔助療效。芹菜還具有降低膽固醇和血壓的作用。用鮮芹菜加水煎劑，或用鮮芹菜以水燙開後絞取其汁，食後對高血壓、冠狀動脈硬化、心臟病患者都有明顯療效。

此外，茶葉、咖啡等苦味食品亦可酌情選用。值得注意的是食用苦味食品最好適量，否則可能引起噁心、嘔吐等身體不良反應。

夏季宜多吃絲瓜

盛夏時節，鮮嫩的絲瓜正值上市的季節，天氣燥熱暑氣連連的時候，吃上一盤用絲瓜做成的湯菜，可去暑清心，醒脾開胃甘，以免受苦夏之燥熱的煩惱。

絲瓜嫩瓜及花皆可食，且營養豐富。據科學研究發現，絲瓜含多種氨基酸、維生素及人體所需礦物質鈣、磷、鐵，還含有皂苷、葫蘆素等防病保健活性成份。絲瓜不僅營養豐富，其藥用價值更高，它具有清暑涼血、潤膚美容、通經絡、解毒通便、祛風、化痰、行血脈、降血壓、下乳汁等功效。絲瓜全株可入藥，瓜根、瓜藤、瓜葉有止咳、祛痰、活血通絡及抵抗細菌的作用，鮮絲瓜葉可擦治頑癬。絲瓜花微苦、寒，清熱解毒，可用於肺熱咳嗽、咽痛、鼻炎、痔瘡等的治療。絲瓜子有清熱、化痰、潤燥、解毒作用。絲瓜絡更是一味常用中藥，具有清熱解毒，活血通絡，利尿消腫的功效。

絲瓜嫩瓜及花的食用方法多種多樣，可炒、可燒、可做湯或做涼菜，如拌絲瓜條、蜜汁絲瓜、絲瓜蝦仁榨菜湯、絲瓜粥、絲瓜肉末豆腐湯、絲瓜餅、絲瓜花燉排骨、絲瓜花燴青豆等，不僅味美，且有營養滋補作用。

更讓人驚奇的是絲瓜還可以作為美容佳品。如用切成片的嫩絲瓜均勻覆蓋於臉部 10～15 分鐘後揭去洗淨，堅持一段時間，可使面孔柔嫩滋潤、潔白光滑。

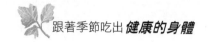

夏季喝啤酒有益健康

啤酒素有「液體麵包」之稱，深受全世界人們的歡迎。從營養學角度上看，酒類中以啤酒的營養價值最高，含有豐富的氨基酸、蛋白質、糖、礦物質及其他有利於人體健康的成份。啤酒不但不易醉人，適量喝些還可起到健胃、清目、散熱、解渴、降血壓、止咳、利尿、消除疲勞、恢復體力等作用，實為夏日理想的飲料。

盛夏時節，如果能喝上幾杯泡沫噴濺的冰鎮啤酒，既能消暑解乏，又可醒脾開胃。啤酒之所以能博得全世界人們的喜愛，主要是由於它的特異醇香和那爽人的二氧化碳氣，喝後使人心曠神怡，暑氣全消。啤酒的酒精含量最低，大量的科學研究證實，啤酒是一種非常健康的飲料，含有多種對人體有益的成份，夏季適量喝些啤酒，有幫助消化、滋補身體的功效。

夏季宜有選擇性地飲用啤酒

炎炎夏日，清涼解渴的啤酒無疑是夏季飲品的寵兒，可謂是夏季的最佳飲料，如今市場上的啤酒種類繁多，有熟啤酒、生啤酒、無醇啤酒和運動啤酒等等。這些啤酒的成份不同，因為人的體質也有所不同，所以喝啤酒要因人而異，要有選擇性地飲用，這樣才會對自己的身體更加有益。以下列出幾種啤酒適合什麼類型的人群飲用，可以根據自己的不同情況，選擇適合自己的啤酒，從而喝出營養、喝出健康來。

低醇啤酒：低醇啤酒適合從事特種工作的人飲用，如駕駛員、機械操作類人員等。低醇啤酒可謂是啤酒家族新成員之一，它也屬低度啤酒。一般啤酒的糖氏麥汁的濃度是 12 度或是 14 度，酒精的含量為 3.5 度。而低醇啤酒，糖氏麥汁在 7 度以下，酒精含量只有 1～1.5 度。低醇啤酒含有多種微量元素，具有很高的營養成份。人喝了這種啤酒不容易「上頭」，還能滿足「癮君子」們的酒癮。

生啤酒：這類啤酒比較適宜瘦人飲用，生啤酒（即鮮啤酒）是沒有經過退化雜菌的啤酒。由於酒中的酵母菌在裝灌後，甚至在人體內仍可繼續

進行生化反應，因而喝這種啤酒很容易使人發胖，比較適宜於瘦人飲用。另外生啤酒中的鮮酵母可以促進胃液分泌，增進食慾，加強消化，增進營養，對瘦人增強體質、增加體重也是有好處的。

無醇啤酒：無醇啤酒和低醇啤酒一樣，也屬啤酒家族中的一名成員，同屬於低度啤酒。只是它的糖化麥汁的濃度和酒精度比低醇啤酒還要低，而營養成份卻和低醇啤酒一樣豐富。因為它的酒精度特別低，所以很適應婦女和老、弱、病、殘者飲用。

熟啤酒：其實就是經過巴氏殺菌後的啤酒便成了熟啤酒，因為酒中的酵母已被加溫殺死，不會繼續發酵，穩定性較好，不會在胃中繼續繁殖，所以胖人飲用較為適宜。

運動啤酒：顧名思義，我們從字面意思上看就是運動員們飲用的，它當然也是啤酒家族中的新成員。運動啤酒除了酒精度低以外，還含有黃芪等 15 種中藥成份，能大大加快運動員在劇烈運動後恢復體能的速度。

夏季食補宜吃鱔魚

「夏吃一條鱔，冬吃一枝參」，是民間流傳已久的說法。農曆每年的四月至端午節前後，是黃鱔上市的季節。黃鱔又稱鱔魚、長魚，形似長蛇，是一種生活在湖裏、池塘、稻田中的野生穴居魚，也是一種產於淡水的無鱗魚。民間稱鱔魚、甲魚、泥鰍、烏龜為「四大河鮮」。

黃鱔經過春季的覓食攝生，圓肥豐滿，柔嫩鮮美，營養豐富，不僅食之味好，而且對各種身體狀況的人來說都具有滋補功能，之所以這樣說，是因為鱔魚和人參一樣，具有很高的藥用價值。營養學研究成果表明，每 100 克鱔魚肉中含蛋白質 18 克、脂肪 1.4 克，還含有磷、鈣、鐵、多種維生素等營養成份，是一種高蛋白低脂肪的食品，尤其是中老年人的營養補品。

關於鱔魚的藥用價值，在很多中醫典籍中都有記載：其味甘、性溫、無毒，入肝、脾、腎經，能補虛損、除風濕、通經脈、強筋骨，主治癆

傷、風寒濕痺、產後淋瀝、下痢膿血等。而最新的醫學研究發現，從鱔魚肉中提煉出的「黃鱔魚素」有降低和調節血糖的作用；此外，它還含有豐富的 DHA 和 EPA，不僅使人頭腦聰明，還有抑制心血管疾病和抗癌、消炎的作用。值得注意的是吃鱔魚不宜過量，腸胃欠佳的人更應慎食；由於鱔魚死後會產生毒素，所以死鱔魚切不可食用。

夏季宜吃些酸味食物

由於夏季氣候炎熱，人體排汗較多，所以最容易丟失津液，宜適當食用酸味食物。可以在日常的飲食菜肴中加點醋，醋酸還可以殺菌消毒，防止胃腸道疾病的發生。還可以多吃些如蕃茄、檸檬、草莓、烏梅、葡萄、山楂、芒果之類果品，它們的酸味能斂汗、止瀉、祛濕，既可以預防因流汗過多而耗氣傷陰，又能起到生津解渴、健胃消食的功效。

夏季菜肴宜加胡椒粉

傳統醫學認為，胡椒味辛，性大溫而無毒。《本草綱目》中記載胡椒具有「暖腸胃，防寒濕」的功效，並可治療「反胃虛脹，冷積陰齒」。國外有醫學研究證明，胡椒中含有一種能擴張毛細血管和促進汗腺分泌的物質，具有解表散寒、除濕利水的作用。因此暑熱的夏季在炒菜、做湯時宜加 5～10 克的胡椒粉，有利於促進汗腺的排泄功能。

夏季宜常吃的幾種食物

豌豆：性味甘平，富含膳食纖維，具有防止便祕的功效。
陳皮：性味甘、酸、涼，具有消除瘀血、理氣的功效。
黑豆：性味甘、平，具有解毒淨血、改善過敏體質的功效。
綠茶：性味甘、苦、涼，具有預防惡性腫瘤、養顏美膚的功效。
綠豆：性味甘、寒，具有清熱解毒、消暑利尿的功效。
菊花：性味苦、辛、涼，具有治潮熱、明目、清熱解毒的功效。

芝麻：性味甘、平，具有防止骨質疏鬆、增強髮質光澤的功效。

白果：性味辛、甘、溫、有小毒，具有防止白濁、白帶、小便頻繁等病症的功效。

糙米：性味甘、平，具有整腸利便的功效。

蓮子：性味甘、澀、平，具有健脾固腸，治心悸、虛煩、失眠的功效。

紅豆：性味甘、酸、平，具有強心、消除疲勞，預防腳氣病、腎臟病、浮腫的功效。

夏季宜多喝的幾種粥

（1）百合粥

配料：百合 50 克，粳米 100 克，冰糖 80 克，加水適量，共煮成粥。

功效：百合粥具有潤肺止咳、養心安神、滋陰清熱的作用。適用於老年慢性氣管炎、肺熱或肺燥乾咳、涕淚過多、熱病恢復期餘熱未消、精神恍惚、坐臥不安，以及神經衰弱、肺結核、更年期綜合症等病症。

（2）紅豆粥

配料：粳米 250 克，紅豆 100 克，加適量的水，共煮成粥。

功效：赤豆粥具有消水腫、補血健脾的作用。適用於水腫、腳氣足腫、貧血等病症。

（3）綠豆粥

配料：粳米 250 克，綠豆 100 克，加適量的水，共煮成粥。

功效：綠豆粥具有清暑、健脾、解毒的作用。適用於糖尿病、口渴、中暑及皮膚瘡疥等病症。

（4）黃瓜粥

配料：黃瓜 500 克，糯米、蜂蜜各 100 克，加適量的水，共煮成粥。

功效：黃瓜粥具有清熱解毒、解渴、利水的作用。適用於熱病、身熱口渴、黃疸、浮腫等病症。

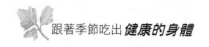

（5）絲瓜粥

配料：絲瓜 100 克，粳米 250 克，豬油 10 克，精鹽 3 克，加適量的水，共煮成粥。

功能：絲瓜粥具有清熱、化痰、涼血、解毒的作用。適用於熱病、身熱煩渴、痰喘咳嗽、疔瘡、乳汁不通等病症。

（6）扁豆粥

配料：粳米 250 克，白扁豆 100 克，加適量的水，共煮成粥。

功效：扁豆粥具有健脾化濕、和中消暑、止瀉的作用。適用於夏季中暑所致的吐瀉、食慾不振等病症。

（7）荷葉粥

配料：粳米 250 克，鮮荷葉半張，共煮成粥。

功效：荷葉粥具有清熱解暑、涼血止血的作用。適用於夏季中暑所致的頭昏噁心、腹脹便溏、不思飲食及吐血、鼻出血等病症。

（8）薏仁粥

配料：粳米 250 克，薏仁 100 克，加適量的水，共煮成粥。

功效：薏仁粥具有健脾除痺、利水滲濕的功效。適用於食慾不振、腹瀉、水腫及皮膚扁平疣等病症。

夏季宜多吃蕃茄

科學實驗表明，蕃茄中含有的蕃茄紅素，可以降低熱量攝取，減少脂肪積累，及時補充多種維生素，保持身體均衡營養。因此那些為了保持身材及減肥的朋友，夏季宜多吃蕃茄。

多吃蕃茄的確有瘦身的功效，最好是在飯前吃一個蕃茄，因為蕃茄中含有的食物纖維，不為人體消化吸收，在減少米飯及高熱量的菜肴攝食量的同時，阻止身體吸收食品中較多的脂肪。蕃茄獨特的酸味，還可刺激胃液分泌，促進腸胃蠕動，以助脂肪燃燒，並幫助蕃茄中的食物纖維在腸內吸附多餘的脂肪，隨著脂肪和廢棄物一起排泄出來。據營養專家測定，在

每 100 克的蕃茄中僅含有 16 卡熱量，即使吃一個中等大小（200 克左右）的蕃茄，也只有 40 卡的熱量，相當於一碗米飯的五十分之一，一般以飯前吃一個中等大小的蕃茄為基本做法。對於男性朋友，更宜多吃蕃茄，因為蕃茄中的蕃茄紅素可預防前列腺癌，並對個別大腹便便的男士朋友的腹部脂肪，能夠起到良好的吸收減緩效果。方法是在三餐前吃蕃茄或喝蕃茄汁，效果更佳。

夏季老人宜常飲的六種湯

夏季高溫酷暑的時間較長，對於年紀大的人來說，無疑是個極大的考驗。老年人年老體衰抵抗力每況愈下，很容易受不了高溫的炙烤而中暑。老年人消夏防暑，除了注意飲食調理外，一日三餐應以清淡、少辣、易消化的食物為主，因此多食一些清淡而又有保健作用的湯羹為最佳。

（1）宜常飲紫菜湯

配料做法：紫菜 15 克（用水發過），冬菇 50 克，蘆筍 100 克。將冬菇、蘆筍切絲，與紫菜一同放入沸水，加入油、味精、料酒等調味。

作用功效：該湯不僅營養價值高，而且有消暑熱、滋補身體的作用。經常食用還能防止老年人動脈硬化及血壓升高。

（2）宜常飲山楂湯

配料做法：山楂 30 克，豬排骨 150 克，用慢火煨熟，下鹽調味，再撒芹菜葉少許即成。

作用功效：該湯去泄消食、開胃化積的作用明顯，對心血管也有保健作用。

（3）宜常飲蓮子湯

配料做法：蓮子 20 克，薏米、芡實各 10 克，白木耳（用水發過）一朵。先將蓮子、薏米、芡實放入油鍋，稍炒一下，再加水和白木耳燜熟。

作用功效：具有滋陰養神、清熱去暑的作用。適用於夏季老人煩熱、失眠等疾病患者。

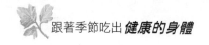

（4）宜常飲百合湯

配料做法：百合 50 克，鮮冬瓜 100 克，切成小塊，蛋清一個。將百合與冬瓜一同倒入沸水內，待再次煮開後，再把蛋清倒入鍋內，加入鹽、味精和油少許即可。

作用功效：具有清涼、去熱和消暑的功效。適合大便祕結、小便赤熱的老年人食用。

（5）宜常飲海帶湯

配料做法：乾海帶 20 克，用水發後，清洗乾淨，切成絲，先入鍋蒸一下。將脊椎骨湯燒開，再下海帶燜爛，可加少許醋調味。

作用功效：可補血、補鈣，特別對預防老年人高血壓、動脈硬化、脂肪過多和骨質疏鬆等病症，有良好的作用。

（6）宜常飲山藥湯

配料做法：山藥 100 克，去皮，清洗乾淨，與豬里肌肉 50 克一同切成絲，倒入事先燒好的葷湯中煮沸，用鹽調味後食用。

作用功效：具有滋陰補腎、健胃止瀉的功用。適用於身體虛弱、煩熱失眠、食慾不佳等疾病患者。

夏季宜吃涼拌菜增強抵抗力

夏季酷熱，人們都不喜好進食熱燙的食物，因此特別介紹幾種夏令涼拌菜，既美味可口，可以增強人們食慾，又有利於提高人體抵抗力。

（1）涼拌蘿蔔絲

配料做法：將白蘿蔔一千三百克洗淨，削去老皮，切成絲，加入適量鹽、香油、味精等調料，拌勻即可食用。

作用功效：蘿蔔含有大量纖維素、多種維生素及微量元素和雙鏈核糖核酸。纖維素可以促進胃腸蠕動，防治便祕。雙鏈核糖核酸能誘導人體產生干擾素，增強人體免疫力。白蘿蔔屬十字花科植物，一年四季不斷，胡蘿蔔含有更多的胡蘿蔔素，也可做藥膳用。

（2）涼拌海帶絲

配料做法：將海帶三百克清洗乾淨，切成細絲後，煮半小時，撈出放涼，不需加鹽，加蒜茸、香油、醋、味精等調料後，即可食用。

作用功效：海帶是一種著名的海洋蔬菜，主要含碘、藻膠酸和甘露醇等成份，可以防治甲狀腺腫大、軟骨病、佝僂病。現代藥理學研究表明，夏季經常食海帶，可增強單核巨噬細胞活性，增強人體抵抗力。

（3）涼拌蘆筍絲

配料做法：將鮮蘆筍三百克洗淨，削去老皮，切成細絲，加入適量的鹽、芝麻醬等調料拌勻，即可食用。

作用功效：蘆筍的抗病能力很強，在生長過程中無需打農藥，是一種真正的無公害蔬菜。蘆筍營養豐富，含有維生素A、維生素 B1、維生素 B2、煙酸以及多種微量元素。現代藥理學研究證實，蘆筍有調節免疫功能、抗腫瘤、抗疲勞、抗寒、耐缺氧、抗過氧化等保健作用。

（4）涼拌魚腥草

配料做法：將魚腥草三百克清洗乾淨，切成約三釐米長的段，加入鹽、黃酒、香油、味精等調料拌勻，即可食用。

作用功效：魚腥草因含有大量揮發油而有一種特殊的味道。研究證實，魚腥草有抗病原微生物、增強單核巨噬細胞活性，從而進一步增強非特異性免疫力和抗過氧化等作用。

夏季宜吃紫菜

紫菜為海洋蔬菜之一，在蔬菜大家庭中素有「長壽菜」之稱。紫菜不僅味道鮮美，而且富有營養保健功效。據營養專家研究分析，紫菜與營養價值較高的菠菜相比（含水量相等的菠菜乾品），除了抗壞血酸、鐵及胡蘿蔔素的含量稍遜於菠菜外，其他營養素則與菠菜相當，而且紫菜裡的核黃素、蛋白質、糖、磷和硫膠素的含量都超過菠菜。

傳統醫學認為，紫菜味甘、鹹，性涼，具有軟堅、化痰、清熱、利

尿、補腎、養心等功能。在晚飯之前喝上一碗紫菜湯，能治療便祕。在炎熱的夏季，老年人多喝紫菜湯，能消暑熱，保持代謝平衡。紫菜蛋花湯、黃瓜紫菜湯、肉片紫菜湯、雞片紫菜湯等清爽可口，是夏季佐餐的好選擇。紫菜還是一味治療胃潰瘍的良「藥」。常食紫菜可防衰老、防貧血、治療夜盲、降低膽固醇等療效。

夏季宜吃富含鎂的食物

夏季飲食養生宜多吃含鎂的食物。如水果中的葡萄、香蕉、檸檬、橘子等；蔬菜中的綠葉菜、茄子、蘿蔔、馬鈴薯等；豆類中的豌豆、紅豇豆；糧食中的糙米、大麥、蕎麥、新鮮玉米、小麥胚芽等；水產中的海參、墨魚、沙丁魚、貝類等。因此多吃粗糧、蔬菜、水果，一般就可以有效地提高鎂的攝入量。如果每天攝入的鎂超過了生理需求量，造成需求過剩，則會通過腎臟排出體外。如果需要藥物補鎂，則應在醫生的指導下合理進行，切不可沒有醫師的指導而亂吃藥補鎂。

夏季宜食百合

百合味甘、淡，性微寒，中醫認為具有潤肺止咳、清心安神、鎮咳、平喘、止血等作用。因此夏季經常食用百合，可以預防肺燥病。夏季食用百合有幾種方法，現簡單介紹如下：

（1）百合煎劑

配料做法：百合30克，麥冬9克，桑葉12克，杏仁9克，蜜漬枇杷葉10克，加適量的水，同煮食用。

作用功效：具有養陰解表、潤肺止咳作用，適合用來治療因感冒而咳嗽、乾咳無痰、口乾咽燥者。久咳不愈、咳嗽較甚、咳痰帶血者也可以服用，療效明顯。

（2）百合湯

配料做法：將百合除去外衣，加適量的水，用小火煮至極爛，加入適

量白糖，即可食用。

作用功效：具有潤肺清心作用，可作為肺結核患者食療之用，還可防暑潤肺。

（3）百合粥

配料做法：百合 30 克，粳米 60 克，加適量的水，用小火煨煮，待熟爛時，加入糖適量，即可食用。

作用功效：對年長者或身體虛弱而有心煩失眠低熱易怒者尤為適宜。加入甜杏仁 9 克同煮，適於肺陰虧虛的久咳、乾咳無痰、氣逆微喘等患者。

夏季宜喝保健果茶

夏季天氣炎熱，可以在家自製一些具有清熱、潤肺、防暑降溫的保健果茶，既經濟實惠，又有利於身體健康。

（1）蘋果綠茶

做法：蘋果一個，綠茶 3 克。先將蘋果清洗乾淨，切成小塊，榨汁去渣，再把汁水倒入沏泡好的綠茶水中，加入 500 毫升的冷開水，放入蜂蜜，加蓋，悶 5～10 分鐘，即可飲用。

功效：蜜香清爽，老少皆宜。具有止瀉、通便、清熱的效果。

（2）鴨梨綠茶

做法：鴨梨一個，綠茶 3 克。將鴨梨搗爛，榨汁，留汁去渣，再把汁水倒入沏泡好的綠茶水中，加入 500 毫升的冷開水，放入適量的冰糖，即可飲用。

功效：具有防暑、潤肺、保肝的作用。

（3）葡萄紅茶

做法：鮮葡萄 100 克，紅茶 3 克。用熱開水將紅茶沏泡好，濾去葉渣。將葡萄去莖，清洗乾淨，用消毒紗布榨汁，再把汁水倒入茶水中，加入 500 毫升的冷開水，放入白糖，即可飲用。

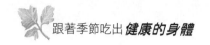

功效：茶涼甜爽口，老少皆宜。因富含葡萄糖，具有健目利尿、益氣補血、強筋骨、抗衰老的功效。

夏季宜茶療

夏季天氣炎熱，有些疾病除了堅持藥物治療外，也可以通過喝茶進行輔助性治療。

在夏季，比如對糖尿病患者來說，不妨自己動手配製幾款既對糖尿病有輔助治療作用，又可解渴消暑的茶水。

（1）羅漢果茶

取羅漢果二個，開水沖泡後飲用。桑白枸杞子茶，取桑白皮 12 克、枸杞子 15 克，加水適量，熬煎濃時，涼後飲用。麥冬茶，取麥冬、黨參、北沙參、玉竹、天花粉各 9 克，知母、烏梅、甘草各 6 克，研成粗末，加入綠茶末 50 克，煎茶水一千毫升，待涼後飲用。

對於高血壓患者來說，夏季也可以通過茶療的方法緩解病情。

（2）玉米鬚茶

玉米鬚有很好的降壓、利尿、止血、止瀉和健胃等功能。每次取玉米鬚 25 克，開水沖泡飲用，一日數次。適於治療因腎炎引起的浮腫和高血壓，療效明顯而穩定。

（3）枸杞茶

枸杞除了可降低血壓、膽固醇和防止動脈硬化外，還具有補肝益腎、潤燥明目等作用。一般每日用量 9 克，開水沖泡飲用。

（4）蓮心茶

蓮心，即蓮子中間青綠的胚芽，其味極苦。取蓮心 12 克，開水沖泡飲用，除能降血壓外，還能清熱、安神、強心。

（5）荷葉茶

荷葉的浸劑和煎劑，可擴張血管、清熱解暑、降血壓，而且還是減肥良藥。取適量的鮮荷葉，清洗乾淨，切成碎末，加開水沖泡，放涼後飲

用。

（6）茉莉花茶

茉莉花具有疏風清熱、明目解毒的功效，適用於高血壓、冠心病患者。每日飲用 10～20 克，水煮或開水泡服均可。

（7）山楂茶

山楂具有消食健胃、生津止渴、活血散瘀等功效，適用於高血壓、冠心病等患者。每日飲用 15～30 克，加水適量，熬煎濃湯，待涼後飲用。

（8）決明子茶

決明子具有除風散熱、清肝明目、利水通便的功效，適用於患高血壓、便祕的人。每日飲用 15～30 克，炒黃、水煮，待涼後飲用。

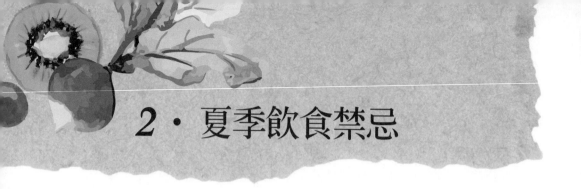

2 · 夏季飲食禁忌

夏季飲食忌無節制

炎熱夏季，人的食慾往往會對飲食產生誤導，導致的結果就是滿足了口感，帶來了疾病。所以夏季要健康，在飲食方面就要有節制，注意少吃或者不吃不宜食物。

因為夏天氣溫高，排汗較多，飲水多，胃酸被沖淡，消化液分泌相對減少，消化功能減弱致使食慾不振，再加上天熱，人們貪吃生冷食物，造成胃腸功能紊亂或因食物不清潔，易引致胃腸不適，甚至食物中毒，因此夏季飲食應以清淡、苦寒、富有營養、易消化而又能促進食慾的食物為佳。避免食用黏、膩，腸胃難以消化的食物，勿過飽、過饑，重視健脾養胃，促進消化吸收功能，這樣才能達到養生保健的目的。

夏季忌暴飲暴食，就是不能過飽，尤其晚餐更不應飽食。諺語說：「少吃一口，活到九十九。」《黃帝內經‧素問》指出：「飲食有節」、「無使過之」。老人、小孩消化力本來不強，夏季就更差，吃得過飽，消化不了，容易使脾胃受損，導致胃病。如果吃八成飽，食慾就會繼續增強。

夏季暑熱，腸胃功能受其影響而減弱，因此在飲食方面，就要調配好，有助於脾胃功能的增強。細糧與粗糧要適當搭配吃，一個星期應吃 3 餐粗糧；稀與乾要適當安排，夏季以二稀一乾為宜，早上吃麵食、豆漿，中餐吃乾飯，晚上吃粥。葷食與蔬菜配製合理，夏天應以青菜、瓜類、豆類等蔬菜為主，輔以葷食。肉類以豬瘦肉、牛肉、鴨肉及魚、蝦類為好。老人以魚類為主，輔以豬瘦肉、牛肉、鴨肉。

夏季要按時進餐，不能想吃就吃、不想吃就不吃，這樣會打亂脾胃功能正常活動，使脾胃生理功能紊亂，導致發生胃病。

夏天要吃利水滲濕的食物，因為夏天酷熱高溫，濕氣重，易侵入人體，因為天熱，喜冷飲，飲水多，外濕入內，使水濕固脾，脾胃升降運化功能產生障礙，就會積水為患。常吃利水滲濕的食物能健脾，脾健而升降運化功能恢復，便可以行其水濕。

要適當多吃一些苦味的食物，如苦瓜等。夏季酷暑炎熱、高溫濕重，吃苦味食物，就能清泄暑熱，以燥其濕，便可以健脾，增進食慾。味酸的食物能收、能澀，夏季汗多易傷陰，食酸能斂汗，能止泄瀉。如蕃茄具有生津止渴、健胃消食、涼血平肝、清熱解毒、降低血壓之功。

夏季食慾減退，脾胃功能較為遲鈍，此時食用清淡之品，則有助於開胃增食，健脾助運。如果過食肥甘膩補之物，則致呆胃傷脾，影響營養消化吸收，有損健康。

夏季飲食忌太過於清淡

夏天因為天氣炎熱溫度較高，人的身體消耗超過了春、秋、冬季節，加上人在夏季的睡眠休息品質較差，就更需要靠增加營養來支撐。如果飲食方面太過於清淡，少吃甚至不吃多營養食物，減少飲食，其結果必然使熱量入不敷出，導致體質大大下降。

如今各種報刊、圖書談及夏季飲食，「清淡」之說的文章連篇累牘。當然，如果「清淡」僅僅意味著吃東西更要講究衛生，不吃過多的油膩食物，多吃點水果、多飲水，那還是有道理的。人體要適應自然環境、季節氣候的變化，夏天的特點是「熱」，故養生的關鍵在於「清」。

如果是單純的為了執行清淡原則，原來經常吃的魚、肉、禽、蛋不吃了；每天都喝的早餐牛奶也停了；在飲食的數量上不少人也減少了，大有節食、縮食的舉措。這樣做的結果是不少人的體質迅速下降，體重減輕，消瘦乏力，抗高溫和疾病的能力下降，工作、學習效率降低。

炎夏的飲食總的來說應以清淡質軟、易於消化為主，對於魚、肉、禽、蛋等方面的食物應該適量食用，高脂厚味及辛辣上火之物忌多吃。夏

123

季適量的清淡飲食能清熱、防暑、斂汗、補液，還能增進食慾。多吃新鮮蔬菜瓜果，既可滿足所需營養，又可預防中暑。主食以稀為宜，如綠豆粥、蓮子粥、荷葉粥等。還可適當飲些清涼飲料，如酸梅湯、菊花茶等。但冷飲要適度，不可偏嗜寒涼之品，否則會傷陽而損身。另外吃些醋，既能生津開胃，又能抑制殺滅病菌，預防胃腸道病。

夏季飲食習慣的六項禁忌

忌綠葉菜做熟後存放過久。因為剩菜（尤其是韭菜等綠葉蔬菜）存放過久會產生大量亞硝酸鹽，即使表面上看起來未壞、嗅之無味，也能使人發生輕微的食物中毒，尤其是體弱和敏感者。因此對綠葉蔬菜既不要長時間烹調，也不能做好後存放過久。

忌過度浸泡香菇。因為香菇富含麥角甾醇，這種物質在接受陽光照射後會轉變為維生素 D。如果用水浸泡或過度清洗，就會損失麥角甾醇等營養成份。

忌炒豆芽菜過生。豆芽質嫩鮮美，營養豐富，但吃時一定要炒熟。由於豆芽中含有胰蛋白酶抑制劑等有害物質，食用不熟的豆芽可能會引起噁心、嘔吐、腹瀉、頭暈等不良反應。

忌炒苦瓜不汆燙。因為苦瓜所含的草酸可妨礙食物中鈣的吸收。因此在炒苦瓜之前，應先把苦瓜放在沸水中汆燙一下，待去除草酸後再炒。

忌餐前吃蕃茄。因為這樣容易使胃酸增高，食用者會產生燒心、腹痛等不適症狀。而餐後吃蕃茄，由於胃酸已經與食物混合，胃內酸度會降低，就能避免出現這些症狀。

忌胡蘿蔔汁與酒同飲。據美國食品專家研究，如果將含有豐富胡蘿蔔素的胡蘿蔔汁與酒精一同攝入體內，可在肝臟中產生毒素，引起肝病。因此建議人們飲胡蘿蔔汁後不要飲酒，或是飲酒之後不要飲用胡蘿蔔汁。

夏季忌多吃生冷食物

夏季氣候特別炎熱的時候，適當地吃一些涼食或者喝一些冷飲，會讓人感覺身心舒適，還能起到一定的驅暑降溫作用。但是這些食物不宜吃得太多。涼粉、冷粥吃得太多就容易傷胃。而雪糕、冰棒等是用牛奶、蛋粉、糖等製作而成，不可以食用過多，否則容易導致胃腸溫度下降，引起不規則收縮，誘發腹痛、腹瀉等症狀。特別是冰，老人脾胃消化吸收能力已逐漸衰退，嬰兒、兒童消化機能尚未充盈，在夏季又要受到暑熱濕邪的侵襲，影響了脾胃消化吸收功能，如吃生冷食物、飲冷飲，就會損害脾胃。生冷食物是寒性食物，寒與濕互結，容易導致泄瀉、腹痛之症發生。再者，目前市場上的冷飲品種很多，但是營養價值不高，還是少飲為好。如果喝多了冷飲還會損傷脾胃、影響食慾，甚至可能導致胃腸功能紊亂。

此外還必須注意食物的消化問題，特別是老人、嬰兒，更應注意進食易於消化的冷食。必須注意冷食並非生吃，除少數（如蕃茄）可生吃外，多數的菜不宜生吃。生吃弊端多，有害身體，容易導致消化不良，引起胃腸功能障礙。在做法上，可用開水浸泡，然後冷吃，如芹菜、菠菜、白豆腐等；可用醋、生薑、食鹽攪拌，醋能解毒，能促進消化，生薑可祛寒，也能促進消化。做冷食，切忌用豬油，不宜用茶籽油、菜籽油，以麻油為佳。做冷食應防止中毒，防止病菌、病毒入口。應將買回的菜洗乾淨，剔去腐爛的、有蟲點的、變質的或削去外皮等，這些衛生工作要做好。

夏季吃冷凍食品忌性急

在驕陽似火無比燥熱的夏季，喝上一杯冰鎮的飲料或吃一根冷藏的雪糕，真是一種快事和享受。但是在食用冷飲的時候切忌性急，食用冷凍食品太多或者過猛，雖然爽了自己的胃口，卻傷害了自己的身體。

有人實驗發現，每 1 克的冰融化，則需要向周圍吸取 80 卡的熱量。而人體的正常體溫為 37℃，所食入 1 克的霜淇淋之類的冷飲，要融化為 37℃的水，所需從身體吸取的熱量要超過 80 卡。因此人食用冷凍食品後

感到涼快，其原因即在於此。如果短時間食入冷凍食品過多、過急，胃腸會一時失去大量的熱量，而受到傷害；再者，胃腸還分泌各種消化液，特別是胃酸，以消化食物和殺死、抑制食物中的細菌，一時失熱過多，胃腸壁血管收縮，血流量減少，消化液必然大量減少，殺菌能力就會大打折扣，細菌性疾病就會發生。

因此在夏季，特別是體質較弱的人，忌吃冷飲太過於性急，細嚼慢嚥，要給腸胃一個適應的過程，才有利於營養的吸收和身體的健康。

夏季忌喝雄黃酒

在傳統節日端午節這天，很多地方還有飲雄黃酒殺肚蟲的習俗，中醫認為這個習俗不可取，應該拋棄飲雄黃酒這個習俗！雖然雄黃可殺蟲、除濕止癢，但卻是劇毒，日服 0.3 克便可致人中毒，輕者嘔吐、噁心、腹痛、大小便不下，並可繼發喉炎、頭痛，嚴重者則可使心、肝、腎及腸受損。

夏季忌食鮮海蜇

夏季，海蜇是備受人們喜愛的一道涼拌菜。可是新鮮海蜇的體皮比較厚，富含水份的同時還含有毒素，因此未經過處理或只經過一～二次鹽漬處理的鮮海蜇忌食用。只有經過食鹽加明礬鹽漬 3 次，使新鮮海蜇脫水，毒素隨水排出體外，才可放心食用。

夏季忌生食水產品

夏季是水產品大量上市的季節，水產品的營養豐富且味道好，夏天生食的口感受到相當多人的喜愛。不過像醉蝦、醉蟹、鹹蟹、熗蝦等海鮮食品，有一定的飲食風險。因為海鮮中含有很多寄生物，未經高溫消毒，吃了容易傳染疾病。很多人認為沒有經過加熱或是高溫烹飪的食物，含有的營養元素不會流失，生吃就是最好的。實際上，像蔬菜、水果這些食物生

吃比較好，它們所含有的維生素、纖維等營養元素不會缺失。但是生吃蔬菜水果時有一個前提，那就是一定要洗乾淨，因為現在蔬菜、水果多含有農藥的殘留物。

夏季食用水產品應該注意三點：第一，不要吃生的，或半生不熟的，或外熟內生的海產品。第二，吃海產品一定要燒熟煮透，螃蟹要蒸二十分鐘，大蝦要煮沸十分鐘，才能保證該菌體被全部殺死。第三，吃海產品要現吃現做，做熟後盛裝在經過消毒的容器內。剩下的或存放時間過長的海產品，下次食用前一定要充分加熱。

另外在食用水產品的時候，要注意家庭用餐衛生，防止生熟食品交叉感染，所以切不可將煮熟的食物放在盛過生海鮮、生肉且尚未洗乾淨的容器或者碗盤內。所以說在吃水產品的時候一定要吃熟的，忌過多地食用生的海鮮，那樣對健康無益。

夏季忌過多食用海鮮

「山珍海味」是人們形容美食的常用詞語，說明了海味在人們心中的份量。海產品確實味道鮮美，營養豐富，老少都可以食用。儘管夏季氣候炎熱，許多人還是忘不了品嘗這些味美的海鮮。但是食用海鮮要講究科學性，如果食之過度就會對身體有很大的傷害。

據科學檢測發現，相當多的海鮮食品含有豐富的「嘌呤」成份。如果人體經常過量攝入「嘌呤」，往往會引起尿酸過高。其中有三分之二可經尿液排出體外，餘下的三分之一則會促使血中尿酸濃度增高，使過多的尿酸沉積在關節周圍或組織內，可引起急性腸炎反應、關節退行性病變，症狀嚴重時可出現關節僵硬或畸形。

而這些症狀多發生在四十歲以上的男子身上，尤以肥胖者最為顯著。臨床也證明，在大部份病例中，或多或少都伴有不同程度的高血壓。突出症狀為 90%的患者拇、趾關節出現突發性的、難以忍受的劇烈疼痛，數小時內發展至高峰。患者關節及其周圍組織明顯紅腫熱痛、週身不適，發

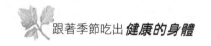

病突然，去得也快。

　　夏季食用海鮮，還應該注意飲食衛生。如果操作不潔，還會引起食物中毒。副溶血性孤菌食物中毒是一種常見的細菌性食物中毒，該菌最大特點是在無鹽的情況下不生長，當鹽的濃度在 3%～35%，環境溫度在 30℃～37℃時繁殖最快。該菌是海洋性細菌，在海洋生物中廣泛存在。它最怕熱，在 100℃水中會良性死亡，普通食醋對它也有殺滅作用。

　　人體在食用受副溶血性孤菌感染的海產品，一般在食後十二小時左右發生中毒現象。典型症狀是上腹部或臍周呈陣發性腹絞痛、腹瀉，先出現水便，繼而出現膿血便。同時還伴有噁心、嘔吐，體溫在 38～39℃，個別患者可達 40℃以上，甚至發生休克、昏迷。如搶救不及時，可造成死亡。

　　所以在夏季吃海鮮的時候一定要注意飲食衛生，為了身體健康，宜適量的有節制的食用，切不可暴飲暴食危害身體。

夏季忌吃死黃鱔

　　黃鱔自古至今都是桌上佳餚，其肉質鮮嫩，富含營養，一直備受人們的追捧喜愛。但是在炎熱的夏季，只能食用活黃鱔，因為食用死黃鱔容易引起食物中毒。研究發現，黃鱔死後體內所含組氨酸很快變質，並在酶和細菌作用下分解，生成有毒物質組胺。而人體在食用組胺超過 100 毫克便可馬上引起中毒。因此夏季食用鱔魚的時候，一定要以現宰、現烹調為佳。

夏天吃薑五項禁忌

　　「冬吃蘿蔔夏吃薑，不用醫生開藥方」。自古以來中醫學家和民間都有「生薑治百病」之說。夏季吃薑可以殺菌又消炎，像因為食物而引起的急性腸胃炎，適當吃些生薑或用乾薑加茶沸水沖泡後飲之，能起到防治作用。科研發現，生薑能起到某些抗菌素的作用，尤其對沙門氏菌效果明

顯。薑還有驅寒解暑的功效。對於夏季傷風感冒的人,可以及時喝點薑糖水,將有助於驅逐體內風寒。中醫認為生薑能「通神明」,即提神醒腦。夏季中暑昏厥不省人事時,用薑汁一杯灌下,能使病人很快醒過來。對一般暑熱,表現為頭昏、心悸及胸悶噁心的病人,適當吃點生薑湯大有裨益。

但是薑既然有藥理功效和作用,也有它的食用禁忌,以下幾個問題是應該注意的:

(1)忌對生薑去皮

有些人吃薑喜歡削皮,這樣做不能發揮薑的整體功效。一般的鮮薑洗乾淨後,就可以切絲切片。

(2)忌吃爛了的生薑

那種「爛薑不爛味」的說法是錯誤的。因為生薑腐爛以後,會產生一種毒性很強的有機物黃棒素。它能使肝細胞變性,誘發肝癌和食道癌。如果在烹調中使用爛生薑,儘管量很小,但對於肝細胞是有毒害作用的。尤其是肝炎病人,更忌食爛生薑。

(3)忌多吃生薑

生薑不僅是夏季最佳的調味品,而且對一些疾病有防治作用。生薑含有一種類似水楊酸的有機化合物,對降血脂、降血壓、預防心肌梗塞有特殊的作用。但是生薑中含有大量的薑辣素,如果空腹服用,或者一次性服用過量,容易刺激腎臟,引起口乾、喉痛、便祕、虛火上升等諸多症狀。所以夏季忌食生薑過量,不宜多吃。可以在做菜或做湯的時候放幾片生薑即可。

(4)謹慎食用生薑紅糖水

從治病的角度看,生薑紅糖水只適用於風寒感冒或淋雨後有胃寒、發熱的患者,不能用於暑熱感冒或風熱感冒患者,還不能用於治療中暑。服用鮮薑汁可治因受寒引起的嘔吐,對其他類型的嘔吐則不宜使用。

(5)個別疾病患者忌多食用生薑

凡屬陰虛火旺、目赤內熱者，或患有癰腫瘡癤、肺炎、肺膿腫、肺結核、胃潰瘍、膽囊炎、腎炎、糖尿病、痔瘡者，都不宜長期食用生薑。

夏季喝啤酒忌過量

在夏季，適量飲用一些啤酒，有消暑解渴、助消化、消除疲勞等功效。但是忌過量飲用啤酒，否則將會對身體有害。

啤酒的主要特點是酒精含量低，含有較為豐富的糖類、維生素、氨基酸、鉀、鈣、鎂等營養成份，對解暑、增進食慾、幫助消化、消除疲勞均有不同程度的功效。

但是啤酒飲用過量，酒精量絕對增加，會加重肝臟的負擔，並直接損害肝臟組織。飲啤酒時同食醃燻食品，可使致癌物亞硝胺及其化學成份進入肝臟，損害肝細胞。科學發現經常大量飲用啤酒的人，心肌組織會出現脂肪細胞浸潤，造成心肌肥厚變硬，容易發生心肌損害，導致心功能衰竭。醫學上把這種體積增大，收縮力變小的心臟稱為「啤酒心」或「牛心」。眾所周知，啤酒的營養和能量很高，長期喝啤酒能使人增加食慾，使能量過剩，體內脂肪堆積，可造成啤酒肝、高血壓、冠心病、肥胖症、動脈硬化、脂肪肝、肝硬化，也有轉變肝癌的危險。

還有研究證實，過量飲用啤酒不但起不到預防高血壓和心臟病的效果，相反還促進了動脈血管硬化、心臟病和脂肪肝等病的發生、發展。另外一些慢性病，如慢性胃炎患者就不宜飲用啤酒，因喝啤酒會造成胃黏膜損害，引起病人上腹脹滿、燒灼感加重、食慾減退。萎縮性胃炎病人症狀尤其顯著。啤酒以大麥為主要原料，醫學界認為大麥芽有回乳的作用。用大麥芽釀成的啤酒，會抑制奶水的分泌。所以哺乳期婦女最好不要飲用啤酒。

有人認為喝啤酒能利尿，可防止尿道結石的發生。其實釀啤酒的麥芽汁中，不但含有鈣、草酸，而且還含有烏酸，這是促使腎結石發生的物質，因此有泌尿系統結石的病人，應儘量少飲甚至不飲啤酒。可見啤酒也

像其他食物一樣，飲食過量或不當時，不但起不到營養機體的作用，相反還對機體造成損傷。因此合理飲用啤酒是值得注意的。那麼該怎樣合理飲用啤酒呢？

首先應適量。成人每次飲用量不宜超過 300 毫升（不足一易開罐量），一天不超過 500 毫升（一瓶啤酒量），每次飲用 100～200 毫升為適宜。其次是適溫。飲用啤酒最適宜的溫度在 12～15℃，此時酒香和泡沫都處於最佳狀態，飲用時爽口感最為明顯。再者不宜與醃燻食品共餐，宜食水果及清淡菜肴，花生米是最好的啤酒酒菜。

夏季忌多食溫性肉類

燥熱的夏季，像羊肉、甲魚等溫性食物，夏季忌多食用。因為夏季本是陽氣上揚的季節，加之夏季氣溫較高，而這些肉類屬於溫性食品，食用後很容易上火。因此夏季忌多食用溫性肉類。

夏季老人兒童禁忌喝冰水

炎炎夏天，很多人都會去買冰涼的飲料、冰水來止渴，冰水涼爽可口，一口喝下暢快無比。但是冰水並非每個人都適宜飲用，尤其是老人和兒童，在夏季應該少喝或者不喝。

有研究發現，大量喝冰水容易引起胃黏膜血管收縮，影響消化、刺激胃腸，使胃腸的蠕動加快，甚至引起腸痙攣，導致腹痛、腹瀉。正常人喝冰水，尤其是帶甜味的飲料，在空腹的情況下飲用後，久而久之就會引發胃病。

對於老人來講，尤其是有心血管疾病的人，喝冰水除了引起胃部不適，可能還會引起腦血管的痙攣，從而引發心絞痛等。因此夏季老人一定不能喝冰水。

孩子天性好動，活動後往往渾身是汗。有的家長習慣給孩子喝一杯冰水，認為這樣既解渴又降溫。其實不然，兒童的腸胃是很脆弱的，應該少

喝或者不喝為好。有時候孩子玩耍，在大量出汗後，家長讓孩子飲用冰水來解暑降溫。其實這也是不科學的。因為這樣雖然會帶來暫時的舒適感，但大量飲用冰水，會導致汗毛孔宣洩不暢，肌體散熱困難，餘熱蓄積，極易引發中暑。

夏季原本就是痢疾、腹瀉高發季節，人們更應該注意腸胃的保護。中醫認為冰水屬寒涼之物，人喝到身體裏被吸收後，腸胃很容易產生痙攣。人們不要飲用過涼的水來解暑降溫。

夏季減肥忌只吃水果

從營養學的角度來說，人體多種基本營養需求——碳水化合物、礦物質、蛋白質等，都不是單單依靠吃水果就能滿足的，長期靠「水果化」生存，容易導致蛋白質攝入不足，對人體的內分泌系統、消化系統、免疫系統等都產生不利影響。有些年輕的朋友喜歡在夏天的時候光靠吃水果來減肥，其實不是很科學。光吃水果不但會導致很多疾病，而且因為大部份水果含糖量很充足，所以長期大量攝入，並不能達到減肥效果。

夏季忌亂吃水果

日常生活中，常有消費者因吃水果而發生病症的新聞報導出現。有關專家認為，吃水果應因人而異。同時夏日吃水果要講科學，腸胃不好的人最好是選擇「溫和」一點的水果，不要太甜，也不要太酸。「胃寒」的人最好少吃西瓜、香瓜等寒涼水果。

專家還指出，水果入口前最重要的是消毒、清潔。葡萄、草莓等表皮往往有農藥殘留，清洗不徹底會造成有機磷中毒。所以除了用流動水徹底清潔水果外，還應將其在清水中浸泡至少半小時，儘量把水果的農藥殘留降到最低量，才可以食用。

夏季喝冰鎮啤酒禁忌

（1）忌飯前喝冰鎮啤酒

飯前過量喝冰鎮啤酒，易使人體胃腸道溫度驟降，血管迅速收縮，血流量減少，從而造成生理功能失調。同時會導致消化功能紊亂，易誘發腹痛、腹瀉等。

（2）忌飲用過量

啤酒的酒精含量不高，營養豐富。有的人大熱天暢飲啤酒，接連喝下四、五瓶，喝下去的大量水份會很快排出，但酒精會迅速被吸收，使血液中的血鉛量增高。如果整個夏天天天過量，會抑制、影響細胞的正常活力，也可能導致脂肪堆積，而阻斷核糖核酸的合成，造成「啤酒心」、「將軍肚」，從而影響心臟的正常功能。專家建議每天飲用量不超過一千毫升。

（3）忌酒溫過低

存放在冰箱裏的啤酒應控制在五～十攝氏度，因為啤酒所含二氧化碳的溶解度是隨溫度高低而變化的，啤酒各種成份在這一溫度區間協調平衡，能形成最佳口味。溫度過低的啤酒不僅不好喝，而且會使酒液中的蛋白質發生分解、游離，營養成份受到破壞。比如生啤酒通過無菌膜濾除酵母和雜菌，最後經無菌灌裝而成。在五～十攝氏度，生啤酒中各種營養成份和風味也最穩定。

（4）忌與燻魚同食

大家應該記住的一條是在大量飲用啤酒時，所配菜肴中不宜有燻魚、燻肉等醃燻食品。因為醃燻食品中含有機胺，烹調過程中還會產生多環方烴、氨基酸衍生物甚至苯並芘。當飲酒過量而使血鉛含量增高時，醃燻食品中的上述物質與其結合，可誘發消化道疾病甚至腫瘤。夏天由於啤酒飲用量大，因此誘發疾病的機率就會更高。

（5）忌劇烈運動後飲用

夏季有些人進行劇烈運動後，口渴難忍，常常痛飲一番啤酒。其實，

經常這樣做有導致痛風的可能。科學家發現人在劇烈運動後，飲用啤酒會使血中尿酸濃度升高，在尿酸排泄發生故障時，便會在人體關節處沉澱，從而引起關節炎和痛風。

（6）忌與白酒混飲

啤酒是一種低酒精飲料，但含有二氧化碳和大量水份，如與白酒混飲，會加重酒精在全身的滲透，對肝、胃、腸和腎等器官產生強烈刺激，並影響消化酶的產生，使胃酸分泌減少，導致胃痙攣、急性胃腸炎等病症。

（7）忌吃海鮮的時候飲用

親朋相聚，不免要喝酒助興。在餐桌上，全都是海鮮美味佳餚，同時又喝啤酒。這種吃喝方法很不科學，據一項調查表明，海鮮中含嘌呤和醋酸兩種成份，而啤酒恰恰富含這兩種成份分解代謝的重要催化劑維生素B1，兩者混在一起飲用，便會在人體內發生化學作用，使人體血液中的尿酸含量增加，並因失去平衡而不能及時排出體外，以鈉鹽的形式沉澱下來，從而形成尿結石。

夏季忌吃醉蝦醉蟹

夏季忌吃醉蝦醉蟹，因為夏季各種致病微生物、病原體繁殖得很快，而這些美味的生冷食品就是細菌生長的最好巢穴，也是引發食源性傳染病的重要原因。所謂食源性疾病，就是吃出來的疾病。有些地區的居民歷來有「吃生」的習俗，把活蝦、活蟹等放在酒裏蘸一下「醉吃」，這樣雖然保留了鮮美的味道，卻也讓其中的肝吸蟲有機會進入體內。

因為肝吸蟲的蟲卵在較低的溫度下仍能存活，因此無論是什麼季節，都應當儘量少吃或不吃醉蝦、醉蟹。儘管這些食物在製作中要放入酒、鹽等多種作料，但仍不能將蟲卵殺滅。有人認為酒可以殺菌，也可以殺滅肝吸蟲卵，吃醉蝦、醉蟹時多喝點酒就沒事了，這種認識是非常錯誤的。

但是並非所有的醉蝦、醉蟹都不能再吃了，對於海產品的蝦蟹還是可

以吃。肝吸蟲主要存在於淡水生物中，如果實在想吃，最好用海產的蝦、蟹製作。海水中是沒有肝吸蟲的，相對來說更加安全。吃淡水魚、蝦、蟹時，一定要加工熟透，不要用生魚、生蝦餵小動物，以免傳播疾病。

夏季預防細菌性痢疾的飲食六忌

每年夏季是細菌性痢疾發病率最高的季節，是由痢疾桿菌所致的一種常見腸道傳染病，臨床特徵為有全身中毒症狀，腹痛，腹瀉及排膿血便；潛伏期為數小時至七日，起病較急，患者畏寒發熱、體溫可達 38℃至 40℃。為了預防菌痢傳播，除注意環境衛生和個人衛生，養成飯前、便後洗手的習慣外，在飲食上還有下列禁忌：

（1）忌污染食物。未經消毒的瓜果蔬菜，既帶病菌又易引起中毒，是致病因素，並使病人抵抗力下降。

（2）忌性寒滑腸食物。如荸薺、甲魚、生梨、花生等物，性寒傷脾胃，易滑腸致瀉，故忌用。

（3）忌刺激類食物。如煎、炸及醃、燻的大塊魚肉，對腸壁有直接刺激，使腸壁損傷加劇；這些食物又難以消化，脹氣發熱，停留的時間長，會加重消化道負擔。

（4）忌肉類濃汁及動物內臟。因其含有大量的含氮浸出物，如嘌呤城和氨基酸等。含氮浸出物具有刺激胃液分泌作用，汁越濃作用越強，加重了消化道負擔。而且細菌性痢疾病人腸道有病變，有噁心、嘔吐等症，消化吸收更差。

（5）忌粗纖維、脹氣食物。如芥菜、芹菜、韭菜等粗纖維較多的食物，不易消化，導致局部充血、水腫，炎症不易癒合。而牛奶和糖、豆製品也易引起腸道蠕動增加，導致脹氣。

（6）忌辛熱刺激食物。韭菜、羊肉、辣椒、辣椒粉和濃茶、酒、各種咖啡飲料，都是強烈的刺激品，致血管痙攣收縮，使黏膜充血、水腫、破損，故忌用。

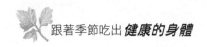

另外，在恢復好轉期間的患者，由於腸胃較弱，仍應禁食生冷、堅硬、寒涼、滑膩之物，如涼拌蔬菜、豆類、冷飲、酒類、瓜果等。

夏季吃冷飲的禁忌

冷飲是夏季的寵兒，冷飲具有祛暑降溫、消煩解渴、清火除燥的作用。因此在烈日炎炎的盛夏，喝一瓶冰鎮的飲料或者是吃一根雪糕，都將是一件快事。冷飲雖然受歡迎，但並不是每個人都適宜吃冷飲的，特種人群還是和冷飲無緣的。

劇烈運動剛剛結束的人忌喝冷飲。這些人由於運動大量出汗，水份消耗多，口渴甚急，往往暴食冷飲，這樣會使胃腸道溫度驟降，導致汗腺閉合，出汗中止，擾亂散熱功能，容易誘發多種疾病。

齲齒患者忌食冷飲。齲齒患者在食用冷飲的時候遇冷會引起牙痛，並可導致牙齒抗病力下降，易誘發其他牙病，故齲齒患者不宜多食冷飲。

正在發汗的病人忌食冷飲。不論患什麼病，因發熱正在出汗時，均不宜食用冷飲。因為冷水進入胃中，可使體表小血管收縮，汗腺閉合，使發汗中止，對散熱十分不利。

體質虛寒的慢性病人忌吃冷飲。這類人群大都脾胃功能差，常喜溫畏寒，食用大量冷飲可導致病情加重。

嬰幼兒忌吃冷飲。嬰幼兒因胃腸道發育尚不健全，對冷飲的刺激極為敏感，會引起腹瀉、腹痛、咽痛、咳嗽等症，還會誘發扁桃腺炎、咽炎。六個月以內的嬰兒，更應禁食冷飲。

月經期的女性忌吃冷飲。月經期的女性朋友食用冷飲，會引起盆腔臟器小血管收縮與痙攣，從而產生痛經乃至虛脫等現象，應該儘量不吃冷飲。

老年人忌吃冷飲。老年人因為消化道功能減退，對冷飲的耐受性有所降低，若食入大量冷飲，會引起消化功能紊亂，誘發胃腸疾病，故應少食或禁食。

心血管病患者忌食用冷飲。因為大量冷飲經過食道和胃時，可引起鄰近的冠狀動脈收縮，能誘發心絞痛、高血壓和心律紊亂。因此患有高血壓、冠心病等疾病的病人，病情較重時忌食冷飲。

夏天忌多吃堅果

堅果是指多種富含油脂的種子類食物，如松子、瓜子、杏仁、花生、核桃、腰果等。它們含有非常豐富的營養，非常有益於人體健康。

堅果在食物的分類中，都被歸類為脂肪類食物。高熱量、高脂肪是它們的特性，所以它們也是榨油的好原料。雖然堅果含有的油脂雖多，卻多以不飽和脂肪酸為主，所以食用時我們大可放心。現代的科學研究發現，不飽和脂肪酸，尤其是單一不飽和脂肪酸，有利於提高血清中高密度脂蛋白的含量，由於正常的高密度脂蛋白有結合，並清除組織內膽固醇、降低血液中的甘油三酯的功能，對於防治動脈硬化、高血壓、冠心病等疾病都有一定效果。

此外，堅果還含有豐富的糖類、蛋白質、多種維生素和礦物質。這些礦物質能調節多種生理功能，也是合成體內抗氧化酵素的關鍵元素。堅果含有大量的維生素 E 與硒等抗氧化的營養成份，也讓它沾上了抗衰老、抗癌的色彩。

但是在夏季吃堅果時一定要保持適當的量。因為堅果含有的熱量非常高，50 克瓜子仁中所含的熱量相當於一大碗米飯。對於一般人來說，一天吃 30 克左右的堅果是比較適當的量。堅果具有使體內生熱的功能，所以宜冬天吃，夏天要少吃。

夏季老人忌減少飲食量

在炎熱的夏季，有些老人因為溫度過高，食慾受到了一定程度的影響，從而減少了飲食量，其實這是不值得提倡的。醫學實驗表明，當環境溫度達到或超過 36℃時，大部分老年人體內的新陳代謝會發生紊亂，其

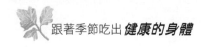

中最常見的就是因為出汗過多，導致水、電解質和維生素的大量丟失，進而引發全身一系列代謝異常，由此造成舊病復發或原有疾病加重，嚴重者可因代謝紊亂而死亡。

營養學家認為，老年人最佳的補充食品是富含電解質、維生素的水果和蔬菜，另外老年人還可適量補充一些優質蛋白質，如乳製品、豆製品、雞蛋等。老年人的飲食以少量多餐為宜，飲水量要比平時多一些，飲水和所食水果、蔬菜量應比平時多一半以上，這樣方能保證體內營養特質的代謝平衡，防止發生代謝紊亂。

夏季忌食野蘑菇

夏季氣溫較高，雨水增多，是野蘑菇生長旺盛的季節，也是毒蘑菇中毒多發季節，人們如不仔細辨別而採食野蘑菇，很容易因食用毒野蘑菇，而導致食物中毒。所以在夏季切勿採摘、購買和食用不認識或易混淆的野生蘑菇，以免發生誤食中毒。

營養專家介紹，毒蘑菇中毒沒有特效治療藥物，因此對毒蘑菇中毒的預防極為重要，主要是不隨意採摘、食用不認識的蘑菇；對於市場上賣的野蘑菇，也不能放鬆警惕。一旦發生誤食毒蘑菇事件，出現噁心、嘔吐等症狀，應儘快找醫生治療，同時先採用簡易方法進行催吐處理，並及時向當地衛生監督機構報告。所以在夏季一定不要食用不認識的野蘑菇，以免發生意外。

夏天忌多吃蠶豆

夏季是蠶豆大量上市的季節。蠶豆是人們喜愛的食品，它不僅可以燒成各種美味的菜肴，還可製成怪味豆、五香豆等副食品。蠶豆營養豐富。據醫學研究證實，蠶豆每 100 克含蛋白質 28.2 克，碳水化合物 48.6 克，脂肪 0.8 克，還含有粗纖維、鈣、磷、鐵、維生素 B 等多種有益人體的物質。蠶豆是低熱量食物，對高血脂、高血壓和心血管疾病患者來說，都是

一種良好的綠色食品。

蠶豆雖味美又營養，但是並非每個人都宜食用。特別是家族裏有蠶豆病史的人，尤其是三歲以下的男童一定要禁食新鮮蠶豆。一旦誤食，如果出現黃疸顯著和血紅蛋白尿等症狀，即為急性溶血性疾病，應立即向醫生求助。

夏天忌多吃鮮花

現在社會上流行著鮮花菜肴，不少餐廳還挖空心思推出各類「鮮花菜肴」，如菊花西芹百合、桂花乾貝等，一些餐廳還標榜鮮花菜肴是正宗的綠色食品。夏季鮮花盛開，千萬不可貪食不瞭解的花朵，專家提示對不瞭解的花朵，最好不要盲目食用。在日常生活中有很多人認為「吃鮮花」不僅可以美容，而且有益健康，但是要注意，不是所有的鮮花都可以食用。像夾竹桃的花果裡含有多種糖毒素，萬年青的花和葉中含有草酸、天門冬毒素，食用以後都會出現不同程度的中毒反應。

夏天忌多吃韭菜

韭菜是受大眾歡迎的家常蔬菜。韭菜因其更新、復壯能力極強，一經栽培，可採收十餘年之久，「久」和「韭」同音，故稱韭菜。韭菜為四季蔬菜，尤以春韭為佳。春韭質地柔嫩、清新，可單獨成菜，也可做葷素配料。人們常把「清炒韭菜」、「韭菜炒蛋」、「韭菜炒肉絲」譽為春季時令佳餚。

但是韭菜也忌過多的食用，近年來的蔬菜抽檢中，韭菜的有機磷農藥殘留量相對較高。有機磷農藥大量進入人體以後會引起神經功能紊亂，中毒者出現多汗、語言失常等症狀。即便食用韭菜，也要儘量用淡鹽水浸泡半天以上，待農藥殘留物散盡時方可放心食用。

夏季忌常吃夜宵

在天氣炎熱的夏季，人們隨著夜生活時間的增多，逐漸養成了經常吃夜宵的飲食習慣。然而這種習慣並不值得提倡。據醫學專家多年觀察研究發現，常吃夜宵容易引發胃癌。專家組曾對二組中年人的飲食情況進行調查，結果發現，在胃癌患者中，晚餐時間無規律者占 64%以上；而同年齡組的健康人中，晚餐時間不規律者所占比例相對來說較小。

常吃夜宵容易引發胃癌主要有以下原因：醫學觀察發現，胃黏膜上皮細胞的壽命非常的短，大約三天左右就要更新再生一次。而這一再生更新的過程，是在夜間胃腸道休息時進行的。如果經常在夜間進餐且休息較晚，那麼胃腸道得不到更新和再生的時間，其黏膜的修復也就不能順利地進行。還有就是在夜間睡眠時，吃的夜宵長時間停滯在胃中，可促進胃液的大量分泌，對胃黏膜造成刺激。長此以往，就會導致胃黏膜糜爛、潰瘍，抵抗力減弱。一般夜宵都有一些油炸、燒烤、煎製、臘製等食品，如果常吃這些可能含有致癌物質的食物，對胃黏膜造成的危害更嚴重，從而導致胃癌。

夏季吃涼菜的禁忌

做涼菜的器具忌不清洗。做涼菜的刀、砧板、碗、盤、抹布等，在使用之前必須清洗乾淨，最好先用開水泡一泡，餐具最好還要在沸水中煮五分鐘左右，也可用特製的清洗劑來清洗。總而言之，一定要經過充份的洗盡消毒處理後才能放心使用。

做涼菜忌用過時的蔬菜。假如用過時的蔬菜製作涼菜，加上清洗消毒不嚴格，食用這種涼拌菜會導致腸胃疾病的發生。因此製作涼菜所用的蔬菜，必須選用新鮮的，製作時也必須沖洗乾淨，先用開水燙一下最佳，也可用洗滌劑等泡後沖淨，可以減少黏附在蔬菜上的細菌和寄生蟲卵。

涼菜忌長時間放在冰箱內。夏季，人們往往喜歡把涼拌菜放入冰箱中，冷藏一下，再取出食用，甚至長時間存放在冰箱裏慢慢取食。其實這

樣做極不衛生。儘管大多數病菌都是嗜鹽菌，喜歡在 20℃～30℃ 的溫熱條件下生長，但有一種病菌也可在冰箱冷藏室的溫度下繁殖。這種病菌會引起與沙門氏菌所引起的極為相似的腸道疾病，並伴有類似闌尾炎、關節炎等病的疼痛。

做涼菜的原料忌不洗淨。有一些蔬菜如蕃茄、綠豆芽、黃瓜、萵筍等，在生長過程中，易受農藥、寄生蟲和細菌的污染，這些都是人肉眼看不見的。瓜果不洗淨或僅用乾淨的抹布擦擦，是很不衛生的，製成涼菜後有可能造成腸道傳染病。清洗的最好方法是用流水沖洗，據實驗，流水可除去 90% 以上的細菌和寄生蟲卵。在拌製前的洗滌工作要認真，可以先用冷水洗，再用開水燙一下，可殺死未洗盡的殘餘細菌和寄生蟲卵。能去皮則去皮，再加工成涼拌菜，比較衛生。

夏季忌吃存放時間過久的食物

在炎熱的夏季，忌吃存放或者是製作時間過久的食物。雖然這些食物看著沒有變色，聞著也沒變氣味，但是也同樣會被一種變形桿菌污染，如果食用這些被污染的食物後，就有可能讓免疫力較差的人中毒。

與其他細菌不一樣的是變形桿菌並不分解蛋白質，只分解多膚類。因此當熟肉帶有大量變形桿菌時，是沒有腐壞現象的。極易被污染的食品主要是熟肉類、動物內臟及蛋類等，也包括涼拌菜及豆製品。生的肉類和內臟是主要的污染源，在烹調製作過程中，生熟食品交叉污染，和熟後食品在 20℃ 以上高溫下放置時間較長時，可以使變形桿菌大量繁殖，如不加熱的話，就會很容易地引起食物中毒。

當被變形桿菌污染的食物被食入後，變形桿菌就會大量地在腸道內繼續繁殖，同時變成腸毒素，使人發生頭暈、頭痛、乏力、嘔吐、噁心、陣發性劇烈腹痛、腹瀉等胃腸炎症狀。所以我們在夏季的日常生活中，一定要注意這類被污染食物，對熟食或者剩飯要做好加熱處理，忌吃時間過久的食物。

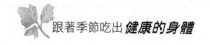

夏季喝奶的禁忌

忌喝冷牛奶。許多人在夏季為圖省事和涼快，喜歡喝冷牛奶。其實這種方式是錯誤的，這對身體也是非常無益的。

據研究發現，牛奶中所含的營養成份特別豐富，蛋白質以酪蛋白為主，還有白蛋白和球蛋白等成份。因為夏季氣溫高，牛奶就成了細菌繁殖氾濫的溫床。煮沸後的牛奶，降溫後放置數小時，細菌就會污染、繁殖。飲用這種牛奶後，往往會引起腸道疾病。從營養保健的角度講，夏季還是喝熱牛奶好。熱牛奶中的細菌不僅被殺滅了，而且牛奶中的蛋白質發生變性，更有利於人體消化和吸收。

忌空腹喝優酪乳。喝優酪乳的最佳時間是在飯後二小時內，這個時候腸胃對優酪乳吸收的效果最好，但是空腹的時候忌喝優酪乳。據研究測定，人的胃液的ＰＨ值為一～三。在空腹時，ＰＨ值可降到二以下，而優酪乳中活性乳酸菌能夠生長的環境ＰＨ值在 5.4 以上。如果空腹喝優酪乳，乳酸菌就非常容易被胃酸殺死，其營養價值和保健作用就會大大降低。

夏季飲水的禁忌

（1）忌用飲料代替白開水

因為夏季天氣炎熱，人體的排汗較多，身體需求水份較大。相當多的人喜歡用飲料來代替白開水。其實這種方式是不值得提倡的。凡是汽水和可樂之類的飲品，都含有較多的糖或糖精及電解質。這些物質往往會對胃產生不良刺激，如大量飲用，會增加腎臟負擔，損害腎功能。所以說白開水才是最好的飲料，夏季忌用飲料代替白開水。

（2）忌早晨空腹喝茶水

夏季早晨感覺口渴的時候忌喝茶水，特別是在空腹喝茶的時候，對身體健康不利。因為早晨空腹喝茶會引起腎功能亢進，出現尿頻、心慌，並影響腸胃功能和妨礙人體對鐵質和Ｂ群維生素的吸收。

（3）忌感覺口渴才飲水

在夏季生活中，因為天氣悶熱，稍微有點運動量或者是勞動量的話，就會大汗淋漓。因此人體很容易失水，因此夏季應該經常的補水，哪怕不感覺得渴也應該喝。但是現實中大多數人存在飲水不足的現象，更有不少人感覺口渴才飲水，這種做法是不科學的。口渴是人體細胞缺水的反應，經常缺水會降低內臟功能，減弱免疫力，增加血液黏稠度，加速機體衰老的過程，引起疾病的發生。所以夏季應該經常飲水，忌感覺口渴的時候才去飲水。

夏季孕婦忌吃冷飲

夏季孕婦忌吃冷飲，不能圖一時痛快，而拿身體的健康和胎兒發育作為賭注。因為在懷孕期間的孕婦，胃腸對冷熱的刺激異常敏感。如果多吃了冷飲，就使胃腸血管突然收縮，胃液分泌大為減少，消化功能降低，從而引起食慾不振、消化不良、腹瀉，甚至引起胃部痙攣，出現劇烈腹痛現象，這樣的話就會對胎兒的發育不利。

還有就是孕婦的鼻、咽、氣管等呼吸道黏膜，往往充血並有水腫，如果再大量吃冷飲，充血的血管突然收縮，血流減少，可導致局部的抵抗力減低，使潛伏在咽喉、氣管、鼻腔、口腔裏的細菌與病毒趁機而入，會引起嗓子痛啞、咳嗽、頭痛等，嚴重時還能引起呼吸道感染或誘發扁桃腺炎等病症。這些疾病都可導致胎兒受損。

其實在孕婦吃冷飲的時候，胎兒在母腹中對冷飲刺激也很敏感。在喝冷水或吃冷飲過程中，胎兒會在子宮內躁動不安，胎動會變得頻繁。因此為了寶寶的健康發育達到優生的目標，也為了自己的身體著想，夏季應該忌吃冰冷的食物。

夏季忌多吃芥末

芥末是一種具有辛辣味的調味品。製作涼拌菜時放點芥末，能夠調節

可口的味道。但是夏季天氣燥熱陽氣上揚，人體很容易排汗，應該多吃些清淡的食物，少食用些辛辣的食物和調味品。夏季也是人們減肥的最佳時節。但是營養學家們提醒，減肥者忌多吃芥末。因為科學研究發現，在芥末中含有一種化學物質，可以刺激胃黏膜，產生更多的胃酸，從而使人產生一種饑餓感，促進胃口大開。所以在夏季減肥期間的朋友多吃芥末，不但對減肥作用不大，反而會增加食慾，事與願違。

夏季吃蕃茄的禁忌

蕃茄在夏季陸續上市。它是一種既可當水果又可當蔬菜的食物，酸甜適口，營養豐富，含有豐富的維生素 C 及鈣、鐵、磷等礦物質，深受人們的喜愛。但是在夏季食用蕃茄也是有禁忌的。

（1）忌食用未成熟的蕃茄

蕃茄是夏季人們喜愛的時令果蔬之一，食法較多，味美可口又富有營養。但是值得注意的是未成熟的蕃茄忌食用。因為在未成熟的蕃茄中含有大量的有毒物質「蕃茄城」，人食用後容易發生中毒，對身體健康有不利的影響。

（2）忌空腹吃蕃茄

蕃茄中含有大量的膠質、果質、棉膠酚等成份。這些物質很容易與胃酸發生化學反應，凝結成不溶性的塊狀物質。這些塊狀物質有可能把胃的出口堵住，使胃內的壓力升高，引起胃擴張，甚至產生劇烈的疼痛。而在飯後吃蕃茄，胃酸與食物充分混合後，大大降低了胃酸的濃度，就不會結成硬塊了。所以夏季忌空腹吃蕃茄。

（3）血壓低者忌食蕃茄

水果兼蔬菜的夏令佳品蕃茄，具有降低血壓的作用。血壓低的人食用蕃茄，可導致血壓更為低下，出現頭暈目眩等症狀。所以夏季血壓低者忌食蕃茄。

夏季食用苦瓜的禁忌

　　苦瓜因為含有苦瓜、苦味素，所以味道食用起來比較苦。苦瓜雖苦，卻受到許多人的歡迎。苦瓜也是蔬菜中唯一以苦而獨具特色的瓜果。

　　忌吃老苦瓜。我們在市場購買苦瓜時，選擇以表面有稜和瘤狀突起，顏色白綠色或青綠色，有光澤的為佳，因為苦瓜一旦長老以後，表皮就變成黃色或紅色，失去光澤，種子變紅發硬，其味道和口感與嫩瓜有很大的差距，營養價值也大打折扣。因此夏季忌多食用變老的苦瓜。

　　腸炎患者忌食苦瓜。中醫認為慢性腸炎多屬脾胃虛寒，宜食溫補固腸之品，忌食用寒涼性的食物。因為夏季的苦瓜性寒，損脾敗胃，因此夏季慢性腸炎患者，最好不食用苦瓜。

夏季吃冬瓜的禁忌

　　腎功能不良者忌食冬瓜。冬瓜中含鈉量較低，具有明顯的利尿消腫作用，因而是腎臟病、浮腫病及高血壓病患者的理想蔬菜。但是冬瓜也有降低腎小球濾過率，使腎功能不良者，血中尿素氮升高的作用，甚至會引起腎功能衰竭。因此夏季腎功能嚴重不良者，最好不要食用冬瓜。

　　脾胃虛寒者忌食冬瓜。冬瓜是夏季的食療佳品。但是冬瓜性寒傷陽損胃，如果脾胃虛寒者多食用冬瓜，會導致脾胃虛寒更甚，消化功能減弱，產生食慾不振、腹脹、便溏或泄瀉等症狀。所以夏季脾胃虛寒者忌食冬瓜。

　　身體消瘦者忌食冬瓜。冬瓜為夏季餐桌上的時令菜肴。但是值得提醒的是形體消瘦者忌食冬瓜。冬瓜中含有丙醇二酸，對於防止人體發胖、增進形體健美有著重要的作用。身體消瘦者如果食用，則躁動浮火，不但使形體更為消瘦，而且會出現陰虛火旺的疾病。

夏季吃鳳梨的禁忌

　　鳳梨為夏季時令水果，其味道酸甜，切開就有一種特殊的香氣瀰漫開

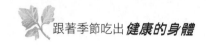

來，與香蕉、荔枝、柑橘並列為四大佳果。

這種水果吃起來也是有學問的。首先在吃鳳梨前，應將果皮和果刺削淨，將果肉切成塊，放在淡鹽水中，浸漬出其中的類物質後再食用。對未經加工處理的鳳梨要忌食，因為未經加工處理的鳳梨中含有類物質，這種物質會對口腔黏膜造成刺激，對身體健康有害。因此忌食用未經加工處理的鳳梨。

對於某些過敏體質者也要忌食鳳梨。因為鳳梨內含有一種特殊的鳳梨蛋白酶，雖然正常人攝入這種蛋白酶並無什麼反應，但是某些過敏體質的人就很有可能對鳳梨蛋白酶敏感，會激發機體產生速發型變態反應。大多是在食用鳳梨後十分鐘至一小時內發生。症狀表現為皮膚及結膜充血潮紅、痛癢、腹部疼痛不適、噁心、嘔吐，隨後會出現心慌、呼吸困難、血壓下降甚至測不到血壓、脈搏觸不到等休克症狀，若搶救不及時甚至會危及生命。

夏季吃荔枝的禁忌

「日啖荔枝三百顆，不辭長作嶺南人」「一騎紅塵妃子笑，無人知是荔枝來」。可想而知荔枝在人們心中的地位，以及受歡迎的程度。

但是對於口腔潰瘍患者及牙齦腫痛患者來說，就無福享受荔枝的美味了。

中醫認為，阻血口腔潰瘍及牙齦腫痛之症，多屬火熱上炎所致，宜食寒涼食物忌食溫熱性食物，夏季水果荔枝溫熱，多食可加重口腔潰瘍及牙齦腫痛患者的病情。所以夏季口腔潰瘍及牙齦腫痛患者忌食荔枝。

感冒患者也忌食荔枝。夏季感冒患者忌食溫補之品，傳統醫學認為，荔枝甘酸溫補助邪斂邪，如果感冒患者食用荔枝，可使病情加重，延緩癒期。

雖然荔枝味道鮮美但忌食用過量。據研究發現，荔枝所含的單糖大部份為果糖，果糖比葡萄糖難消化吸收。而且還不容易直接被組織細胞氧化

利用，需要經過一系列酶的催化，才能變成葡萄糖或轉變為糖原貯存。荔枝所含的大量水份，可以稀釋胃液等消化液，多食會使正常飲食量大為減少，甚至完全不能進食，導致低血糖。輕則出汗、肢冷、噁心、嘔吐、腹痛，重則抽搐、昏迷。因此夏季吃荔枝切忌過量。

夏季吃西瓜有禁忌

西瓜在我國有悠久的種植歷史，相傳西瓜在五代時期由西方傳入我國，因而取名西瓜，它的性質頗為寒涼，所以民間又叫寒瓜。在所有瓜果中名列第一，有「夏季瓜果之王」之美譽。據檢測發現，西瓜含有多種維生素，例如維生素Ａ、Ｂ、Ｃ、蛋白質、多種礦物質，包括鐵、鈣、鉀、磷、鎂、鋅等，果汁中谷氨酸、精氨酸、果糖、蘋果酸含量極為豐富，含水量高達 96.6%，夏季是西瓜大量上市的時候，在炎熱夏日吃上幾口西瓜，既能夠解渴又能防暑降溫。西瓜雖然好吃，但也是有禁忌的，主要表現在以下幾個方面：

（1）忌吃長時間冷凍的西瓜

有些人喜歡把西瓜切開，然後冷藏在冰箱裏一段時間再吃，其實這種方式不值得提倡。因為長時間冷藏的西瓜，瓜瓤表面會形成一層薄膜，冷氣被瓜瓤所吸收。人們食用了這種西瓜，口腔內的唾液腺、舌味覺神經和牙周神經等，往往會因受到冷刺激而處於麻痺狀態，不但品嘗不到西瓜的美味，還會損傷人的脾胃，引起咽喉炎。

（2）忌運動後吃太多西瓜

由於夏季氣溫較高，如果在陽光下進行大量運動或者是工作後，人體因產熱和消熱，機體代謝失去了平衡。大量出汗使體內水份和鹽份丟失過多，而西瓜的含糖量達 5%左右，西瓜中的糖份不但無助於人體內維持滲透壓，而且還因其利尿的作用，促進體內水份的排泄，從而使鹽和水的丟失會更多，機體缺鹽就越嚴重。因此運動後應該多喝些白開水，裏面可以適當地加點食鹽，以補充機體鹽份的丟失。

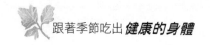

（3）部分疾病患者忌吃西瓜

西瓜含水份較多，又甘淡滲利，如果夏季心、腎功能不良疾病患者貪食西瓜，體內攝水量過多，將會加重心臟與腎臟的負擔，導致病情加重。因此夏季心、腎功能不良疾病患者忌多食西瓜。中醫認為西瓜寒涼，既傷陽助寒，又含水份過多，多食用會沖淡胃裏的消化液，降低消化功能，加重消化系統疾病的病情。在夏季，慢性胃炎、慢性腸炎及消化功能紊亂等患者，忌食寒涼傷胃之物。所以對於這些患者忌多食西瓜。糖尿病患者也忌吃西瓜。因為糖尿病多為胰島分泌功能不足，糖的利用轉化減少，代謝增加，體內糖份增多，不宜食用含糖量高的食品。

夏季吃綠豆的禁忌

綠豆一般都是煮綠豆湯來食用，夏季暑熱盛行，綠豆湯是我國民間傳統的解暑食品。

中醫認為綠豆為寒涼性的食物，因此在夏季慢性胃炎患者忌食綠豆。寒涼性食物能傷陽損胃，多食容易加重消化系統慢性病及內分泌功能低下患者的病情。對於體質虛弱的人同樣忌多喝綠豆湯。另外綠豆具有解毒的功能，所以正在服中藥的人也忌多喝。

夏季服用西洋參的禁忌

夏季食療宜服用西洋參，西洋參雖然具有很好的滋補作用，但並非人人適宜服用。中醫認為西洋參屬於涼藥，宜補氣養陰。如果身體有熱症，比如口乾煩躁、手心發熱、臉色發紅、身體經常疲乏無力，使用西洋參類補品可以達到調養的目的。反之，若咳嗽有痰、口水多或有水腫等狀態時，就應避免服用西洋參，否則就會加重病情。

西洋參雖然適用人群很廣，但如果藥不對症，也會起到反作用。另外「非虛勿補」。如果身體並無不適，不宜經常服用西洋參含片。另外西洋參不利於濕症，服用時還要考慮季節性。春天和夏天氣候偏乾，比較適合

服用西洋參，不宜服用人參或紅參；而秋、冬季節則適宜服用人參。

西洋參中含有一種叫人參皂苷的成份，具有提高人體抵抗力的作用。因此體質較弱的人，如老年人、身患重病的人，時常服用西洋參都能夠起到一定的增強體質作用；而一些有慢性疾病的人，如患慢性 B 肝的人，服用西洋參也會有利於病情的控制和好轉；對於腸熱便血者，據《類聚要方》記載，西洋參與龍眼肉同蒸服用，有清腸止血之效。

相對於人參，西洋參的補氣作用溫和許多，也不似人參溫燥，所以對量上沒有特別的要求。每天含 4～6 片，相當於生藥不超過 5 克，一般不會產生副作用。在吃法上要注意，最好不與濃茶或咖啡一起服用，以免減輕功效；一定要多喝水；不與其他藥物同時服用。另外一些胃寒濕者也不宜服用。

夏季高血壓患者飲食的禁忌

在悶熱的夏日，高血壓患者應該多吃些降血壓的食物。比如新鮮蔬菜水果、動物蛋白等，這些食物宜多吃。像包心菜、蕃茄、芹菜、黑木耳等食物含有豐富的鉀離子與檸檬酸，可以降脂、降壓；西瓜、山楂、奇異果等水果含有鉀離子與維生素 P，可以改善血管彈性。動物蛋白也能夠改善血管彈性，營養豐富而且利於吸收，例如魚、蝦等動物蛋白可以去脂，防止動脈硬化，還可以抗血栓。

但是高血壓患者忌多吃高脂、多鹽、高膽固醇的食物。適當地減少鈉鹽的攝入，有助於降低血壓，每日食鹽的攝入量應在 5 克以下或醬油 10 毫升以下；膳食中應限制動物脂肪的攝入，烹調時多採用植物油；高膽固醇飲食容易導致動脈硬化，故攝入過多膽固醇，對防治高血壓病不利。

醫學專家提醒，抽煙會引起血管痙攣，直接損傷血管內壁，造成血管硬化；大量飲酒會誘發心絞痛與腦溢血，適量飲酒則對健康有好處。一般來說，高血壓患者喝低度白酒每天不宜超過 100 毫升，喝葡萄酒應控制在50～100 毫升。

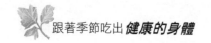

夏季蔬菜忌吃得太新鮮

人們大都喜歡把鮮嫩油綠的蔬菜買來後趁著新鮮烹調食用，認為這樣做的菜對人體健康有益。可是蔬菜吃得太新鮮，也會招來麻煩。

因為剛剛採摘的蔬菜，常常帶有多種對人體有害的物質。現在農作物的種植生產過程中，均大量使用化肥和其他有機肥料，特別是為了防治病蟲害，經常施用各種農藥，有時甚至在採摘的前一、兩天還往蔬菜上噴灑農藥，這些肥料和農藥往往是對人體有害的。

其實新鮮並不一定意味著更有營養。科學家研究發現，大多數蔬菜存放一週後的營養成份含量與剛採摘時相差無幾，甚至是完全相同的。

美國一位食品學教授發現，蕃茄、馬鈴薯和菜花經過一週的存放後，它們所含有的維生素 C 有所下降，而甘藍、甜瓜、青椒和菠菜存放一週後，其維生素 C 的含量基本沒有變化。經過冷藏保存的捲心菜，甚至比新鮮捲心菜含有更加豐富的維生素 C。

所以生活中我們切不可為了單純追求蔬菜的新鮮，而忽視了其中可能存在的有害物質。對於新鮮蔬菜我們應適當存放一段時間，使殘留的有害物質逐漸分解減弱後再吃也不遲，而對於那些容易衰敗的蔬菜，也應多次清洗之後再食用。

夏季忌常吃豆類食品

豆類中的蛋白質為植物蛋白，正常情況下，人體攝入後經過代謝，大部份都會成為含氮廢物，由腎臟排出體外。但如果豆類吃得過於頻繁，就會導致體內植物蛋白含量過高，產生的含氮廢物也隨之增加，從而加重腎臟的代謝負擔。對於腎臟排泄廢物能力下降的老年人來說，尤其應該控制豆類的食用量。一般來說，一週吃兩次就足夠了。如果是糖尿病和腎病患者，當出現尿素氮滯留時，則不宜食用豆製品。

納豆是一種大豆的發酵食品，由小粒黃豆經納豆菌發酵而成。納豆菌具有強大的調整腸胃的作用，裡面還有一種叫「納豆激酶」的成份，能起

到預防腦梗塞、心肌梗死、高血壓等功效。此外，納豆中大豆異黃酮含量非常高，對女性更年期綜合症也有很好的改善作用。不過豆類食品如紅豆、黃豆、綠豆、黑豆、豆芽及豆腐、豆漿、豆腐乾等大都含有很高的蛋白質及嘌呤（有機化合物，在人體內，嘌呤氧化而變成尿酸）等物質，這是造成痛風甚至是腎臟負擔過重的一個主要原因。

很多人都知道海鮮和火鍋湯中含嘌呤較多，其實豆類製品中的嘌呤含量也較高。患有嘌呤代謝失常的痛風病人和血尿酸濃度增高的患者，最好不要多吃，否則很容易誘發「急性痛風」。尤其是痛風發作期間，應該完全禁食豆類；即使在緩解期中，也要有所限制，每週食用最好不要超過一次。

此外，很多人吃了豆類後，都會有一定的腹脹，甚至腹瀉等現象。這是因為其中大量的蛋白質會在人體內引起消化不良，還會阻礙鐵的吸收。因此患有急性和慢性胃炎的病人要忌食豆製品，以免刺激胃酸分泌和引起胃腸脹氣。

總體來說，豆類的營養非常豐富，脂肪含量很低，是很好的健康食品。只不過除了各種各樣的豆子以外，豆製品種類也很多，容易造成食用過量，大家應該有所警覺。

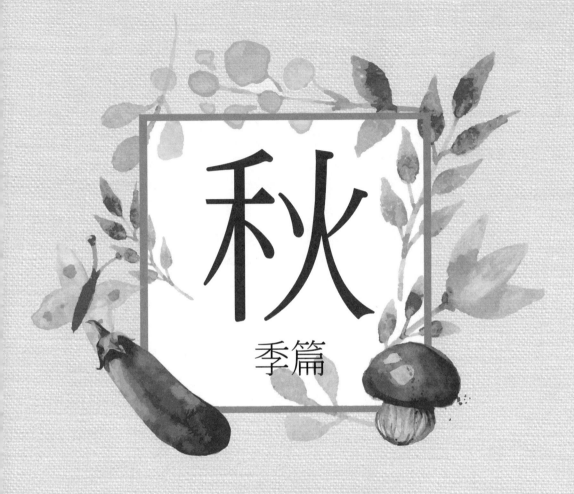

秋
季篇

秋季是從立秋至立冬三個月，
秋季的特點是由熱轉寒，陽消陰長，
所以秋季養生保健必須遵循「養收」的原則。
其中飲食保健當以潤燥益氣為中心，
以健脾補肝清肺為主要內容，
以清潤甘酸為大法，寒涼調配為要。

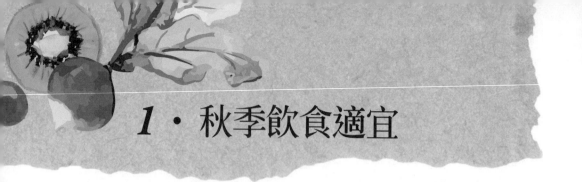

1·秋季飲食適宜

秋季宜多進行食補

在「多事之秋」的季節，人的機體病患很容易在這個時候引發，所以秋季要特別注意身體的健康，適宜進行食物進補。傳統醫學認為各種食品的性味功效都有它們自己的用途，很多藥典上對許多食品的性味功效都有詳盡的記載，這些都是千年經驗的結晶。

比如穿山甲有滋陰解毒、益血生新之效，近年來腫瘤患者多用作調補食品。但亦有一些規律，譬如空中的飛禽，多有驅風化痰、止頭痛的功效，如鷓鴣、孔雀、白鴿、白鶴等；陸上的走獸多有益精補血之用，如羊肉、牛肉、鹿肉等；水族動物多有滋陰養血之效，如水魚、水鱉、生魚、海狗魚、山斑魚、鱔魚、鮑魚、響螺等。此外，還有以形補形之說，就是以相類似的食品補益同類或相類的器官，如豬腦、牛腦補腦，核桃肉亦補腦；鹿腳筋、豬腳筋、牛腳筋可強筋骨、健四肢；豬腰子、雞腰子可補腎壯陽，花生、鮑魚、響螺亦可補腎等等。

食物和藥物在搭配使用上也有學問。原則上相類似功能的食物可互相配用，如天麻生薑燉鷓鴣、當歸生薑燉羊肉或當歸生薑燉牛尾、巴戟杜仲煲豬腰、黨參杜仲巴戟燉鹿尾巴等，但亦未必盡然，因為中醫理論上補氣、補血、滋陰、壯陽的藥物，常常是互相結合使用的。

秋季進補宜護胃為先

在秋天換季的時候，從炎熱的伏暑過渡到涼爽的秋季，人們食慾會忽然大增，這個時候也正是進補的最佳時機。宋代養生學者陳直主張「調飲食、養胃氣」，他在《壽親老新書》中謂：「飲食進由穀氣充，穀氣充則氣血盛，氣血盛則筋力強。」說明秋天進補必須注意合理飲

食，但在大補的時候切忌不可暴飲暴食，損壞了腸胃便影響到食物的消化。因此秋季飲食進補宜以養胃為先。

（1）秋季飲食宜有規律

每日要按時進食，進食時要保持心情舒暢，少吃刺激性食物，使胃黏膜的保養和代謝作用正常，從而提高消化能力。

（2）秋季飲食宜有粗有細

飲食過細、過精，久而久之會使胃部變得嬌嫩，從而削弱消化能力。更不要偏嗜某類食物，多吃五穀雜糧、蔬菜、水果，攝取多方面的營養對身體有好處。

（3）秋季宜講究烹調方法和衛生

傳統的煎、炒、炸等烹調方法，往往使食物呈燥熱之性，食之過久、過量會耗津傷液，不利胃的消化吸收。倘若火候掌握的失當，使食物燒焦變糊，不僅使營養成份損失，而且易生毒素，損害胃黏膜，所以不可不慎。因此秋季進補宜採用蒸、煮、燉、燴等烹調方法，使食物細軟熟透，易於消化，才不會導致胃病的發生。

（4）秋季飲食宜冷熱適度

飲食過冷易損脾胃之陽氣，產生腹瀉；飲食過熱易耗脾胃之陰，出現乾渴、便秘。同時要細嚼慢嚥，以利胃酸與食物得到充分的中和及消化吸收。

秋季進補宜清淡為佳

秋季進補宜清淡為佳。因為夏季常常苦夏或過食冷飲，多有脾胃功能減弱的現象，初秋如果大量進食補品，特別是過於滋膩的養陰之品，會進一步加重脾胃負擔，使長期處於虛弱的胃腸不能一下子承受，導致消化功能紊亂。

營養學家提示，初秋適宜清補為佳，即適當食用一些具有健脾、清熱、利濕的食物或藥物，不僅可以使體內的濕熱之邪從小便排出，以消除

夏日酷暑的濕熱遺留，而且能調理脾胃功能，為中、晚秋乃至冬季進補奠定基礎。這個時候宜適當多喝點綠豆粥、荷葉粥、紅小豆粥、紅棗蓮子粥、山藥粥等食物。對於一些脾胃虛弱、消化不良的人而言，此時一定不要食入滋膩的養陰之品，如鹿角膠、阿膠等。否則容易加重食慾不振、消化不良等症狀。脾胃虛弱者宜適當喝點具有健脾利濕作用的薏米粥、扁豆粥，對身體大有裨益。

秋季飲食宜防「秋燥」

在天高雲淡、秋高氣爽的秋天，氣候越來越乾燥，很多人會感到早晨起床時嗓子發乾，皮膚乾燥，即使飲用一大杯白開水，仍然難以解渴。這種現象就是「秋燥」。「秋燥」是指在秋季出現的以乾燥為特徵的病變。發生於初秋的溫燥以發熱為主，伴有頭痛、少汗、口渴、心煩、鼻腔乾燥、咽喉疼痛、乾咳少痰等症，極易與上呼吸道感染混同，這種具有明顯季節性的不適，主要與久晴少雨、秋陽暴烈的氣候有關。

秋燥病情並不可怕，一般都比較輕，治療也比較容易，但家庭護理和調養十分重要，否則病情可纏綿不癒。秋燥原因很多，而飲食不當是一個重要的誘發因素，因此秋季飲食應突出「清潤」，即養陰清燥，潤肺生津。

有效地防治「秋燥」，可以在飲食上多下功夫。在秋季應少吃或不吃辛辣香燥食品，以清淡甘潤為主，鮮藕、生梨、荸薺以及胡蘿蔔、豆腐、黑木耳、蜂蜜等具有養陰潤燥的功效，不妨多吃一些；多喝開水、淡湯、菜湯、豆漿、牛奶等，而生蔥、生蒜、胡椒、烈酒等燥烈食品應少食。另外胃弱者多喝粥，如紅棗糯米粥、百合粥、蓮子粥、芝麻粳米粥等。同時注意調節生活節奏和生活環境，防止過度疲勞和無節制的夜生活；改善居室過分乾燥的環境，也有助避免「秋燥」的發生。

秋季宜平補

秋天，氣候涼爽，這時五臟屬肺，食物五味中辛味散肺氣之鬱，應當

「平補」。可食茭白筍、南瓜、蓮子、桂圓、黑芝麻、紅棗、核桃等。茭白筍能降低血脂、解熱毒、利二便；南瓜能潤肺益氣，止痛安胎；蓮子益脾養心，固精止瀉，開胃安神；桂圓治貧血、神經衰弱、產後血虛；黑芝麻補肺助脾、潤腸通便、益肌膚；紅棗養脾平胃、安中益氣、補血益陰；核桃補腎養血、潤肺潤肌，防治神經衰弱和腰腿痛。

　　針對秋三月氣候乾燥的特點，可適當服用白木耳，芝麻、蜂蜜、冰糖、梨等食品，以滋陰潤燥。老年人脾胃虛弱者，宜食溫熱熟軟的食物。患有慢性疾病的人可以進行食補食療，沒有病的健康人也可以進行食補，但應該用性平味淡、作用和緩的食物，從中吸取營養，輸佈全身，保持旺盛活力，減少疾病，推遲衰老。一般可常用山楂肉乾、牛肉湯、蝦仁等。

秋季宜吃去燥的水果

　　秋季氣候乾燥多風，常常使人感到鼻、咽乾燥不適，還很容易口渴。這時如果能吃些生津止渴、潤喉去燥的水果，會使人頓覺清爽舒適。秋季擁有保健醫療性質的水果，就要數梨和甘蔗了。

　　古代醫學家認為梨有生津止渴、止咳化痰、清熱降火、養血生肌，潤肺去燥等功效，最適宜於發熱和有內熱的病人食用。尤其對肺熱咳嗽、小兒風熱、咽乾喉痛、大便燥結症較為適宜。現代醫學研究認為梨還有降低血壓、清熱鎮靜的作用。高血壓患者如有頭暈目眩、心悸耳鳴者，經常吃梨，可減輕症狀。梨含有豐富的糖份和維生素，有保肝和幫助消化的作用。對於肝炎、肝硬化患者來說，作為醫療食品經常食用很有好處。但是，因為梨性寒涼，那些脾胃虛寒、消化不良及產後血虛的人，不可多食。

　　甘蔗有滋補清熱的作用，含有豐富的營養成份。作為清涼的補劑，對於低血糖、大便乾結、小便不利、反胃嘔吐、虛熱咳嗽和高熱煩渴等病症有一定的療效。勞累過度或饑餓頭暈的人，只要吃上兩節甘蔗就會使精神重新振作起來。但是由於甘蔗性寒，脾胃虛寒和胃腹疼痛的人不宜食用。

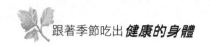

此外適於秋冬季吃的水果還有蘋果、橘子、香蕉、山楂等。

秋季宜吃梨

俗話說：「七月棗八月梨。」八月已進入秋季，是吃鮮梨的大好時機。梨，汁甜味美，皮薄肉細，香脆適口。多吃梨還可以健身治病，因為它含有豐富的果糖、葡萄糖、蘋果酸和有機酸，並含脂肪、蛋白質、鈣、磷、鐵，還有維生素、胡蘿蔔素等營養物質。醫學家認為梨性寒味甘，有化痰潤肺、鎮咳止喘、清心降火的功效。梨不僅能治病，對嗓子也有良好的滋潤保護作用。

人們在經過漫長夏季的炎熱，身體需要滋潤，而入秋食梨正當時。梨的吃法有很多種：

可以生食，最好削皮後食用，如果甜味不夠，可蘸點白糖；也可以熟吃，去皮後蒸煮均可，也可與大棗、蘿蔔、綠豆等一起煲湯，又吃又喝，治病養生的效果更好；買幾個梨，掏出核後，灌上蜂蜜，再把蓋蓋上，放盤裏上鍋蒸熟，一早一晚各吃一個，對治氣管炎有一定作用。

用梨還可以製作梨罐頭。先進行削皮切瓣、去籽，裝進瓶內，加糖製成罐頭，不但可做零食用，還可上餐桌做酒肴，清香甜美，人人青睞。還可以製梨脯，削皮去核切成小塊，經晾曬、醃製，可製成梨脯，作為老人、孩子的零食，美味無窮。

秋季保健吃梨的三種方法

秋季乾燥多風的氣候，很容易讓人口乾鼻燥、外感咳嗽。生梨性寒味甘，有潤肺止咳、滋陰清熱的功效，對人身體有極大的益處。下面介紹三種巧吃梨的方法，以饗讀者。

（1）秋梨奶羹

原料配製：秋梨 1 個，牛奶二百 CC，米粉 10 克，白糖適量。

製作方法：秋梨去皮、去核並切成小塊，加少量清水煮軟，白糖調

味；然後加入溫熱牛奶、米粉中，混勻即成。

作用功效：煮著吃的秋梨性平和，製成奶羹對人的脾胃刺激小。適合肺虛氣喘、咳嗽體弱的人食用。

（2）蒸梨

原料配製：水晶梨 1 個，川貝母 2 克，陳皮 2 克，冰糖 10 克，糯米 15 克。

製作方法：把梨從蒂下 1／3 處切下、當蓋並挖去梨心，川貝母研成細粉，陳皮切絲，糯米蒸熟，冰糖打成屑；然後把糯米飯、冰糖、川貝粉、陳皮絲裝入水晶梨內，加入清水在蒸杯內（約 150CC 水）；再把盛梨的蒸杯放在大火上蒸 45 分鐘即成。

作用功效：上呼吸道感染、咳嗽並伴細菌感染、發熱、咳痰時，食用蒸梨效果較好。它可潤肺化痰，配合川貝、陳皮功效倍增。

（3）山楂秋梨汁

原料配製：秋梨 1 個，山楂 10 個，白糖適量。

製法方法：山楂去核洗淨，放入碗中待用；然後將秋梨去皮、去核並切成小塊，與山楂一起榨成汁倒入杯中；再將白糖放入山楂、秋梨汁中，攪拌均勻後即可飲用。

作用功效：對於秋季咳嗽時乾咳、無痰並唇乾舌燥，呼吸時熱氣逼人，可照此法製梨汁早晚服用，有潤喉生津的功效。配合山楂，一方面是山楂富含免疫促進劑——維生素 C，另一方面它含有的酸性物質能促進胃液分泌，消食和中，能增進胃腸功能。

秋季食補宜吃芋艿

秋季是吃芋艿的大好時節。芋艿營養價值相當高，芋艿塊莖中的澱粉含量高達 70%以上，既可以當糧食，又可做蔬菜，是老幼皆宜的滋補品，可以說是秋補素食一寶。

據研究發現，芋艿還富含蛋白質、鈣、磷、鐵、鉀、鎂、鈉、胡蘿蔔

素、維生素 B1、維生素 B2 等多種成份。醫學家認為芋艿性甘、辛、平，具有益胃、寬腸、通便散結、補中益肝腎、填精益髓等功效。對輔助治療大便乾結、甲狀腺腫大、乳腺炎、蟲咬、腸蟲癖塊、急性關節炎等病症有一定作用。但應注意，不能擦、敷到健康皮膚，否則會引起皮膚炎。一旦發生，可用生薑汁輕輕擦洗即可。

其實芋艿食用方法很多，如煮、蒸、煨、烤、燒、炒、燴均可。最常見的做法是把芋艿煮熟或蒸熟後蘸糖吃；芋艿燒肉或將芋艿切成丁塊，與玉米摻在一起煮粥。但是有一點應該注意的是芋艿含較多澱粉，一次不能多食，多食有滯氣之弊，生食有微毒。

秋季保健宜吃甘薯

秋季是甘薯成熟的季節。甘薯，通稱紅薯或白薯，也有不少地方叫蕃薯、山芋、地瓜等名稱。多吃甘薯有延年益壽的功效。有學者研究發現，相當多的長壽老人，在秋季飲食習慣上常食用甘薯，甚至將其作為主食。營養專家還指出，甘薯含有豐富的澱粉、維生素、纖維素等人體必需的營養成份，還含有豐富的鎂、磷、鈣等微量元素和亞油酸等。這些物質能保持血管彈性，對防治老年習慣性便秘的作用十分明顯。

實驗還發現，秋季經常食用甘薯還可以達到減肥的效果，因為它的熱量只有米的三分之一，而且因其富含纖維素和果膠，故具有阻止糖分轉化為脂肪的特殊功能。

美國的科技工作者還從甘薯中提取出一種活性物質去雄酮，這種物質能有效地抑制結腸癌和乳癌的發生。日本國家癌症研究中心公佈的 20 種抗癌蔬菜「排行榜」為：甘薯、蘆筍、花椰菜、捲心菜、芹菜等，其中甘薯更是名列榜首。因此秋季飲食保健宜多食用甘薯。

秋季宜多食潤燥養肺食物

由於秋季氣候乾燥，人們容易得風熱感冒、咽喉炎、氣管炎等疾病。

因此秋季飲食原則是滋陰潤燥養肺，順應氣候變化，調攝精神，調理飲食，做好保暖。唐代醫學家孫思邈在《千金要方》中說：「秋冬間，暖裏腹。」秋季在飲食上注意暖食，禁忌生冷，儘量少吃油膩葷腥，不食不潔瓜果菜蔬。《飲食正要》中說：「秋氣燥，宜食麻以潤其燥。」可多吃些滋陰潤燥養肺的食物，如芝麻、梨、荸薺、龍眼肉、蜂蜜、銀耳、蘋果、香蕉，葡萄、菠菜、蘿蔔、藕、百合、豆製品等。比較經濟的方法是以梨2 個，連皮洗淨，切成小片，加水 3 碗煎成 2 碗後，取米 25 克，煮粥食之。除了飲食調養外，可用中藥麥冬（或沙參）30 克，加入米 100 克煮粥服食，一天兩次，有滋陰潤燥、止燥咳、生津液的作用，對秋燥諸症的防治，可收事半功倍之效。

秋季飲食宜選用滋燥的食物來調養身體，少食辛燥之品。例如 1.白木耳、黑木耳各 10 克，冰糖適量燉服。功能：滋陰補腎潤肺。2.老鴨一隻，沙參 50 克燉服。功能：滋補肺腎。3.黑芝麻 15 克，搗碎，和蜂蜜適量調服。功能：滋陰潤燥。4.紅棗 10 個，梨 1 顆（洗淨切片）燉服。功能：滋陰益氣，潤肺健脾。5.鴨蛋 1 個，打勻，兌入適量冰糖水，蒸熟服用。功能：滋腎潤肺。6.銀耳 10 克，粳米 100 克，冰糖適量同煮粥食。功能：滋陰潤肺，健脾止咳。此外，平時多食些蘿蔔、蓮藕、生梨、海帶、芝麻、銀耳、甘蔗等柔潤之品，亦可起到護津生津的作用。

秋季食療宜多吃水果

金色的秋天是大自然豐收的季節，碩果累累力壓枝頭。因此這個季節對於愛吃水果的人來說是個福音。秋天水果不僅有人體所需的多種營養，而且還有良好的食療作用，可用來治療各種疾病，因此多吃水果對人的身體健康有極大的益處。

橘：橘甘酸性涼。橘瓣生食或取汁飲，有清熱生津、理氣和胃的作用，凡肺胃蘊熱、口渴煩熱者，可為滋養食品。做成蜜脯，有潤肺化痰、止咳，對肺熱咳嗽、痰多等症有輔助治療作用。

柚：味甘、酸，性寒。其果汁能生津止渴，和胃化滯，助消化，解酒毒。孕婦食少口淡，吃了可開胃，柚果煮爛加蜜成膏，能理氣化痰，含食治慢性支氣管炎、慢性咽喉炎。柚子皮煎湯，加薑汁服，可治妊娠惡阻。

葡萄：性味甘、酸平。生食能滋肝腎陰液，強筋骨。凡久病肝腎陰虛、心悸盜汗、乾咳癆嗽、腰腿酸痛者，均可為補養食品。常食鮮葡萄有補益氣血、通利小便的功效，適於脾虛氣弱、氣短乏力、面浮肢腫、小便不利等症。煎湯加酒飲，可治風濕，搗取汁加糖調服治赤痢。

柿子：味甘、澀，性寒。生食有潤肺袪痰，止咳，解酒毒的作用，凡肺癆咳嗽日久不癒、咳嗽痰多，虛勞咳血，均可食用。紅軟熟柿有清肺胃蘊熱、生津止渴作用，可治口乾唇爛、心中煩熱等症。取未成熟鮮柿，搗泥取果汁加蜜調服，對治療甲狀腺腫大有效。

梨：性味甘、寒。生食有清熱解毒、生津潤燥、清心降火作用。凡心中蘊熱，或邪熱作陰，口渴心煩，或熱病後期，宜用以滋養食療。煎水或加蜜熬膏，有清熱潤肺、化痰止咳的功效，可治陰虛肺燥、咳嗽、咽乾音啞、喘促氣急、便秘等症。

蘋果：性味甘、涼。生食或熬膏（果醬），有補脾氣、養胃陰的作用。凡中氣不足、精疲神差者，可作為滋補食品；搗汁服用，有生津開胃、潤肺悅心的功效，可治心煩、口渴、咳嗽、盜汗等症。

秋季宜食麥冬

麥冬具有良好的益胃潤肺功能。秋季多食用麥冬，可使氣血充足，面色紅潤，具有美容的功效。

中醫認為「肺主皮毛」，肺得濡潤，皮膚、頭髮會得到營養而潤澤，容顏自然美好。醫學研究已證實，麥冬含多種皂苷、氨基酸、葡萄糖、維生素A及人體必需的微量元素鋅、銅、鐵等，是一味護膚悅顏的天然補品。用麥冬做原料，可以製作麥冬茶：取麥冬 20 克，清洗乾淨後，放入有蓋的杯中，用開水沖服，味美可口，有良好的潤肺護膚作用。還可以製

作麥冬粥：取麥冬 30 克，先煎 30 分鐘，取濃汁去渣，然後加入淘淨的粳米 100 克煮粥，粥稠後加冰糖適量，再煮片刻即成。久服可補氣、潤膚悅顏。也可以製作成二冬膏：取麥冬、天門冬各等量，先以 10 倍量的水煮沸 1 小時，過濾藥液，再加 6 倍量的水煮沸半小時，過濾藥液。合併兩次藥液，在小火上濃縮至稀流膏狀，加入等量煉好的蜂蜜，邊攪邊加熱，緩緩地倒入，煮沸後即成。每次服用 15 克，每天服用兩次，溫開水沖服。有滋補護膚美容作用。

秋季宜多吃的幾種抗癌食物

蔬菜：國外醫學雜誌上曾發表了一篇引人注目的報告，報告中說明飲食和生物體對 X 光反應之間的關係。研究人員將受試的天竺鼠分成兩組，分別用甘藍和甜菜餵養一段時間，再對它們進行 X 光照射。結果發現，食用甘藍的天竺鼠的出血率和死亡率都較低。

科學研究發現，在某些蔬菜中可能含有抗癌物質，對人體有保護作用。因此每天至少應該吃一種這類蔬菜：芽甘藍、甘藍或花椰菜，無論是煮食還是涼拌，都可以讓機體吸收有機物質，有助於身體的抵抗能力。

海藻：海藻含有豐富的蛋白質、纖維素、維生素和礦物質，能促進細胞膜的流動。而海苔更是含有豐富的可溶性纖維藻糖酸，可以保護人體免受放射線的傷害。

辣椒：能加速體內新陳代謝，消耗身體多餘的熱量，促進血液循環和體內氧的流通，因此吃辣椒可以使你心情舒暢、體力充沛。

水果：最新研究指出，草莓、櫻桃、葡萄和蘋果中都含有抗癌物質——鞣花酸。這些水果在一定程度上可以預防癌細胞侵入人體，而且十分適合慢性疲倦症患者食用。

薑：薑可以刺激人體的免疫系統，能夠鎮咳、退燒、減輕疼痛，還能有效抑制疾病。薑是一種很好的抗毒物質，能殺菌和抗黴菌，是治療風寒和流行性感冒的有效食品。

　　小麥和大麥：各種小麥和大麥製品早已為人們所熟悉。這些食品都可以抗癌，並防止放射線對人體的傷害，還可以預防其他疾病。這種說法從純粹醫學的角度來講可能有些過份，但確實有病人從中獲得了好處。

　　大蒜和洋蔥：大蒜和洋蔥具有治療的功效，並且能夠使人精神暢快。據醫學研究發現，大蒜和洋蔥確實能促進細胞膜的流動，增進體力和免疫力。大蒜具有降低膽固醇的功能，所以吃越多的大蒜，就越能降低體內的膽固醇。大蒜和洋蔥還有抗菌、抗癌、增進身體耐力的作用。而且你要記住，每天吃大蒜和洋蔥會確保我們的呼吸順暢。

秋季宜多吃的幾種蔬菜

　　以甘平為主，是秋季飲食的原則，即多吃有清肝作用的食物，少食酸性食物。具有甘平清肝作用的食物豐富多彩，諸如豆芽菜、菠菜、胡蘿蔔、菜花、芹菜等等，吃法也是多種多樣的。

　　菜花，中醫素來有色白入肺之說。秋天是呼吸道感染疾病的多發季節，潔白的菜花無疑是一種適時的保健蔬菜。據研究發現，菜花含有豐富的維生素類物質，其維生素 C 的含量突出，比常見的大白菜、黃豆芽菜含量要高 3～4 倍，比柑橘的含量要多出 2 倍。

　　豆芽，科學研究發現，豆芽中的葉綠素可以防治直腸癌，其中含量豐富的天門冬氨酸，能使機體大大減少乳酸的堆積，從而有利於消除疲勞。中醫認為豆芽味甘性涼，有清熱解毒、利濕通下等作用。

　　菠菜，菠菜的營養含量大大高於其他蔬菜，抗壞血酸雖低於辣椒卻高於蕃茄，菠菜所含的具有止血作用的維生素 K 是葉菜中最高的；豐富的核黃素，又有防止口角潰瘍、唇炎、舌炎、皮膚炎的作用。

　　胡蘿蔔，以燉食最好，炒食為良。燉食能保留胡蘿蔔素 93%以上，炒食也可保留胡蘿蔔素 80%以上，而生食、涼拌，人體僅能吸收 10%。

　　小白菜，中醫認為小白菜味苦微寒，養胃和中，通暢利胃。小白菜富含維生素 C 和鈣質，還含磷、鐵、胡蘿蔔素和 B 群維生素等。

夏秋換季的時候，如何增強免疫力是人們普遍關心的。因此換季時節要注意均衡的營養，尤其是要多吃些上述的富含維生素和高纖維素的蔬菜，對預防疾病、增強機體抵抗力有著重要作用。

秋季宜吃菱角

菱角是我國著名特產之一，距今已有三千多年的栽培歷史了。菱角有青色、紅色和紫色，皮脆肉美，算是佳果，亦可作為糧食食用。菱角的莖果可生食或煮熟食，其嫩莖還可做蔬菜炒食，用菱角加工成的菱粉亦可做輔料食品。菱角所含的營養很豐富。中醫認為菱角性味甘、涼，生食可清暑解熱、除煩止渴，熟食可益氣健脾等。

菱角含有豐富的澱粉、蛋白質、葡萄糖、脂肪及多種維生素，如維生素 B1、B2、C、胡蘿蔔素及鈣、磷、鐵等元素。古代醫學認為多吃菱角可以補五臟，除百病，且可輕身，所謂輕身，就是有減肥健美作用，因為菱角不含使人發胖的脂肪。《本草綱目》中說：菱角能補脾胃，強腰膝，健力益氣。菱粉粥有益胃腸，可解內熱，老年人常食有益。據現代醫學研究發現：菱角具有一定的抗癌作用。可用之防治食道癌、胃癌、子宮癌等。方法是用生菱角肉 20 個，加適量水用小火熬成濃褐色湯服用，1 日 3 次；或用菱角肉 100 克，加薏米 30 克，煮成粥吃亦可。

秋季養生宜茶療

秋季是由熱轉寒、陽消陰長的季節。所以秋季養生保健必須遵循「養收」的原則，其中飲食保健當以潤燥益氣為主要目標，以健脾、補肝、清肺為主要內容，以清潤甘酸為關鍵，寒涼調配為要點。而秋季以茶療養生法不僅簡便易行，還可養生治病。

（1）銀耳茶

配料：銀耳 20 克、茶葉 5 克、冰糖 20 克。

做法：先將銀耳洗淨加水與冰糖（勿用白糖）燉熟；再將茶葉泡 5 分

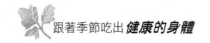

鐘取汁和入銀耳湯，攪拌均勻服用。

功效：有滋陰降火，潤肺止咳之功，適用於陰虛咳嗽。

（2）蘿蔔茶

配料做法：白蘿蔔 100 克，茶葉 5 克，加少量食鹽。先將白蘿蔔洗淨切片煮爛，略加食鹽調味（勿放味精），再將茶葉用水沖泡 5 分鐘後倒入蘿蔔汁內服用。

功效：每天 2 次不拘時限，有清熱化痰、理氣開胃之功，適用於咳嗽痰多、納食不香等。

（3）薑蘇茶

配料做法：生薑、蘇葉各 3 克，將生薑切成細絲，蘇葉洗淨，用開水沖泡 10 分鐘代茶飲用。每日 2 劑，上下午各溫服 1 劑。

功效：有疏風散寒、理氣和胃之功，適用於風寒感冒、頭痛發熱，或有噁心、嘔吐、胃痛腹脹等腸胃不適型感冒。此方以藥代茶，味少而精，實用簡便。

近年來茶葉中的營養成份和藥理作用，不斷被人們發現，其保健功能和防治疾病功效得到肯定。在秋季，如能根據自身體質，選用適宜療方，對增進健康、增強體質定會有益。

秋季食療宜常服用的八種食物

（1）百合：性平，味甘微苦，有補肺潤肺、清心安神、消除疲勞和潤燥止咳的作用。立秋以後，用百合乾品做粉煮食，或用鮮百合煨服，均有滋補營養之功。尤其是秋燥乾咳之時，或平素肺氣虛弱、氣管炎、慢性支氣管炎、肺氣腫、肺結核、支氣管擴張等久咳傷肺，咳嗽無痰或少痰或痰中帶有血絲之時，食之更宜。

（2）芡實：俗稱雞頭果，是秋後水生植物的果實。性平，味甘澀，有補脾腎、祛暑濕、止遺泄的滋養強壯作用，最宜秋季服食。

《本草從新》中說：「芡實補脾固腎，解暑熱。」尤其是立秋之後，暑熱未去，秋燥漸起，服食芡實，既能祛餘暑，又能滋補強身，是秋天適時補品。對腎虛脾虛之人，如遺精、遺尿、多尿或尿頻，或大便溏薄之人，食之更佳。

（3）蓮子：深秋之時，蓮子成熟上市，是秋季應時補品，它有養心、益腎、補脾之功。清代王孟英說：「可磨以和粉作糕，或同米煮為粥飯，健脾益腎，頗著奇勳。」正所謂：秋令進補，蓮子第一。

（4）白扁豆：立秋以後，秋陽未減，餘暑挾濕，濕熱交蒸。每易使人頭昏如裹、四肢困重、胸悶痞滿、食慾減退、舌苔厚膩。此時最宜用白扁豆煮粥食，或用白扁豆煎湯服，可以起到消餘暑，化暑濕，健脾胃，增食慾的作用。

（5）藕：俗話說：荷蓮一身寶，秋藕最補人。中秋時節便有新藕上市了。生藕甘寒，能清熱生津止渴；熟藕甘溫，能健脾開胃益血。故有「暑天宜生藕，秋涼宜熟藕，生食宜鮮嫩，熟食宜壯老」之說。

（6）栗子：每年八、九月間，栗子成熟上市，入秋吃栗，已是民間習俗。栗子甘溫，有健脾養胃、補腎強筋的作用。《玉楸藥解》中說：「栗子，補中助氣，充虛益餒，培中實脾，諸物莫逮。」尤其是患有腰痛腿疼的中老年人，入秋食栗，更為適宜。《本草圖經》載：「果中栗最有益，治腰腳宜生食之。」

（7）胡桃：每年三秋的白露前後，胡桃成熟了。由於胡桃易返油、蟲蛀，故新上市的胡桃食之最佳。中醫認為：春生夏長，秋收冬藏，秋冬宜滋補收藏，尤以補腎補肺為要。胡桃能補腎固精、溫肺定喘，又能益氣養血、潤燥潤腸。正因如此，秋季食用胡桃，尤為適宜。

（8）花生：性平，味甘，有潤肺補肺之功，適宜秋燥乾咳或肺燥咳

嗽時服食。深秋後花生成熟，選用鮮花生仁，或生研沖湯服，或水煮煎服，但不宜炒食。《滇南本草》云：「鹽水煮食治肺癆，炒用燥火行血。」《藥性考》亦載：「花生生研用下痰，乾咳者宜餐，滋燥潤火。」《杏林醫學》中也曾介紹：「治久咳，秋燥；花生（去嘴尖），煎湯調服。」

秋季宜多喝的四種粥

秋季宜適當食粥，能和胃健脾，潤肺生津，養陰清燥。在煮粥時，適當加入梨、蘿蔔、芝麻等藥食俱佳的食物，更具有益肺潤燥之功效。

（1）胡蘿蔔粥：將胡蘿蔔用素油煸炒，加粳米 100 克和水煮粥。因胡蘿蔔中含有胡蘿蔔素，人體攝入後可轉化為維生素 A，適於皮膚乾燥、口唇乾裂者食用。

（2）芝麻粥：芝麻 50 克、粳米 100 克，先將芝麻炒熟，研成細末，待粳米煮熟後，拌入芝麻同食。適於便秘、肺燥咳嗽、頭暈目眩者食用。

（3）梨子粥：梨子 2 顆，洗淨後連皮帶核切碎，加粳米 100 克，和水煮粥。因梨具有良好的潤燥作用，用於煮粥，可作為秋令常食的保健食品。

（4）菊花粥：菊花 60 克，粳米 100 克，先將菊花煎湯，再同煮成粥。對秋季風熱型感冒、心煩咽燥、目赤腫痛等有較好的治療功效。同時對心血管疾病也有較好的防治作用。

秋季宜多吃蜂蜜

蜂蜜，也叫石飴、沙蜜，為中醫常用之藥，且列為上品。蜂蜜是大自然贈給我們人類的貴重禮物，它所含的營養成份特別豐富，主要成份是葡萄糖和果糖，兩者的含量達 70%，此外還含有蛋白質、氨基酸、維生素 A、維生素 C、維生素 D 等。蜂蜜具有強健體魄、提高智力、增加血紅蛋

白、改善心肌等作用，久服可延年益壽。

金秋時節秋高氣爽，而惱人的秋燥也正是在這個時候襲人，皮膚乾燥粗糙、口乾咽癢、或乾咳無痰等不適。在此季節適當進食滋陰潤燥的食物，能清泄燥邪、滋潤臟腑、生津養液，能很好地預防秋燥對人體的影響。而價廉易得的蜂蜜，不管是單食還是合用療效都很好。

為了適應秋天乾燥的氣候特點，那麼我們人體就必須經常給自己補液，以緩解乾燥氣候對於我們人體的傷害。多喝水也就成了我們對付秋燥的一種必要手段。但是如果我們光喝白開水，並不能完全抵禦秋燥帶給我們的不適。因為水份進入人體後，很快就會被蒸發或排出體外，所以古代醫學家就替我們提供了一條對付秋燥的最佳飲食良方：「朝朝鹽水，晚晚蜜湯。」白天喝點鹽水，晚上則喝點蜜水，這既是補充人體水份的好方法，又是秋季養生、抗拒衰老的飲食良方，同時還可以防止因秋燥而引起的便秘，可謂一舉數得。

《本草綱目》記載：「蜂蜜有五功：清熱、補中、解毒、潤燥、止痛。」現代醫學實驗證明，蜂蜜對神經衰弱、高血壓、冠狀動脈硬化、肺病等，均有療效。在秋天經常服用蜂蜜，不僅有利於這些疾病的康復，而且還可以防止秋燥對於人體的傷害，起到潤肺、養肺的作用。從而使人健康長壽。但大便稀薄、容易腹瀉者忌服；也不宜用蜂蜜餵養一歲以下嬰兒。

秋季宜多吃核桃

核桃，又稱胡桃，既是世界四大乾果之一，又是秋季備受人們喜愛的果品。核桃仁具有豐富的營養，對人有強腎補腦、健體長壽之功。醫學專家發現，一個人如果每天吃 3 個核桃，約 30 克，可預防心臟病，使患心臟病的機率減少 10%。核桃中所含有的豐富油脂，70%是亞油酸等不飽和脂肪酸。它具有使膽固醇排出體外，體內多餘的膽固醇不易被吸收的特性。因此秋季宜每天吃 3 個核桃，能使膽固醇數值降低 5%，有效地預防

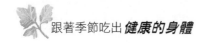

心臟病。

秋季除秋燥宜飲雪梨湯

雪梨，也叫快果、果宗、蜜父、玉乳。味甘、微酸，性涼。中醫認為雪梨歸肺、胃二經，能清熱生津，潤燥化痰。用於咳嗽痰黃難咳、熱病口渴、大便乾結、飲酒過度等症。

秋季食用雪梨的好處很多，如雪梨搗汁加蜂蜜適量，加入涼開水，攪勻，早晚服或常服，可清熱潤燥，通便潤膚。用雪梨搗汁，加薑汁、蜂蜜，服食。可治咳嗽痰多。用雪梨乾 15 克或適量，添加川貝 6 克，和瘦肉、冰糖，燉湯服食，有治療肺燥久咳的功效。

以下介紹幾種用雪梨做原料的食療湯譜以饗讀者。

（1）蜜梨川貝湯

配料做法：雪梨 2 個，蜂蜜 50 克，川貝母 10 克搗碎。二者攪和，加水 50CC，蓋好，隔水蒸 1～2 小時。

作用功效：清肺熱，潤肺燥，止咳化痰，適用於咳嗽、慢性支氣管炎。

（2）雪梨潤肺湯

配料做法：雪梨 2 個，沙參 15 克，蜜棗 4 個，豬肉約 200 克。雪梨去心切片，豬肉洗淨切小塊，加入適量開水，與蜜棗、沙參同放入砂鍋中，煲 1～2 小時，便可食用。

作用功效：清肺熱，滋陰潤肺燥，止咳化痰。適合於口燥咽乾、肺燥乾咳、大便秘結者飲用。小兒飲用對預防咽喉炎有一定療效。

（3）雪梨冰糖湯

配料做法：雪梨 2 個，冰糖適量。雪梨去心切片與冰糖同放入瓷盅內，加少量清水，燉 30 分鐘，便可食用。

作用功效：清心潤肺，清熱生津。適合咽乾口渴、面赤唇紅或燥咳痰稠者飲用。秋天氣候乾燥，兒童可做日常飲品。

秋季宜多食鱔魚

根據古代醫學「春夏養陽，秋冬養陰」的原則，秋季的營養進補十分必要。中醫認為鱔魚性溫味甘，入肝、脾、腎三經。有補氣養血、溫陽健脾、滋補肝腎、祛風通絡等功效。科學研究發現：鱔魚含有豐富的蛋白質、脂肪、維生素A、硫胺素、核黃素、煙酸和鈣、磷、鐵等成份，所以說鱔魚是優良的滋補強壯補品。

對於氣血兩虛、體倦無力心悸氣短者，可用黃鱔肉絲 500 克、黃芪30克（紗布包），共加水煮熟，以生薑、食鹽調味服食，保健效果很明顯。而對於肺腎陰虛、咳嗽痰血的患者，可以取黃鱔 250 克、冬蟲夏草 30克，煲湯服食，也有很好的醫療作用。

醫學專家還發現，黃鱔酒還可治類風濕性關節炎。製法：糯米酒二千五百克，將 5 至 7 條大黃鱔洗淨放血，使血直接流入酒中，然後封存備用。所製黃鱔血酒為一個療程的治療量，每晚服 50 至 100 克即可。黃鱔還含有降血糖成份，故亦為糖尿病患者食療佳品。

鱔魚與藕同吃是個不錯的食用方式。鱔魚身上有一種黏液，這種黏液是由黏蛋白和多糖類結合而成的。它不但能促進蛋白質的吸收和合成，還含有大量人體所需的氨基酸、維生素A、維生素 B1、維生素 B2 和鈣等。秋季吃鱔魚的時候，最好能同時吃些藕。因為藕的黏液也是由蛋白質組成的，並含有維生素 B12、維生素 C 和天門氨酸、酪氨酸等優質氨基酸，還含有大量食物纖維，是鹼性食品。而鱔魚則屬酸性食品，兩者合吃，保持酸鹼平衡，對滋養身體有較高的功效。

秋季宜吃柿子

俗話說：「七月棗八月梨，九月的柿子紅了皮。」秋季是柿子成熟和豐收的季節。柿子色澤鮮豔、果味清甜，營養價值很高。據科學分析，柿子內含蛋白質、脂肪、碳水化合物、澱粉、果膠、單寧酸、多種維生素和礦物質等。其中丙種維生素和糖份比一般水果高 1～2 倍。

柿餅性平味甘，能和胃腸、止痔血，可治大便下血和吐血，每頓飯後吃蒸熟柿餅 1 個，有止痔血作用。柿子加工成柿餅後，柿餅外面附有一層特別的白色粉末結晶，叫柿霜。柿霜性涼味甘涼，功能為清熱潤燥，治咳嗽、喉痛、口瘡、口角炎等。用柿霜 5 克和溫開水化服，每日 3 次，可治咽喉腫痛。

柿葉，製成「柿葉茶」，口味精甜芳香，可與茶葉媲美，長期飲用，能軟化血管、降低血壓、防止動脈硬化，還有清涼健胃、幫助消化的作用，對高血壓、冠心病和一些常見的心血管病也有一定的功效。浮腫以及長期失眠患者長期飲用，療效也很理想。柿蒂的藥用價值也不少，可治呃逆及夜尿症。呃逆，可用柿蒂 15 克，以水煎服。

因為柿子含有大量單寧酸，易與胃酸形成沉澱，造成胃結石，因此不要空腹吃大量的柿子。即使飯後吃柿子，也要少量，不宜吃的太多，而且吃後不宜再吃酸性食物。特別是胃酸過多、消化力較差者，更應注意這一點。

秋季宜飲防感冒湯

秋季天氣漸漸轉涼，這個季節人們容易患感冒。下面介紹的幾種湯汁經常飲用，能增強人體抵禦「外邪」的能力，晚上睡覺前飲用，還可以有效地預防感冒的發生。

蘿蔔飲：蘿蔔適量，切片煎湯，加食醋少許，趁熱飲。

三辣飲：大蒜、蔥白、生薑各適量，煎湯，趁熱飲。

薑糖飲：鮮薑末 3 克、紅糖（或白糖）30 克，開水沖泡代茶飲。

蔥白飲：大蔥白 100 克，切碎煎湯，趁熱飲。

桔皮飲：鮮桔皮 50 克，糖適量，開水沖泡代茶飲。

菊花飲：菊花 6 克，開水沖泡，可以代替茶飲。

薑茶飲：生薑 10 片，茶葉 7 克，煎湯，趁熱飲。

菜根飲：大白菜鮮根 200 克，切片煎湯，趁熱飲。

薑棗飲：生薑 5 片，大棗 10 枚，煎湯，趁熱飲。

秋季宜食百合

中醫認為，百合味甘性平，質地肥厚，色澤潔白，清香醇甜，甘美爽口，是營養豐富的秋季滋補上品。據現代營養學分析，它含有豐富的蛋白質、脂肪、澱粉、黑糖、粗纖維、果膠、磷、鈣、鐵、B 群維生素和維生素 C、胡蘿蔔素及多種生物鹼等成份。百合不僅是治病良藥，也是一種美容珍品，具有養顏減皺、防治皮膚病的作用。秋季經常食用百合，可以增加皮膚營養，促進皮膚的新陳代謝，使皮膚變得細嫩、富有彈性，使面部原有的皺紋逐步減退。對於各種發熱症治癒後遺留的面容憔悴，及長期神經衰弱、失眠多夢、更年期婦女的面色無華，有較好的恢復容顏、色澤的作用。

在秋季護膚進補中，有三種吃法為最佳：

百合蓮子湯：取百合、蓮子等量，加水適量用小火煮爛，加入白糖少許即可。

蜜餞百合：乾百合 100 克，蜂蜜 150 克。將乾百合洗淨，放入大搪瓷碗內，加入蜂蜜，置沸水上籠蒸 3 小時，趁熱調均勻。晾涼後，裝入瓶中備用。早晚各服 1 湯匙。可養顏潤膚減皺紋。

百合粥：百合 30 克，粳米 100 克，冰糖適量。將百合用清水洗淨泡軟。粳米淘淨，與百合一起加水煮粥。粥成時加入冰糖，溶化後稍煮片刻即可。早晚分食效果更佳。

秋季宜吃山藥

可藥可蔬，藥食兼用，既可充糧，亦堪入饌。《藥性類明》云：山藥「味甘，性涼而潤」。《本草綱目》認為：「山藥益腎氣，健脾胃，潤皮毛。」所以秋燥季節最宜食用。《本草用法研究》還說：「山藥純白者入肺，溫補而不驟，微香而不燥，有調肺之功，可治肺虛久咳，效果頗

著。」可見秋天肺虛燥咳亦宜。又說：「山藥色白入肺，甘歸脾，液濃益腎，寧嗽定喘，強志育神，性平可常服多服。」所以入秋吃山藥，滋補肺脾腎。其特點是補而不滯，不熱不燥，無論男女老幼、有病無病、體健體弱，均宜食用。

秋季食補宜多吃的六種食物

（1）燕窩：性平，味甘，有養陰潤燥、益氣補虛的作用，秋燥或肺燥，食之最宜，實為清補上品。《本草求真》云：「燕窩，入肺生氣，入腎滋水，入胃補中，俾其補不致燥，潤不致滯，而為藥中至平至美之味也。」秋食燕窩，諸無所忌。

（2）紅棗：性平，味甘，四季皆宜，它有健脾胃，補氣血，生津液的作用。秋季進補，是滋陰潤燥、益肺補血。

（3）蛇肉：廣東民諺云：「秋風起兮三蛇肥。」對習慣食用蛇肉的地區和百姓來說，秋天正是吃蛇肉的好季節。蛇肉蛋白質含量高，極富營養，常食有輕身耐老、延年益壽之功。在馳名大陸南方的蛇饌佳餚中，秋天的肥蛇最受歡迎。故秋季常食，尤為適時。

（4）枸杞子：有滋補肝腎，養陰潤肺的作用。《本草經疏》云：「枸杞子潤而滋補，兼能退熱，而專於補腎、潤肺、生津、益氣，為肝腎真陰不足，勞乏內熱補益之要藥。」中醫認為：春夏養陽，秋冬養陰。枸杞子能養陰潤燥、填精補腎，故秋季常以之泡茶飲，最相適宜。

（5）沙參：性涼，味甘淡，有養陰潤肺、益氣潤燥之功。凡秋燥之人，或肺燥患者，食之尤宜。對肺燥咳嗽，或久咳無痰，咽乾口渴之人，頗有裨益。《本草從新》載：「沙參專補肺陰。」《飲片新參》說它「養肺胃陰」。故秋燥乾咳宜用沙參煎水代茶飲，效果極佳。

（6）白木耳：是秋季最理想的滋養清補佳品，含豐富的膠原蛋白，多種維生素，其 18 種氨基酸中有 7 種為人體必需氨基酸。此外尚有脂肪、礦物質鈣、鉀、鎂、鐵和磷等。其功用也較廣泛，有潤肺補肺、生津潤燥、益氣養陰、補腦強心、提神益智、滋養肌膚、健腎益胃的效果。入秋以後，凡肺虛體弱、乾咳氣短、皮毛憔悴之人，以及患「秋燥症」之人，食之最為有益。

秋季宜食田螺

田螺屬貝殼類水產品，產於湖泊、池塘、沼澤、河流和水田中，營養豐富，素有「盤中珍珠」之美譽。俗話說：「秋風起，田螺肥。」入秋之後，肉質嫩滑甘美的田螺，就成了人們最喜歡的美食，因此秋季也是食用田螺的最佳時節。

明代龔延賢《藥性歌括四百味》說：「田螺性寒，利大小便，消食除熱，醒酒立見。」李時珍《本草綱目》也說：「利濕熱，治黃疸」。其實古代用田螺防病治病歷史悠久。中醫認為田螺味甘、性寒，具有清熱、明目、利水、通淋等功效，主治目熱赤痛、尿閉、痔瘡、黃疸、小兒驚風等症。

據現代醫學研究，田螺可治療細菌性痢疾、中耳炎、脫肛、疔、婦女子宮下垂、狐臭等，實是一味治療多種疾病的良藥。如治濕熱黃疸，在腸胃功能未恢復時，可將田螺煮熟喝湯，腸胃功能恢復後既可喝湯又可吃肉，療效明顯。治中耳炎、痔瘡，可將田螺洗淨，在殼中加入少許冰片，化成汁（名為冰螺散），滴耳或痔部外搽，起到顯著效果。田螺肉搗爛還可進行各種疾病的敷治，如小便不通、腹脹，可用「田螺二枚、鹽半匙，生搗敷臍部一寸三分」（《醫鈔類編》）。南宋時，杭州名醫熊彥誠大小便固結、腹脹如鼓，束手無策，一異鄉客聞知，在西湖摸回田螺，即以此方治好了熊彥誠的病。田螺殼也有散結、斂瘡、止痛功效，主治濕疹、胃

175

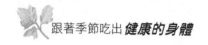

痛及小兒驚風等症。

秋季宜食用芡實

芡實，又名雞頭米、水雞頭、雞頭苞等，為睡蓮科一年生草本植物，一些沼澤湖泊中均有生長。近年來藥理學家對它進行研究，發現它含有大量對人體極為有益的成份，如蛋白質、鈣、磷、鐵、脂肪、碳水化合物、維生素 B12、B2、C、粗纖維、胡蘿蔔素等。中醫認為芡實味甘性平，入脾、腎、胃經，具有滋補強壯、補中益氣、固腎澀精、補脾止瀉、益腎止渴、開胃進食、助氣培元之功能。

中醫認為秋季有利於調養生機，去舊更新，是人體最適宜進補的季節。但秋季進補，應選用「補而不峻」、「防燥不膩」的平補之品，當首推芡實。

我們在食用芡實的時候，可以分生用和炒用兩種。生芡實以補腎澀精為主，而炒芡實以健脾開胃為主。炒芡實一般藥店有售，因炒製時要加麥麩，並掌握一定的火候，家庭製作不方便。另外亦有將芡實炒焦使用的，主要以補脾、止瀉為主。

秋季使用芡實進補，最簡單的是製作芡實粥：將炒芡實 50 克倒入鍋內，加水煮開片刻，再加淘洗乾淨的米 100 克，粥成即可食用。常吃可健身體、強筋骨、聰耳明目。也可製作芡實糊：將炒熟的芡實一公斤克研磨成粉，臨服時，取 50～100 克粉末沖開水調服。隨自己愛好，可加入芝麻、花生仁、核桃肉等。民間常用炒芡實 60 克，瘦牛肉 100 克，加調料煮爛食用，也能取得較好的療效。

對於脾胃虛弱、便溏腹瀉的老人來說，可常服芡實扁豆粥。其製作方法是取炒芡實 30 克，炒扁豆 20 克，紅棗 10 枚，糯米 100 克共加水煮成粥，每日一次。對於老人腎氣虛弱，夜尿多者，可常服芡實金櫻粥。其製作方法是取生芡實 50 克，金櫻子 20 克，粳米 100 克，加水慢火熬成粥食用。對於老年性支氣管炎、哮喘的患者，在沒有感冒的情況下，可用芡實

燉老鴨子服食。具體製作方法是將老鴨子宰殺後，去毛、內臟、洗淨血水，再把洗淨的生芡實 200 克裝入鴨腹，置砂鍋中，加水適量，大火燒沸後，放入蔥、生薑、料酒，炆火燉熬 2 小時，至鴨肉熟爛即成。食用時加入少許食鹽、味精，吃肉喝湯。

芡實不僅有醫療保健的作用，而且還有減肥美容的功效。《遵生八箋》中有記載，取生芡實、肥嫩的金銀花莖葉、乾藕各 500 克，先在鍋內蒸熟，再曬乾，研成粉。每次飯前服 10 克，用溫開水調成羹服，對女士的減肥和美容有意想不到的效果。

秋季宜多吃果蔬養肺

一般夏季氣溫高、燥煩悶熱蒸發排泄量大，機體的內蘊消耗很大，所以到了入秋人體脾胃內虛，抵抗力下降，而到了秋季氣候即將轉涼，飲食應以溫熱為主，少食寒涼之物。溫食護肺胃之氣，而涼食則傷肺胃之氣，使肺失清肅，脾運失健。所以入秋以後，養生要注意養肺。養生學者認為入秋養肺關鍵在食養，而食用如下的幾種果蔬效果斐然：

蘿蔔：能清熱化痰，生津，益胃消食。生食可治療熱病口渴、肺熱咳嗽、痰稠。若榨汁與甘蔗汁、藕汁同飲，效果更佳。

胡蘿蔔：能清熱解毒，健脾消食，下氣止咳，補肝明目。無論生食、熟食或煮湯，均可治療肺熱咳嗽，食積脹滿，肝虛目暗。

柿子：能潤肺化痰，生津止渴，對肺熱咳嗽、煩熱口乾等功效顯著。柿餅的功能與柿子相同。

橄欖：能清肺利咽，生津止渴，解毒，可治療肺熱、咽喉腫痛、咳嗽吐血等。

銀耳：能潤肺化痰，養陰生津，做菜或燉食。可治陰虛肺燥、乾咳無痰或痰黏稠、咽乾口渴等症。

梨：能清熱潤肺生津，潤燥化痰，可治療傷津的熱病、心煩口渴、肺熱咳嗽、精神不寧等。

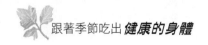

秋季宜多吃南瓜

　　秋天氣候乾燥，很多人都會出現不同程度的嘴唇乾裂、鼻腔流血及皮膚乾燥等症狀。秋季又是「流感」高發季節，所以有專家建議，這個時候人體宜增加些含有豐富維生素 A、維生素 E 的食品，可使人增強機體免疫力，對改善秋燥症狀大有裨益。南瓜所含的 β 胡蘿蔔素，可由人體吸收後轉化為維生素 A。

　　秋季多吃南瓜也可用於人體蛔蟲、條蟲、糖尿病的治療，並能減少麻疹的患病危險和死亡率。多吃南瓜還可以補血。清代名醫陳修園說：「南瓜為補血之妙品。」常吃南瓜，可使大便通暢，肌膚豐美，尤其對女性有美容作用。所以年輕愛美的女士應該多食用些南瓜。

　　南瓜還有用於孩子斷奶的作用。因為南瓜含有豐富的糖份，較易消化吸收。南瓜是維生素 A 的主要供給源，營養價值較高。除做成湯、糊外，還可以煮粥、蒸食、熬製和煮飯等。

秋季保健宜吃酸梅排骨湯

　　進入秋天，人們身上的暑熱尚未散盡。多食用酸梅排骨湯，對於肺虛久咳、津少口渴、不思飲食者具有一定的食療功效。

　　原料配製：豬排骨 200 克，酸梅 3 個，蒜茸 5 克，精鹽、味精、白糖、料酒、澱粉、胡椒粉、芝麻油各適量。

　　製作方法：排骨斬成小塊，洗乾淨，瀝淨水份，放在碗內，加入精鹽、味精、白糖、酸梅（用手抓爛）、蒜茸、胡椒粉拌勻，然後加入乾澱粉和少許料酒拌勻，即可平鋪在碟上，放進蒸鍋內蒸 8 分鐘至熟，加入蔥段略燒熟即可。排骨在碟上必須鋪平，不可堆起。

　　注意事項：對於胃酸分泌過多者不宜多食。

秋天宜吃柚子

　　秋季宜多吃柚子。柚子渾身是寶，每一部份都具藥用價值。果肉味甘

酸、性寒。功能健脾、止咳、解酒。柚皮味辛、苦、甘，性溫，功能化
痰、理氣、止痛。其核味苦、性溫，治疝痛。柚子含有大量水份、糖和揮
發油，所以吃起來酸甜芳香爽口。柚肉含有大量維生素 C，比柑橘高 3
倍，堪稱維生素 C 寶庫。每天吃幾瓣柚子，既可補充營養，又可增進食
慾。秋冬季節多燥，吃些柚子可潤燥除煩，對孕婦畏食口淡者尤佳。

柚子還有促進消化之功效。如果吃得過飽而消化不良，可用柚肉 100
克，一次吃完，每天 3 次，作為食療亦有幫助。若飲酒過多或酒後口臭，
亦可慢慢嚼吃柚肉，有解酒作用。柚葉含有揮發油，有辟邪解穢的功效。
吃柚子果肉時需要注意體質，若脾胃虛寒、泄瀉者忌服。

秋季宜吃酸性食物

秋季飲食宜多吃些酸性食物。因為肝主酸味，秋季要增酸以助肝氣，
以防肺氣太過勝肝，使肝氣鬱結。古代醫學認為金剋木，即肺氣太盛，很
容易損傷肝的功能。因此在秋季宜食用一些含酸較多的食物，以增加肝臟
的功能，抵禦過剩肺氣的侵入。

我們在秋季的日常飲食上，不僅可多食用芝麻、糯米、蜂蜜、葡萄、
蘿蔔、梨、柿子、蓮子、鳳梨、香蕉、銀耳、百合、甘藤、乳品等食物，
也可食用人參、沙參、麥冬、川貝、杏仁、膨大海、冬蟲夏草等益氣滋
陰、潤肺化痰的保健中藥製作的藥膳；再就是要少吃蔥、薑、韭菜、辣椒
等辛味之品，而要多吃酸味的水果和蔬菜。再就是秋季宜多食溫食，少食
寒涼之物，以頤養胃氣。對於寒涼太足，或生冷不是很乾淨的瓜果如果吃
得太多，就會導致溫熱內蘊，毒滯體內，引起腹瀉等疾病，因此在這個方
面我們應該多加注意避免。

秋季宜多吃糙米

如今吃糙糧已成為一種社會的新時尚，特別是在城市，這種潮流得到
很多人的追捧。營養學家也主張人們在秋季飲食方面，宜多吃糙米。

營養專家研究發現，糙米的消化吸收率比精米高，脂肪的吸收率，精米飯為 91.7%，糙米飯為 61.9%。我們從表面上看，好像精米在這方面佔優勢，但脂肪含量精米只有 0.5%，而糙米卻有 1.3%。如果換算成實際的脂肪吸收率，精米為 0.46%，糙米為 0.8%，糙米比精米的吸收率幾乎高出一倍。糙米其他營養成份的實際吸收率也比精米高。現代醫學研究證明，秋季經常食用糙米，能夠預防動脈硬化、糖尿病、大腸癌，防止腳氣病、老年斑和便秘，具有解毒的效用，能強肝健體、消除疲勞、提高記憶力、消除焦躁不安的情緒。另外，多吃糙米對於防治皮膚粗糙、黑斑、皺紋、青春痘、暗瘡、肥胖等，都有非常好的效果。因此多吃糙米還具有美容與健美的作用。

秋季宜多吃香菇

香菇是一種高蛋白、低脂肪的食用菌，也叫香草、香菌、冬菇、花菇，是側耳科植物香草的小實體。香菇質潔，味美可口，營養豐富，葷素皆可食用，是延年益壽的食補的首選之品。自古以來，香菇就有「素中之葷」、「蘑菇皇后」、「菇中之王」、「蔬菜之魁」等多種美稱。

香菇是秋季人們理想的保健食品。營養專家指出，每 100 克鮮香菇含蛋白質 14.4 克，碳水化合物 59.3 克，脂肪 1.8 克，糖份 60 克，維生素 B 10.32 毫克，尼克酸 8.9 毫克，鈣 124 毫克，磷 415 毫克，鐵 5.3 毫克，還含有相當數量的維生素 B12 及麥角固醇。1 克香菇中含有 128 國際單位的維生素 D。更為可貴的是，香菇中還含有 30 多種酶和 18 種氨基酸。人體所必需的 8 種氨基酸，香菇中就含有 7 種。香菇已成為糾正人體酶缺乏病和補充氨基酸的首選食品。酶是人體消化食物必不可少的活性物質，缺少酶會使新陳代謝下降，引起人體一些疾病的發生。香菇所含的酶對人體起到協調和幫助消化的作用。而香菇所含的 7 種氨基酸，有助於人體促進新陳代謝，會使人延緩衰老。

其實在古代就有用香菇治療疾病的記載，歷代本草也多有收錄。如在

《日用本草》謂之有「益氣不饑，治風破血」之功，《本草求真》認為它能「益胃助食」。《本草綱目》中稱它「乃食物佳品，味甘性平，益味助食，理小便不禁，大益胃氣之功」。《現代實用中藥》中說，香菇「為補充維生素D的要劑，預防佝僂病，並治貧血」。

現代科學研究發現，香菇中含有麥角固醇，在日光和紫外線照射下可變成維生素D的前體，有抗佝僂病作用，是孕婦、兒童的理想食品。每天食用乾香菇 9 克或鮮香菇 90 克，一週後血中膽固醇含量平均下降 9%。如果在食用豬油的同時加食 90 克香菇，膽固醇不僅不上升，反而下降 3%，這說明香菇有良好的降血脂作用。香菇中還含有一種被稱為「黑色素」的特殊物質，這種物質可以安定位於腦幹部位的自律神經，並可使心臟、肝臟等重要器官的功能增強，還可使一些腺體如甲狀腺、前列腺等功能增強。因而香菇具有增強人體活力、使人精力充沛的作用。

香菇之所以對人體有很大的保健作用，主要是在於它含有核酸類物質，對膽固醇具有溶解作用，可以抑制人體血清膽固醇上升；並有降血脂、降血糖的作用。同時還含有干擾素誘導劑，對多種細菌、病毒有抑制作用，能增強機體自身免疫功能，有防治流感功效。

現代科學家在對食用真菌的研究過程中，還發現在抗癌作用上，香菇顯示出它獨特的優越性，其防癌抗癌方面的作用很大，因此秋季多吃香菇對防癌、抗癌也有很大的功效。

食用香菇的方式很多，就傳統的香菇膳食來說，有香菇冬瓜湯、香菇牛肉粳米粥、香菇雞湯、香菇魚湯、香菇桃仁湯、香菇大棗湯等。香菇還可以為主原料，製成多種保健食品及營養食品。如市場上出售的商品有香菇酒、香菇茶、香菇豆醬、香菇料等。

秋季宜常飲的 5 種果茶

（1）檸檬茶：檸檬具有防治感冒、降血壓、減肥、止痛和加速血液循環的作用。將鮮檸檬果切成片，取數片用水沖泡，也可加入

少許綠茶和白糖。適合老年高血壓患者和減肥的人飲用。

（2）龍眼茶：龍眼就是桂圓，具有開胃益脾、養血安神、增進食慾的作用。取龍眼乾果 5～8 顆，去殼後，加入紅茶 5 克，用開水沖泡，可適量放些糖。適用於體弱血虛、驚悸、健忘、失眠等症。健康人飲用，可作為保健佳品，有抗衰防老、益智美容之功效。

（3）枸杞茶：枸杞具有補腎益精、養肝明目的作用。取枸杞子乾品 3 克，綠茶 5 克，用開水沖泡，也可單獨沖飲。適用於肝陰不足、肝血虧損所致頭暈眼花、視力減退、眼目乾糊、目赤升火、高血壓、高血脂、糖尿病、動脈硬化及未老先衰等病症。

（4）佛手茶：佛手具有止痛、消炎化痰的作用。將鮮佛手果切成片，取數片用開水沖泡，喝時滿口芬芳。可治療胃病、胸腹脹痛。

（5）紅棗茶：紅棗的維生素含量為百果之冠，具有養胃健脾、益血壯神、提高人體抗衰老的作用。取小紅棗 6～8 顆，紅茶或綠茶 5 克，開水沖泡。在秋季適合各種人群飲用。

秋季宜吃玉米

金秋時節是玉米大量上市的時候。如今飲食主張宜多吃粗糧，而在粗糧中，玉米佔有相當重要地位，並且玉米含蛋白質相對少些，因此適當食用更有益健康。

食用玉米的方式很多，我們可以每天啃一個煮玉米，也可以在秋季日常飲食中，用大米或小米、玉米粉摻加小豆熬粥，每日喝一兩碗，或只用玉米粉熬粥即可。熬玉米麵粥時，加一小匙純鹼或小蘇打，可將結合型維生素 B5 分離出來，利於人體吸收。還可以在秋冬之交，玉米粉加大豆粉，按 3：1 的比例混合食用，這樣吃法營養價值也很高。

常吃少量玉米還有益於延年益壽。營養專家發現，玉米含糖類占

70%以上，其主要作用是給人體提供熱能；玉米還含有較多的膳食纖維（約 5%），能促進腸蠕動，縮短食物殘渣在腸中滯留的時間，減少人體對毒素的吸收，有通便和抑制腸癌的作用。重要的是玉米中的鎂、鈣和胡蘿蔔素的含量比一般穀物多，它能舒張血管、防治高血壓和清除自由基，對延緩衰老有很大的功效。

秋季宜喝粥健身

（1）宜喝蘋果粥

配料做法：蘋果 500 克，米、白糖各 100 克，加水適量，共煮成粥。

作用功效：蘋果粥具有生津、潤肺、除煩、解暑、健胃等作用。適用於氣力不足、反胃、消化不良、腸炎痢疾、大便乾結、高血壓等病症。

（2）宜喝菊花粥

配料做法：菊花 30 克，粳米 100 克，先將菊花煎湯，取汁再煮成粥。

作用功效：菊花粥具有散風熱、清肝火、明眼目等作用。適用於秋季風熱型感冒、心煩咽燥、目赤腫痛等病症，對心血管疾病也具有較好的防治作用。

（3）宜喝黑芝麻粥

配料做法：黑芝麻 6 克，粳米 50 克，蜂蜜適量，與水煮成粥。

作用功效：黑芝麻粥具有潤腸通便、益五臟、壯筋骨的作用。適用於肝腎不足、癱瘓、大便燥結、病後虛贏、鬚髮早白、婦女產後乳少等病症。

（4）宜喝鮮藕粥

配料做法：粳米 250 克，鮮藕 100 克，加水適量，共煮成粥。

作用功效：鮮藕具有清熱生津、開胃進食、涼血止血的作用。鮮藕粥適用於肺胃有熱、口渴口臭、咳痰咯血、跌打損傷、瘀血滯留等病症。

（5）宜喝枸杞粥

　　配料做法：枸杞 30 克，粳米 100 克，加水適量，同煮成粥。

　　作用功效：枸杞粥具有滋補肝腎、明目補虛等作用。適用於中老年人肝腎陰虧、視物模糊、腰酸腿軟等病症。

　　（6）宜喝玉米粉粥

　　配料做法：玉米粉 50 克，精鹽少許，加水適量，煮成糊粥。

　　作用功效：玉米粉粥具有調中開胃、利尿止淋的作用。適用於食慾不振或因三焦氣化不利而引起小便短少，甚至尿道澀通、石淋等病症。

　　（7）宜喝白木耳粥

　　配料做法：粳米 250 克，白木耳 15 克，加水適量，共煮成粥。

　　作用功效：白木耳粥具有潤肺止咳、益氣補腎的作用。適用於陰虛內熱燥咳、氣陰兩虛等病症。

秋季保健宜食鴨肉

　　秋季鴨子正肥，是食用鴨肉的最佳時節。而鴨肉又以公鴨和老鴨的營養最為豐富。據營養專家分析發現，在每 100 克的鴨肉中，含有水分 63.9 克，蛋白質 15.5 克，脂肪 19.7 克，糖類 0.2 克，維生素 A 52 微克，維生素 B10.08 毫克，維生素 B20.22 毫克，尼克酸 4.2 毫克，鈣 6 毫克，磷 122 毫克，鐵 2.2 毫克，鋅 1.33 毫克。

　　古代醫學認為鴨肉味甘、鹹，性微寒，具有滋陰養胃、清肺補血、利水消腫的功效，適用於治療腐熱骨蒸、血暈頭痛、陰虛失眠、肺熱咳嗽、腎炎水腫、小便不利、低熱等症。《日用本草》中記載：鴨肉可「滋五臟之陰，清虛癆之熱，補血解水，養胃生津」。一些民間的老食方講：鴨同豬蹄煮食，能補氣肥體；鴨肉同糯米煮粥吃，有養胃補血生津的作用。

　　鴨肉的吃法很多，作為秋季人們非常喜愛的肉類食品，能製成多種風味各異的佳餚。家庭烹鴨，可燒可烤，可滷可醬，也可蒸燉，並可用扒、煮、煨、煲、燻、炸等烹調方法。還可將鴨採用爆、炒等烹飪方法。鴨子除了可以用作主料外，也可以用作配料，製成冷菜、炒菜、湯羹、火鍋、

麵點、小吃、粥飯等，還可以充當餡料。

秋季宜多吃茄子

秋季是茄子大量上市的季節，茄子不僅經濟實惠而且營養豐富，還有醫療保健的作用。

醫學研究發現，茄子含有豐富的維生素 A、維生素 B1、維生素 C、維生素 D 及蛋白質和鈣，可使人體血管變得柔軟。有些老年人因血管逐漸老化與硬化，皮膚上會出現老年斑，如果秋季多吃茄子，老年斑會明顯減少。茄子還能散瘀血，故可降低血管栓塞的機率。

秋季多吃茄子，可以防治出血性疾病。紫茄子富含維生素 P，可改善毛細血管脆性，防止小血管出血，對高血壓、動脈硬化、咯血、紫癜等均有一定防治作用。因為茄子纖維中所含的皂苷，具有降低膽固醇的功效，因此常吃茄子還可以防治高膽固醇。另外茄子中含有龍葵素，它能抑制消化道腫瘤細胞的增殖，特別是對胃癌、直腸癌有抑制作用。

秋季宜多吃蘋果

秋天是豐收的季節，也是最受人們喜歡的時節，這個時節的水果也是四季中最為豐富的。蘋果作為「水果之王」，在這個季節扮演著重要的角色。

據研究發現，蘋果營養價值頗高，富含糖、蛋白質、脂肪、粗纖維、胡蘿蔔素、維生素、鐵、鈣、磷、鉀、山梨醇、果膠等。蘋果也有很好的保健作用，其中的果酸可以保護皮膚，並有助於治療痤瘡及老年斑；兒童常吃蘋果，可促進大腦發育，增強思維記憶力；高血壓患者常吃蘋果，可以降低血壓；大便秘結者常吃蘋果，可以潤腸通便。經常吃蘋果，還有防癌抗癌作用。它的抗癌作用來自纖維素、果膠等成份。

隨著當代人的生活水準不斷地提高，攝入高蛋白、糖類、脂肪類物質較多，而這類食物含膽固醇高，在體內能刺激膽汁分泌，使腸道內膽酸升

高，引起厭氧菌增多。在厭氧菌的作用下，可以產生致癌作用的膽鹽類物質。如果糞便在腸道內停留時間較久，腸黏膜接觸致癌物質時間過長，就會增加患腸道癌的機率。多吃蘋果可以增加腸道內纖維素，使腸內膽固醇降低，並使大便易於排出，因此可減少腸癌的發生。另外一個協同作用是蘋果中的果膠。由於化學工業的發展，致癌的放射性氣體污染嚴重，而果膠可以與氣體中的放射性元素結合，並促使這種結合物從人體內排出，減少癌的發生。蘋果中豐富的維生素 C，也是抗癌的有效成份之一。蘋果中這些成份的綜合作用，使蘋果具有較好的保健作用。

秋季宜常喝菊花茶

秋季氣候乾燥且多風，加之現代人的工作和生活模式的改變，長時間使用電腦以及觀看電視，眼睛很容易使用過度，從而引起疲勞或乾澀。這個時候保護眼睛宜常喝菊花茶。

菊花對治療眼睛疲勞、視物模糊有很好的療效。自古以來，我們的祖先就知道菊花能保護眼睛的健康，除了塗抹眼睛可消除浮腫之外，平常也可以泡一杯菊花茶來喝，能使眼睛疲勞的症狀消失。如果秋季每天喝 3～4 杯菊花茶，對恢復視力也有幫助。

市面上銷售菊花的種類很多，在購買的時候不要迷信花朵大而白皙的菊花。其實小又泛黃的菊花反而是最好的。菊花茶不要加糖也不需加茶葉，直接將乾燥後的菊花放入茶壺內，用沸水泡或煮濃汁飲用，原汁原味的效果將會更好。

秋季食補宜食用的幾種肉類

（1）宜吃鱉肉：鱉肉為鱉科中華鱉的肉塊。鱉別名水魚、團魚、甲魚。鱉肉具有滋陰涼血益氣的功效。適用於肝腎陰虛所致的骨蒸潮熱、腰痛、崩漏等症。

（2）宜吃豬肺：豬肺，按中醫「以臟補臟」的理論，豬肺主要作用

為補肺，適用於肺虛咳嗽、咯血等病症。由於秋令應肺，故豬肺在秋季頗為常用，以其配膳，多食有益。

（3）宜吃龜肉：龜肉為龜科烏龜的肉塊。烏龜又名金龜、水龜。龜肉滋陰的功效頗強，還具有補血清熱的作用。適用於陰虛火旺所致的骨蒸潮熱、咳血、便血等病症，以及陰血不足所致的筋骨疼痛、萎軟無力等病症。

（4）宜吃白鴨肉：中醫認為白鴨肉性味甘、鹹，性涼，入脾、胃、肺經。具有滋補陰液、利水消腫的功效。適用於陰虛骨蒸潮熱、咳嗽痰少、口渴少氣、身體虛弱、陰虛水腫等病症。

（5）宜吃烏骨雞：烏骨雞又稱黑腳雞、藥雞、絨毛雞、松毛雞。烏骨雞作為秋冬之際藥膳，頗有功效。具有滋陰清熱、補肝益腎、健脾止瀉的作用。適用於陰虛之五心煩熱、潮熱盜汗、消瘦、咽乾煩紅、咳嗽，肝腎陰虛所致的遺精、白濁、帶下、月經不調、脾虛泄瀉等病症。

（6）宜吃鵝肉：中醫認為鵝肉味甘性平，入脾、肺經。鵝肉具有益氣養陰、和胃止渴的功效。適用於氣虛或陰虛所致的體弱消瘦、煩熱消渴等病症。

秋季宜常飲野菊花

野菊花加蜂蜜飲，是一種調節陰陽平衡的調補佳品，秋季宜多飲用。每天用野菊花 5～10 克，蜂蜜適量，以個人口味為主，開水泡服，味道變淡再加蜂蜜。

中醫認為野菊花性涼味辛、苦，具有疏風清熱、消腫解毒的功效。常用於風熱感冒、肺炎、白喉、胃腸炎、高血壓以及瘡疔等皮膚病。蜂蜜性平味甘，有補中益氣、潤燥止咳、解毒止痛的作用，是歷代醫家秋冬防燥滋補的首選天然食品。特別是我們秋季除了乾燥外，秋老虎還是長時間地盤踞不走。加上經常食用辛香炸炒食物，人會出現乾咳、咽喉疼痛、唇乾

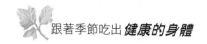
舌燥、皮膚瘙癢等現象。在這種情況下，需要既有清熱作用又可滋陰潤燥的食物調節。

秋季的時令花卉——野菊花，為菊科植物野菊或香岩菊。在秋天開花時，可以摘取曬乾備用。野菊花的栽培較易，可用分枝、杆插等方法栽培。野菊花對生長環境要求不嚴。蜂蜜可用市面上的普通蜂蜜。

秋季宜吃剌梨

秋季剌梨以豐富的營養、獨特的口味，讓人們對其倍加青睞，營養專家發現，剌梨含有 18 種氨基酸及脂肪、維生素 B1、維生素 B2、維生素 P 和胡蘿蔔素等成份。但是剌梨最突出的營養成份特點是富含維生素 C，被譽為百果之冠、鮮果之首。如果人體缺乏維生素 C，面部易生雀斑、蝴蝶斑、痘瘡、口角炎、唇炎、脂溢性皮炎等損容疾病，而且皮膚會變黑、乾枯粗糙。秋季經常吃剌梨便可減少或杜絕部份損容疾病的發生，使皮膚變得白皙、細嫩。因為維生素 C 不但可以促進新陳代謝，還可促進食物中鐵質的吸收和利用。所以，剌梨能治貧血所致的面黃無色。

此外，剌梨所含的胡蘿蔔素及維生素 Bl、維生素 B2、維生素 P 等成份，對於促進人體的生長發育、保持體型的健美，對於明目和防止皮膚角化，都具有良好的功效。所以秋令可多吃剌梨。

秋季宜多吃的三種素食

一層秋雨一層涼。秋季陽氣下降陰氣上揚，很多人都喜食肉類食物，以增加營養、補充熱量。其實葷、素搭配、結構均衡，才能達到更好的滋補效果。自然界有很多素食都具備很好的滋補效果，比如甘薯、芋頭和蓮藕，都是秋季滋補之上品。

（1）甘薯：在糧食中，它是營養較為豐富的食品。由於甘薯能供給人體大量的黏液蛋白、糖、維生素 A 和維生素 C，因此具有補虛乏、益氣力、健脾胃、強腎陰以及和胃、暖胃、益肺等功

效。所以秋季常吃甘薯，能防止肝臟和腎臟中結締組織萎縮，並能防止膠原病的發生。

（2）蓮藕：蓮藕具有多種營養素，含澱粉、蛋白質、維生素C等。生食能涼血散瘀，熟食則補心益胃，具有滋陰養血的功效。與紅棗同食，則可以補血養血。煨豬肉食用，可以治療脾胃之虛。

（3）芋頭：芋頭營養豐富，富含澱粉、蛋白質、鈣、磷、鐵、多種維生素，還含有乳聚糖。它質地軟滑，容易消化，有健胃作用，特別適宜脾胃虛弱、患腸道疾病、結核病和正處恢復期的病人食用，是老年人秋季食用滋補的上品。

秋季食療宜吃的六種魚

秋季是體弱者進補的好時機，魚則是進補的上好水產食品，不僅味道鮮美，而且營養價值極高。其蛋白質含量為豬肉的 2 倍，且屬於優質蛋白，人體吸收率高。魚中富含豐富的硫胺素、核黃素、尼克酸、維生素D等和一定量的鈣、磷、鐵等礦物質。

魚肉中脂肪含量雖低，但其中的脂肪酸被證實有降糖、護心和防癌的作用。魚肉中的維生素D、鈣、磷，能有效地預防骨質疏鬆症。古代醫學認為食魚要講究對症，對症吃「魚」，它的食用和醫用價值才能顯現出來。下面列舉常見魚類的藥用性能和食療作用，供選擇食用時參考。

青魚：有補氣養胃、化濕利水、袪風解煩等功效。食用可治療氣虛乏力，胃寒冷痛、腳氣、瘴疾、頭痛等症。青魚所含鋅、硒、鐵等微量元素，還有防癌抗癌作用。

鯉魚：味甘性溫。有利尿消腫、益氣健脾、通脈下乳之功效。主治浮腫、乳汁不通、胎氣不長等症。

鯽魚：又名鮒魚，味甘性溫。功效為利水消腫、益氣健脾、通脈下乳、清熱解毒等，主治浮腫腹水、產婦乳少、胃下垂、脫肛等症。

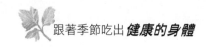
帶魚：可補五臟、祛風、殺蟲，對脾胃虛弱、消化不良、皮膚乾燥者尤為適宜。可用作遷延性肝炎、慢性肝炎輔助療法。常吃帶魚還可滋潤肌膚，保持皮膚的潤澤與彈性。

草魚：又稱鯇魚，有青鯇、白鯇兩色，味甘性溫，有平肝、祛風、活脾、截瘧之功效。古人認為鯇魚肉厚而鬆，治虛癆及風虛頭痛，以其頭蒸食尤良。

泥鰍：味甘性平，有暖中益氣、清利小便、解毒收痔之功效。泥鰍肉質細嫩，營養價值很高，其滑涎有抗菌消炎的作用。可治濕熱黃疸、小便不利、病後盜汗等症。

秋季喉疾食療宜食的七劑湯飲

秋季乾燥多風，由於受秋燥的影響，人體很容易上火，特別是人的口腔、咽喉等部位引起疾病與不適，喉疾就是常見的一種。喉疾的症狀是咽喉部乾燥、發癢、灼熱、微痛，或咽喉部充血、腫大、聲音嘶啞和咯痰不止。而在民間對於此類小恙，通常採用飲食療法便可輕鬆治癒。現將收集整理後的幾則食療方法以饗廣大讀者。

（1）馬鞭草綠豆蜜飲

原料配製：鮮馬鞭草 50 克，綠豆、蜂蜜各 30 克。

製作方法：將綠豆、馬鞭草洗淨。將馬鞭草用線紮成兩小捆，與綠豆一起入鍋，加水用炆火燉 1 小時左右。待綠豆酥爛時離火，撈出馬鞭草，趁熱加入蜂蜜，攪勻後喝湯食豆，每日 1 劑，連服數日。

作用功效：本方對喉部乾燥、灼熱、聲音嘶啞有良效。

（2）魚腥草豬肺湯

原料配製：豬肺 200 克，鮮魚腥草 30 克，大棗 5 枚，食鹽、味精適量。

製作方法：先將豬肺用清水反覆漂洗乾淨，擠乾水後切成小塊，再次洗淨。鮮魚腥草洗淨切段，紅棗去核，然後同放鍋內加水適量，用大火煮

沸後撇去浮沫兒，再用小火慢煮 1 小時，然後取出魚腥草再煮 10 分鐘，加入食鹽、味精後即可出鍋喝湯，每日 1 劑。

作用功效：本方對喉部充血、腫大療效好。

（3）杏仁雪梨湯

原料配製：杏仁 10 克、雪梨 1 個、冰糖 30 克。

製作方法：將削皮去核後的雪梨切成小塊，與杏仁、冰糖共置碗內，加少許水，放入蒸鍋蒸 1 小時左右，吃梨喝湯，每日 1 次。

作用功效：本方對咽喉部乾燥、發癢、微痛有顯著效果。

（4）桑菊杏仁飲

原料配製：桑葉、菊花、杏仁各 10 克，冰糖適量。

製作方法：將杏仁搗碎後與桑葉、菊花、冰糖共置保溫瓶中，加沸水沖泡，悶 15 分鐘後當茶頻飲，每日 1 劑。

作用功效：本方對喉部發癢、微痛、咳痰不止有奇效。

（5）雙根大海飲

原料配製：板藍根、山豆根各 15 克，甘草 10 克，膨大海 5 克。

製作方法：將上述藥品共置保溫瓶中，用沸水沖泡，悶 20 分鐘後當茶水頻飲，也可加水煎煮後，取湯置保溫瓶中慢慢飲用。

作用功效：本方對喉部微痛、咳痰不止有良效。

（6）鴨蛋薄荷湯

原料配製：鴨蛋 1～2 個，鮮薄荷 30 克，食鹽、味精適量。

製作方法：先將鍋內加適量水，燒開後打入鴨蛋，煮至半熟時放入薄荷、食鹽及味精，煮沸片刻即可食蛋喝湯。每日 1 劑，連服 5～7 天。

作用功效：本方對喉部乾燥、發癢、充血療效較好。

（7）絲瓜花蜜湯

原料配製：鮮絲瓜花、蜂蜜各 20 克。

製作方法：將絲瓜花洗淨撕成小片，放入帶蓋茶杯中，加適量沸水沖泡，悶 15 分鐘後，加入蜂蜜攪勻趁熱頻飲，每日 1～2 劑。

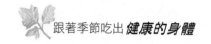

作用功效：本方對咽喉部充血、腫大、聲音嘶啞有奇效。

秋季進補宜多吃的四種食物

到了秋冬季節，很多人會感到口、鼻、皮膚等部位有些乾燥。以下四種食物是秋冬進補之寶，既可滋補又能潤燥。

（1）紅薯：由於紅薯（特別是黃心的紅薯）能供給人體大量的黏液蛋白、糖、維生素 A 和維生素 C，因此具有補虛乏、益氣力、健脾胃、強腎陰以及和胃、暖胃、益肺等功效。因此常吃紅薯能防止肝臟和腎臟中結締組織萎縮。

（2）藕：具有多種營養素，含澱粉、蛋白質、維生素 C 等。生食能涼血散瘀，熟食則補心益胃，具有滋陰養血的功能。煨肉食可治脾胃之虛。

（3）紅棗：秋冬首選紅棗進補，紅棗是滋陰潤燥、益肺補氣的清補食品，若能與銀耳、百合、山藥共同煨食，療效更好。

（4）包心菜：其維生素 C 的含量是蕃茄的 3.5 倍，鈣的含量是黃瓜的 2 倍。它還含有較多的微量元素鉬和錳，是人體製造酶、激素等活性物質所必不可少的原料，能促進人體物質代謝，是秋冬季理想的飲食。

秋季保健宜吃香蕉

秋季多風乾燥，宜多吃香蕉有益身體健康。

香蕉被認為是一種通便的食物，這是因為香蕉中有多量的水溶性纖維（尤其是果膠），搭配著足夠的蔬菜及水分的攝取，可以增加糞便的體積與刺激便意，效果很好。除了香蕉的口感滑潤外，這種水溶性纖維也被認為可以調節腸胃道的菌叢生態，幫助益菌生長與抑制害菌生長，而有整腸乃至於體內環保的效果。

香蕉中含有大量的纖維素和鐵質，有通便補血的作用。產婦多愛臥床

休息，胃腸蠕動較差，常常發生便秘。再加上產後失血較多，需要補血，而鐵質是造血的主要原料之一，所以產婦多吃些香蕉能防止產後便秘和產後貧血。

香蕉擁有豐富的營養，在秋季食物治療方面亦有重要的價值，以下是香蕉食療偏方，提供給大家做參考：

(1) 治胃潰瘍：飯前吃一根香蕉，一日一次即可，持續食用，會有不錯的功效。

(2) 防治動脈硬化、高血脂症：用泡好的茶，摻入搗爛的蕉泥，加入少許糖，每日三餐飯後飲用一杯，須經常食用。

(3) 防治消化道癌症：每天食用一至四根香蕉，可作為配合藥物的輔助療法。

(4) 防治高血壓：每餐飯後吃一至兩根香蕉，長期持續食用。

(5) 防治便秘、痔瘡、皮膚病：每天上午、下午及睡前各吃一根香蕉，能幫助腸胃蠕動及清除內聚濕熱引起的皮膚病。也可製成香蕉蜂蜜桔子汁、香蕉檸檬優酪乳變換一下口味。

(6) 防治熱咳、喉痛、支氣管炎：香蕉三根，剝皮切塊，加水、冰糖適量，隔水慢燉一小時後取汁去渣趁熱食用。

(7) 改善手腳乾裂：每晚沐洗後，取少許烘熱的香蕉泥塗抹手掌、腳底，並用手按摩片刻，持續敷用數日。

秋季食補宜吃的六種菜品

(1) 沾水菠菜

原料配製：菠菜、適量辣椒、鹽、味精等攪拌的調料。

製作方法：將菠菜洗乾淨，鍋和勺都不用沾油，直接用旺火將鍋中白水燒沸，直到有很多白色泡泡。溫度要在 100℃以上。用筷子夾菠菜，放進去，煮幾秒鐘，就可以吃了。吃的時候與辣椒、鹽、味精等攪拌好的調料可以搭配食用。也可以單吃菠菜，菠菜湯還可以用來拌飯。

作用功效：經常食用菠菜可以幫助清理人體腸胃裏的熱毒，避免便秘；菠菜富含維生素，讓人的皮膚白淨有光澤。

（2）鍋仔羊肉

原料配製：羊肉、老醬、蔥、薑、蒜。

製作方法：最好選用公山羊。先將羊肉在明火上烤了切成小塊，加醬、蔥、薑、蒜等調料，炒二、三分鐘後，加水用旺火煮 10 分鐘後用炆火煮半個小時。

作用功效：羊肉有益精氣、療虛癆、補肺腎氣、養心肺、解熱毒、潤皮膚之功效，適合秋冬食用。

（3）吐司白菜

原料配製：大白菜、豬肉。

製作方法：將鮮嫩的大白菜去掉葉子，作法是將距離根部大約 10 公分左右的葉子都取下來。然後將白菜幫子豎著切成 12 等份，將根部仔細洗乾淨了，加入蔥、薑、鹽等醃製 10～20 分鐘。第三步是製作肉餡。將豬肉剁成肉餡，肥、瘦肉各佔一半。將蔥、薑、蒜、胡椒以及肉餡都均勻地夾在白菜片之間，然後放到碗裏，上鍋蒸，旺火蒸半小時左右（肉餡放得越多，蒸的時間越長），直到肉餡都熟透了，就可食用。

作用功效：這道菜不油不膩，葷素搭配，清心爽胃又爽口。

（4）薄荷清湯魚

原料配製：薄荷、草魚、料酒、鹽、中草藥、薑汁、辣椒、胡椒。

製作方法：將草魚洗淨，加入料酒、鹽、中草藥等醃製 10 分鐘後切成 2～3 公分的段，加入清水，用旺火燒五、六分鐘。在碗底放入薄荷、薑汁、調味料，魚煮好後起鍋倒進碗內，最後在最上面撒上薄荷。吃的時候可以搭配辣椒、胡椒攪拌而成的調料。製作的時候注意火候一定要大、旺，不然口感會不好。

作用功效：薄荷、清湯、魚三者搭配，能讓人食用後神清氣爽，且能潤膚。

（5）魚頭涮

原料配製：雞、鴨、豬骨、大頭鰱魚、枸杞、沙參、紅棗等。

製作方法：先將雞、鴨和豬骨洗淨後用小火燉幾個小時，成為鮮美味濃的高湯；再將大頭鰱魚頭洗淨後備用。在鍋內放油，加蔥薑蒜爆出香味後將魚頭放入煎一下去除腥味。將魚頭放入高湯，加入枸杞、沙參、紅棗等一起燉熟即可食用，吃的時候可以搭配香辣醬等調適口味。

作用功效：魚頭中富含膠質，經常食用能起到潤澤皮膚的美容作用。

（6）薄荷牛肉

原料配製：牛子蓋（牛臀肉）、薄荷、大料、蔥、薑、蒜。

製作方法：將牛子蓋切開洗淨，淨鍋加水，放入肉、大料、蔥薑蒜等（水的深度要蓋過牛肉），小火煮 40～50 分鐘。將肉撈出，晾乾，切薄片，加醬炒熟後再燉。在起鍋前，加入薄荷即可。薄荷煮的時間過長會變黑，影響菜品顏色。吃的時候用肉片夾著薄荷吃。這道菜湯是精華，吃完肉以後，還可以用牛肉湯泡飯，味道非常鮮美。

作用功效：多食牛肉能讓人體在寒冷季節，提高機體抗病能力。

秋季食療宜吃蓮藕

秋季氣候乾燥多風，人很容易引起上火等口腔炎症。可以將切細的蓮藕加水熬湯，每日漱口 5～6 次，就可以消除。

秋季也是支氣管炎多發的季節，可多飲用藕汁。藕皮也有藥效，因此不必削去，將藕洗淨取汁即可。藕汁對晨起時痰中帶血絲及晚上聲音嘶啞的病人，亦有良好效果。藕湯也能防治咳嗽，可將帶皮蓮藕切薄片，同糖一起熬湯飲用。此外，將藕節部份粉粹取汁飲用，也可止咳和解除胸悶。

發燒且口渴嚴重時，可飲用鮮藕汁，既能退燒，又解除口渴。若加入梨汁，效果更佳。將蓮藕與泡開的米一起熬粥食用，也有同樣效果。無特殊原因的鼻出血患者，每日 1～2 次飲 1 小杯鮮藕汁，效果良好。

每逢週末或節日，親朋好友聚會難免會喝很多的酒，而蓮藕卻能解除

酒醉引起的疲勞，調整不穩定的神經。將藕汁與生薑汁一起摻和飲用，或將藕汁兌開水飲用，1 日 2 次，每次 1 小杯，能迅速解除酒醉引起的疲勞，調整不穩定的神經。因蓮藕有恢復神經疲勞的功效，故還可用於防治過度緊張、焦慮不安等引起的心神不定、失眠、眼睛疲勞等。通常飲用藕汁，每公斤體重按 10CC 計算為適量，可分幾次服用，或煎煮後在進餐時吃。

感冒咽喉疼痛，用藕汁加蛋清漱口有特效。蛋清可滋潤咽喉，止咳；蓮藕能消除疲勞，鎮定精神。方法是將蓮藕削皮洗淨，搗碎擠出藕汁，與蛋清（雞蛋 1 個可分 3 次用）一起拌勻，保存在陰涼處，即可用來漱口。

蓮藕還有調節心臟、血壓、改善末梢血液循環的功用。用於促進新陳代謝和防止皮膚粗糙，可將蓮藕 20 克洗淨、去皮，切成細片在開水中燙一下，然後加米 1 杯和水 2 杯，以慢火煎，待涼後加食鹽少許食用，若加入蓮子效果更好。

秋季老年人宜食療

秋天，氣候忽冷忽熱，有時又秋雨連綿，對於老年人來說，很難適應這樣急劇變化的氣候環境，以致常患傷風感冒或舊病復發。但如能及時應用食物防治，則能增強機體抵抗力，防止疾病的發生。秋季是老年人和患有慢性疾病的人進行滋補食療的好季節，也是健康人進行食補的好季節。通過食補可使人保持健康的體魄、旺盛的精力，從而達到減少疾病和推遲衰老的目的。

（1）體質虛弱的老人：可備齊糯米 1 公斤，白糖 250 克，葡萄乾、核桃仁、瓜子仁、白果仁、蓮子、桂圓肉、紅豆沙、熟山藥、小紅棗、青梅、桂花、豬油、澱粉各適量。然後將白果去皮除核，切成四瓣；紅棗去核，熟山藥去皮切開；再把 5 只碗抹上豬油，隨後將白果等食品在碗內擺成花樣；並將糯米淘乾淨後放入盆內，加水一公升，蒸熟後盛出，待涼後加白糖 100 克攪

勻，分 200 克 1 份，裝在擺好白果等的碗內，再略蒸一下。最後將清水和糖 150 克，燒開後加入澱粉，調成薄芡汁，澆在糯米飯上，撒上桂花即成。此飯為「健身八寶飯」。每天早晨空腹食 1 碗。

（2）高血壓、肢體麻木的老人：可將生葛根 15～20 克洗淨，紅棗 10 枚浸泡後切片、去核，加水適量煮湯。可每次服 1～2 小碗，連棗同食，每天 2 次。也可將鮮麥芽 30 克洗淨（乾麥芽減半），每碗乾麵粉中摻 2 湯匙鮮麥芽，加糖適量，製成薄餅或糊狀，也可與各種蔬菜一起烹調，可每次食麥芽糊 1～2 小碗，或麥芽餅 1～2 個，每天 2 次。麥芽含維生素 B1、維生素 B6、維生素 E 以及銅、鎂、鋅、鐵等微量元素，有提高人體免疫功能、增強耐力、延緩衰老、防治失眠和防止記憶力衰退等作用。

（3）消化不良、夜尿過多的老人：可用山藥 120 克，洗淨，去皮，切片（或乾山藥 60 克，浸泡後去皮切片），大棗 10 枚，洗淨，與大米 50 克共加水適量煮粥，再加蜂蜜適量調味，每天早晨空腹服 1～2 小碗。山藥味甘，含有脂肪、蛋白質、黏液質、維生素等多種營養成份，有滋養強壯、助消化等功效。

　　如因用腦過度導致神經衰弱，或患慢性咳嗽、腰腿酸痛等症，可將核桃仁一千克搗爛，加蜂蜜一千克，調勻，用瓷瓶裝好密封，每天 2 次，每次 1 匙，溫開水送服。核桃味甘，性平且溫，有補腦、補腎、抗疲勞功效。

秋季食補宜不膩

　　秋天，有利於調養生機，去舊更新，為人體最適宜進補的季節。因此稍加滋補便能收到祛病延年的功效。在冬季易患慢性心肺疾病者，更宜在秋天打好營養基礎，以增強體內應變能力，在冬季到來時，減少病毒感染

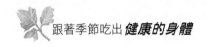

和防止舊病復發。

秋季進補應選用「補而不峻」、「防燥不膩」的平補之品。具有這類作用的食物有茭白、南瓜、蓮子、桂圓、黑芝麻、紅棗、核桃等。患有脾胃虛弱、消化不良的患者，可以服食具有健脾補胃的蓮子、山藥、扁豆等。

秋季容易出現口乾唇焦等「秋燥」症候，應選用滋養潤燥、益中補氣的食品，這類食品有銀耳、百合等。銀耳含有碳水化合物、脂肪、蛋白質以及磷、鐵、鎂、鈣等，具有滋陰、潤肺、養胃、生津的補益作用。可用水浸泡發後，煮爛，加糖服食，對治療和預防「秋燥」有較好的效果；百合也有養肺陰、滋肺燥、清心安神之功效。

秋季飲食宜多吃豬血

秋季宜吃豬血。現代醫學研究發現，豬血在人體內有吸收「垃圾」的作用。豬血的血漿蛋白經人的胃酸和消化酶分解後，會產生一種可解毒、滑腸的物質。這種物質能與侵入人體的粉塵、有害金屬微粒產生生化反應，變成一種不易被人體吸收的廢物，然後從消化道排出體外。現在環境污染已成為全球公害，不僅教師、礦工、清潔工等受到粉塵的嚴重污染，而且幾乎所有的城市居民也都受到灰塵的侵害。

因此常吃豬血既能增加營養，又能排出體內的有害廢物，是一種理想的保健食品。醫學實踐證實，豬血中的微量元素鈷，可防止不斷發展性腫瘤的生長。豬血中的這種元素不僅對癌症有治療作用，對治療心臟病也有重要作用。還有豬血中豐富的鐵，幾乎都是極易被人體吸收的二價鐵（血紅素鐵），具有良好的補血功能。營養專家在實驗中證實，血紅素鐵在小腸內的吸收率可達 23～37%，而非血紅素鐵（蔬菜、水果、豆類等植物性食物中所含的鐵）的吸收率僅為 9%左右，因此民間一向有「以血補血」之說。

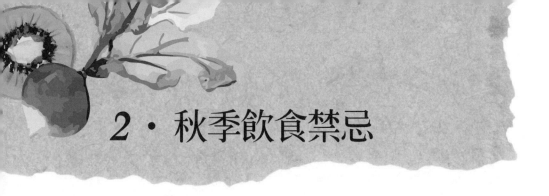

2・秋季飲食禁忌

秋初飲食忌急於大補

往往在初秋常有「秋老虎」的肆虐，這一段時間內還是存在氣溫比較高、空氣濕度大的情況，人們不但感覺不到秋涼和秋燥，反而到處都是悶熱、潮濕的感覺。再加上人們在夏季常常因為苦夏或過食冷飲，多有脾胃功能減弱的現象，此時如果大量進食補品，特別是過於滋膩的養陰之品，會進一步加重脾胃負擔，使長期處於「虛弱」的胃腸不能一下子承受，導致消化功能紊亂。所以初秋飲食進補方面，忌急於大補或吃過於滋膩的食物。

秋季宜清補，所謂「清補」，主要是指補而不膩，適當食用一些具有健脾、清熱、利濕的食物或藥物，不僅可以使體內的濕熱之邪隨小便排出，以消除夏日酷暑的「後遺症」，還能調理脾胃功能，為中、晚秋乃至冬季進補奠定基礎。此時不妨適當多喝點綠豆粥、荷葉粥、紅小豆粥、紅棗蓮子粥、山藥粥等食物。秋季進補，除了陽虛體質者外，忌過多食用溫熱的食物或藥物，如人參、鹿茸、羊肉、肉桂等，否則極易加重秋燥。

秋季食補忌無節制

俗話說：「一夏無病三分虛。」初秋氣候雖然早晚涼爽，但仍有秋老虎的盤踞，故人極易出現倦怠、乏力、秋困等現象。根據中醫「春夏養陽，秋冬養陰」的養生原則，這個時候宜適當進補，但進補也應該有章有法，忌無節制地進補。

（1）忌常補太過油膩食物

隨著人民生活水準的提高，家庭餐桌上天天有葷腥、餐餐太油膩的現象十分普遍，其實這並達不到食補的目的。因為這些油膩食物代謝後產生

的酸性有毒物質需及時排出，而生活節奏的加快，又使不少人排便無規律甚至便秘。因此在食補的過程中清淡一些，這樣就有利於人體廢物的及時排出，減少「腸毒」的滯留與吸收，從而促進機體健康。

（2）忌常補單一的食物

有些人在食補的過程中，喜歡遵循自己的喜好和口味，就專吃某一種補品，而又因多年不變，發展成偏食和嗜食，長此以往，不僅達不到食補的效果，反而傷害了身體，對健康是不利的。因為藥物和食物既有保健治療作用，亦有一定的副作用，久服、多服會影響體內的營養平衡。尤其是老年人，不但各臟器功能均有不同程度的減退，需要全面地系統地加以調理，而且不同的季節對保健藥物和食物也有不同的需求。因此根據不同情況予以調整是十分必要的，不能常食用一種食物不變，一補到底。

另外有些人在秋天食補，無節制地依賴於補藥。其實藥補不如食補，重藥物輕食物是不科學的。殊不知許多食物也是有治療作用的藥物。如多吃芹菜可治療高血壓；多吃蘿蔔可健胃消食、順氣寬胸、化痰止咳；多吃山藥能補脾胃。日常食用的胡桃、花生、紅棗、扁豆、藕等也都是進補的佳品。

秋季忌多吃生薑

秋燥時節，一方面要多喝鹽水和蜜水，另一方面不吃或少吃辛辣燒烤之類的食品，這些食品包括辣椒、花椒、桂皮、生薑、蔥及酒等，特別是生薑。

生薑屬於熱性，又在烹飪中失去不少水份，食後容易上火，加重秋燥對我們人體的危害。當然，將少量的蔥、薑、辣椒作為調味品，問題並不大，但不要常吃、多吃。比如生薑，它含揮發油，可加速血液循環；同時含有薑辣素，具有刺激胃液分泌、興奮腸道、促進消化的功能；生薑還含有薑酚，可減少膽結石的發生。所以它既有利亦有弊，民間也因此留下了「上床蘿蔔下床薑」一說，說明薑可吃，但不可多吃。特別是秋天，最好

別吃，因為秋天氣候乾燥、燥氣傷肺，加上再吃辛辣的生薑，更容易傷害肺部，加劇人體失水、乾燥。在古代醫書中也有這樣的記載：「一年之內，秋不食薑；一日之內，夜不食薑。」看來，秋天不食或少食生薑以及其他辛辣的食物，早已引起古人的重視，這自然也有其道理的。

秋季忌多吃甜食

秋季乾燥很容易上火，甜食與大魚大肉一樣屬於肥甘厚味，是不宜多吃的。因為肥甘厚味食入過多，最易損傷脾胃，脾失健運，痰濕內生，尤其是在初秋，自然氣候濕氣依然比較重，中醫認為人體的內濕和自然氣候的外濕相互感應。外濕有助於內濕的產生，濕濁鬱積日久就可化熱，濕熱相搏即可形成濕熱之症，具體表現為身體肥胖困重、脘腹脹滿、不思飲食，甚至出現發熱纏綿、身目黃染、小便短赤、舌苔黃膩等症狀，有時也把這些症狀稱為上火。雖然上火多因七情變化由內而生，但也不可忽視外因的作用。

秋季還有個「秋老虎」，因此有時天氣還是比較燥熱，燥熱體質的人群如果吃太多的甜食就會誘發上火，因此秋季飲食一定要注意：能降火氣的食品多屬清淡、不油膩、不過甜、高纖維的食物，如青菜、蘿蔔、苦瓜等。另外在秋季防上火，應避免或少吃以下幾種食物：

中藥中的補品：如四物或八珍等作為滋補女性體虛、調經的藥品，性較「熱」，所以燥熱體質的人是不適合服用的。火氣大的人除了要避免上述容易上火的飲食外，充足的睡眠、少喝含咖啡因的飲料，也能幫助改善火氣大的症狀。

油炸類食物：在中醫裏將食物分為溫、熱、寒、涼四種，通常前二者食物容易造成火氣大，不過只要是油炸的食品，不管是哪一種食物都容易讓人上火。

「溫」、「熱」食物：如生薑、辣椒、大蒜或是水果中的荔枝、龍眼等。

秋季忌空腹吃奇異果

奇異果有「果中之王」的美譽，它氣味芳香獨特，營養豐富，一直以來都深受人們的喜愛。兩顆奇異果就含有 1 天所需營養的三分之一，是各種水果中營養成份最豐富、最全面的。常吃奇異果不僅有益健康，而且對美白養顏、減肥瘦身也有意想不到的效果，特別受到女性朋友的青睞。奇異果屬於膳食纖維豐富的低熱量、低脂肪食品，每顆奇異果中僅有 45 卡熱量，所含纖維有三分之一是果膠，能起到潤燥通便的作用。可以快速清除體內堆積的有害代謝物，有效地預防和治療便秘和痔瘡，長期食用還可預防肥胖。

維生素 C 含量極為豐富是奇異果的一大特點，比柑橘、蘋果等水果高幾倍甚至幾十倍。奇異果之所以能夠起到美白、祛斑的作用，原因就是其中的維生素 C 能有效抑制皮膚的氧化作用，使皮膚中深色氧化型色素轉化為還原型淺色素，干擾黑色素的形成，預防色素沉澱，從而保持皮膚白皙。

奇異果雖好，但並非人人皆宜。每日吃 1～2 個既能滿足人體需要，其營養成份又能被人體充份吸收；食用時間以飯前飯後 1～3 個小時較為合適，忌空腹吃。由於奇異果性寒，故脾胃虛寒者應慎食，經常性腹瀉和尿頻者忌食用。

秋季忌吃腐爛的水果

水果放久了容易腐爛，一些人怕浪費，總是把腐爛的部份削掉，吃未爛的部份。其實這種做法是不妥的。水果含水量高，適宜黴菌生長，容易黴變。近年來發現，黴變水果中含有一種毒素──展青毒素，對神經、呼吸和泌尿系統均有一定程度的損害，是神經麻痺、肺水腫、腎功能衰竭等疾病的誘發因素。當水果出現腐爛時，不但腐爛的部份含有微生物代謝過程中產生的各種有害物質，而且未腐爛的部份也已被有害物質侵入，只不過眼睛看不出來。據有關實驗結果証明，距離腐爛部份 1 公分處看似正常

的蘋果中，仍可檢驗出展青毒素等毒素。因此秋季最好選擇表皮色澤光亮的水果。

中秋佳節食月餅的禁忌

每年的中秋佳節，賞月吃月餅這是傳統的習俗，月餅更是增添了節日的氣氛，成為這個節日的主角，但是月餅不是人人宜吃。

其實月餅並非健康食物，因為月餅的製作過程中，用料必含糖和脂肪，膽固醇和卡路里都相當高。比如傳統的雙黃蓮蓉月餅，每個熱量有870卡路里（兩個蛋黃就有220卡路里）。以每人每日只需吸收二千多卡路里來計算，一個月餅已相當一餐飯。更何況在這餐「飯」中，脂肪占約44克、膽固醇525毫克（營養師建議每個成年人每日不可超過300毫克）、蛋白質16.4克、糖66克。

再就是月餅吃得太多，會引起肚脹。一般人習慣以茶解滯，是有道理的。龍井、烏龍、鐵觀音等，可刺激胃液分泌，加速消化，有助消滯。其他飲品如汽水、啤酒等，卡路里十分高，普通啤酒每罐140卡路里，汽水每罐160卡路里。如果用汽水配月餅，可能一夜吃出小肚子，太飽，可以飲湯水幫助排泄。老黃瓜煲瘦肉、木瓜湯、青紅蘿蔔湯、冬瓜薏米水、山楂麥芽水等，全都可以幫助消化、加速消滯。

因此奉勸以下一些人要少吃或不吃月餅。

（1）胃病患者：胃炎及十二指腸潰瘍病人，如果多吃月餅，會促使胃酸大量分泌，對潰瘍面及炎症的癒合、消腫極為不利。平時胃酸過多的人，也不宜多吃。

（2）老年人和兒童：月餅是一種高脂肪食品，吃多了會影響正常食慾，引起消化不良，出現腹脹、腹痛和嘔吐等症狀。大便稀釋者，多吃月餅會加重症狀，甚至轉為長期腹瀉。

（3）膽囊炎患者：這種病人多吃月餅，已癒者會引起舊病復發，未癒者會加重病情，還可導致急性發作。

（4）肝硬化病人：進食月餅後，肝硬化病人的食道下段、胃部底靜脈，可因過度充盈而曲張，使靜脈壁出血，表現為嘔血、便血，並導致病情惡化。

（5）糖尿病人：月餅含糖量較多，糖尿病人吃了血糖會增高，如果吃多了還會產生糖尿病昏迷，甚至發生意外。當然專門為糖尿病人而製作的低糖月餅是可以適當吃一點的。

（6）高血壓、高血脂、冠心病人：多吃月餅後會增加血液黏稠度，影響血液循環，加重心臟負擔和缺血程度，誘發心肌梗塞。

秋季忌吃的六類相剋的食物

（1）忌吃雞蛋時喝豆漿

生豆漿中含有胰蛋白酶抑制物，它能抑制人體蛋白酶的活性，影響蛋白質在人體內的消化和吸收。而雞蛋清中含有黏性蛋白，可以與豆漿中的胰蛋白酶結合，使蛋白質的分解受到阻礙，從而降低人體對蛋白質的吸收率。

（2）忌牛奶與巧克力同食

這是常見的一種錯誤飲食習慣，牛奶中的鈣會與巧克力中的草酸結合成一種不溶於水的草酸鈣，食用後不但不吸收，還會發生腹瀉、頭髮乾枯等症狀。

（3）忌在補維生素時吃河海蝦

在河蝦或海蝦等軟甲殼類食物中，含有一種濃度很高的「五價砷化合物」，它本身對人體無毒害，但在服用維生素 C 片劑（特別是劑量較大時）後，由於化學作用，可使原來無毒的「五價砷」轉化成「三價砷」，這正是劇毒的砒霜的化學名，所以兩者同吃，嚴重者可危及人的生命。

（4）忌豆腐與菠菜同食

豆腐裏含有氯化鎂、硫酸鈣這兩種物質，而菠菜中則含有草酸，兩種食物遇到一起可生成草酸鎂和草酸鈣。這兩種白色的沉澱物不僅影響人體

吸收鈣質，而且還易導致結石症。同理，豆腐也不能與竹筍、茭白、栗子等同吃。

（5）忌吃海鮮時喝啤酒

海鮮中含有嘌呤和苷酸兩種成份，而啤酒中則富含分解這兩種成份的重要催化劑——維生素 B1。吃海鮮的同時喝啤酒，容易導致血尿酸水準急劇升高，誘發痛風，以致出現痛風性腎病、痛風性關節炎等。

（6）忌吃火腿時喝乳酸飲料

不少人喜歡用三明治搭配優酪乳當早餐，但是三明治中的火腿、培根等和乳酸飲料一起食用易致癌。為了保存肉製品，食品製造商往往通過添加硝酸鹽，防止食物腐壞及肉毒桿菌生長，當硝酸鹽碰上有機酸時，會轉變為一種致癌物質——亞硝胺。

秋季水果忌亂吃無講究

金秋時節是水果大豐收的季節，秋季水果營養豐富，味美可口，藥食兼優，頗受人們的歡迎。但秋季水果並非每個人都適宜多吃，在食用的時候還是有講究和禁忌的。

蘋果空腹食用可以治療便秘，飯後食用還可助消化。蘋果富含糖類和鉀鹽，吃多了對心、腎不利，因此冠心病、腎炎和糖尿病患者應慎用。

梨子可以止咳化痰、清肺潤燥，與冰糖煎服可以治療頑固性咳嗽，搗爛後與蜂蜜調服，可以用來治療聲音嘶啞。但梨子性寒，含糖份高，脾胃虛弱者和糖尿病人不宜多食。

栗子能補腎強筋、益脾止瀉。多食易導致消化不良。

香蕉可以養陰生津，清肺潤燥。但香蕉性寒，含鈉鹽多，腎炎、高血壓患者慎用。又因其含糖份較多，糖尿病患者忌食。

柑桔能健脾和胃、溫肺止咳，桔皮加糖煎服可以治療感冒。柑桔性溫，多食易上火，會導致目赤、牙痛。

柿子中的青柿汁有助於降血壓，柿蒂可用來治療呃逆及妊娠嘔吐。因

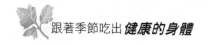

柿內含有大量的單寧和肺膠粉，因此具有較強收斂性，容易導致便秘。此外柿子還不能空腹吃，易引起柿石症。

秋季吃魚的禁忌

秋季魚兒正肥，有針對性地食用魚肉，也是秋季食補的一種方式。但是需要注意的是患有以下疾病者不宜多吃魚：

肝硬化病人。肝硬化時機體難以產生凝血因素，加之血小板偏低，容易引起出血，如果再食用沙丁魚、青魚、金槍魚等，會使病情急劇惡化，猶如雪上加霜。

結核病人如果食用某些魚類容易發生過敏反應，輕者噁心、頭痛、皮膚潮紅、眼結膜充血等，重者會出現心悸、口唇及面部麻脹、皮疹、腹瀉、腹痛、呼吸困難、血壓升高，甚至發生高血壓危象和腦出血等。

痛風患者因為魚類含有嘌呤類物質，而痛風則是由於人體內的嘌呤代謝發生紊亂而引起的。

出血性疾病患者，如血小板減少、血友病、維生素K缺乏等出血性疾病患者要少吃或不吃魚，因為魚肉中所含的 20 碳 5 烯酸，可抑制血小板凝集，從而加重出血性疾病患者的出血症狀。

金秋食蟹忌過多

秋季，菊香蟹肥，正是人們品嘗螃蟹的最好時光。

螃蟹，肉質細嫩，味道鮮美，為上等名貴水產。螃蟹的營養也十分豐富，蛋白質的含量比豬肉、魚肉都要高出幾倍，鈣、磷、鐵和維生素A的含量也較高。據營養專家測定，每 500 克河蟹，含蛋白質 49.6 克，脂肪 3.9 克，碳水化合物 27.2 克，磷 1.088 毫克，鐵 33.6 毫克以及維生素A、維生素B等。以蟹做膳，可蒸、炒、燜、煮。民間更廣泛地流傳著以蟹治病的飲食方法，蟹殼含豐富的鈣鹽，蟹肉味鹹性寒，可清熱、散血、滋陰；殼鹹涼，有清熱解毒、破瘀消積、止痛之功效。

秋蟹雖然味美營養高，但是一次食用應該適量，忌沒有節制暴飲暴食。如果吃得不當，可能會帶來健康的損害。中醫學認為，蟹性鹹寒，多食易積冷於腹內致病。因此一次吃蟹不宜過多，吃螃蟹時必須用辛溫的薑、蔥、醋等佐食。

秋季特定人群忌吃螃蟹

「菊花黃，螃蟹壯」，秋天正是螃蟹肉質細嫩豐滿，尤其是九月的雄蟹，十月的雌蟹，肉厚黃多，味道鮮美，營養豐富。蟹肥肉美，令人垂涎。但是有些人則無福消受。

（1）據測定，每 100 克河蟹肉中含膽固醇 235 毫克，而每 100 克蟹黃中含膽固醇高達 460 毫克，因此患有冠心病、動脈硬化、高血壓、高脂血症的人，應不吃或少吃蟹黃，蟹肉也不宜多吃。

（2）由於膽道疾病如膽囊炎、膽結石的形成，與體內膽固醇過多和代謝障礙有一定的關係，這些病人以不吃螃蟹為好。

（3）有過敏體質的人不宜吃螃蟹。這是因為螃蟹中含有豐富的蛋白質，如果有過敏體質的人食用螃蟹後，蛋白質穿過通透性增高的腸壁進入機體而發生過敏反應，引起胃腸等平滑肌痙攣、血管性水腫，而出現噁心、嘔吐、腹痛、腹瀉；有的會引起蕁麻疹或哮喘。

（4）凡脾胃虛寒、痰嗽便瀉者，應慎食螃蟹。螃蟹性寒，脾胃虛寒者也應儘量少吃，以免引起腹痛、腹瀉，吃時可蘸薑末醋汁，以去其寒氣。

另外患有傷風、發熱、胃病、腹瀉者不宜吃螃蟹，否則會加劇病情，患有高血壓、冠心病、動脈硬化者，儘量少吃蟹黃，以免膽固醇增高。

秋季忌吃死蟹

當螃蟹垂死或已死時，蟹體內的組氨酸會分解產生組胺。組胺為一種

有毒的物質，隨著死亡時間的延長，蟹體積累的組胺越來越多，毒氣越來越大，即使蟹煮熟了，這種毒素也不易被破壞。因此千萬不要吃死蟹。

在市場購買螃蟹的時候，忌圖小便宜去購買死蟹。要買到新鮮的蟹，選蟹時要做到「五看」：一看顏色；二看個體；三看肚臍；四看蟹毛；五看動作。蟹的顏色要青背白肚、金爪黃毛；個體要大而老健；肚臍要向外凸出；蟹腳上要蟹毛叢生；動作要敏捷活躍。符合這五項的才好買。

秋季忌吃醉蟹

因為螃蟹生長在江河湖泊裏，又喜食小生物、水草及腐爛動物，因此蟹的體表、鰓部和胃腸道均沾滿了細菌、病毒等致病微生物。如果是醉吃、醃吃或生吃螃蟹，可能會被感染一種名為肺吸蟲病的慢性寄生蟲病。因此秋季把螃蟹煮熟食用才是最安全的。

醫學研究發現，活蟹體內的肺吸蟲幼蟲囊蚴感染率和感染度是很高的，肺吸蟲寄生在肺裏，刺激或破壞肺組織，能引起咳嗽，甚至咳血，如果侵入腦部，則會引起癱瘓。據專家考證，把螃蟹稍加熱後就吃，肺吸蟲感染率為 20%，吃醃蟹和醉蟹，肺吸蟲感染率高達 55%，而生吃蟹，肺吸蟲感染率高達 71%。肺吸蟲囊蚴的抵抗力很強，一般要在 55℃的水中泡 30 分鐘或 20%鹽水中醃 48 小時才能殺死。生吃螃蟹，還可能會被副溶血性弧菌感染，副溶血性弧菌大量侵入人體會發生感染性中毒，表現出腸道發炎、水腫及充血等症狀。

所以吃蒸煮熟的螃蟹是最衛生安全的。蒸煮螃蟹時要注意，在水開後至少還要再煮 20 分鐘，煮熟煮透才可能把蟹肉裏的病菌殺死。有一點也是很重要的，吃時必須除盡蟹鰓、蟹心、蟹胃、蟹腸四樣物質，這四樣東西含有細菌、病毒、污泥等。

秋季忌柿子與螃蟹同吃

秋季柿子豐收，螃蟹正肥，但是這兩種食物禁止同時食用。

因為螃蟹體內含有豐富的蛋白質，與柿子中的鞣質相結合容易沉澱，凝固成不易消化的物質，因鞣質具有收斂作用，所以還能抑制消化液的分泌，致使凝固物質滯留在腸道內發酵，使食者出現嘔吐、腹脹、腹瀉等食物中毒現象。

另外，需要大家注意的是在吃螃蟹後還不能飲茶水。如果食後立即喝茶或者吃螃蟹後不出 1 小時就飲茶水，那麼茶水會沖淡胃酸，茶會使蟹的某些成份凝固，均不利於消化吸收，同樣也可能引起腹痛、腹瀉等病症。

秋季忌多吃杏

每年秋季麥黃的時候，黃澄澄的杏就力壓枝頭，看一眼就令人滿口生涎。據營養專家研究發現，杏不但含有豐富的蛋白質、糖、礦物質、脂肪、維生素等一般營養物質，而且還含有獨特的苦杏仁、黃酮類物質等，而這些物質恰是防癌、抗癌的要素。雖然杏具有很高的食用和醫療價值，但是也忌多食用。因為具有強烈酸性的杏果，過多地食用會使人體胃酸增多，很容易引起消化不良和潰瘍病。再者杏性溫，中醫認為杏多吃容易上火，會誘發癤腫、腹瀉，對牙齒也不好，容易發生齲齒。因此秋季吃杏宜有節制，忌多吃杏。

秋天忌過多地吃楊桃

楊桃的形狀在果品中獨具一格。李時珍在《本草綱目》中描繪楊桃時說：「其大如拳，其色青紅潤綠，形甚詭異。」由於其形如劍背，身上有脊，五稜如劍，故有「五稜子」之稱。鮮楊桃含有豐富的檸檬酸、蘋果酸、蔗糖、果糖、葡萄糖和較全面的維生素，是水果中的佳品，孕婦食用可抑制妊娠反應；楊桃性平味甘酸，有清熱生津、利尿解毒之功。患有風熱咳嗽、牙痛、口瘡時，吃上幾個楊桃可收到良好療效。生疥長瘡時，採幾片楊桃葉搗爛敷在患處，有止痛、拔膿、生肌功效。

楊桃雖然營養豐富，味香可口，但是在秋季也不宜多吃。中醫認為由

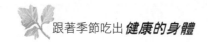

於楊桃性寒，凡體質虛弱、脾胃虛寒者忌多吃，秋季老人和小孩也不宜多吃楊桃。

秋季吃棗的禁忌

忌和黃瓜或蘿蔔一起食用。蘿蔔含有抗壞血酸酶，黃瓜含有維生素分解酶，兩種成份都可破壞其他食物中的維生素。

忌與動物肝臟同食。動物的肝臟富含銅、鐵等元素，銅、鐵離子極易使其他食物中所含的維生素氧化，而失去功效。

忌吃腐爛變質的棗。大棗腐爛後，會使微生物繁殖，棗中的果酸酶繼續分解果膠產生果膠酸和甲醇，甲醇可再分解生成甲醛和甲醇。食用腐爛的棗，輕者可引起頭暈，使眼睛受害，重則危及生命。

忌與維生素同食。棗中的維生素可使維生素 K 分解破壞，使治療作用降低。

齲齒患者忌多食紅棗。中醫認為甜味的食物容易變酸腐蝕牙齒，紅棗為甜味較重的食物，《本草經疏》說：「若無故頻食，則損齒。」所以秋季齲齒患者忌多食紅棗。

糖尿病患者忌吃棗。糖尿病患者宜食含糖量少的食品，而棗含糖量較高，如果糖尿病患者食用紅棗，則會加重病情。

忌在服退熱藥時吃棗。服用退熱藥物同時食用含糖量高的食物，容易形成不溶性的複合體，減少藥物的吸收速度。大棗為含糖量高的食物，故禁忌食用。還有就是在服苦味健胃藥及驅風健胃藥時也不應食用。苦味及驅風健胃藥是靠藥物的苦味來刺激味覺器官，反射性地提高食物對中樞的興奮性，以幫助消化、增進食慾。若服用以上藥物時食用大棗，則明顯地影響藥物的療效。

秋季吃蓮的禁忌

「出淤泥而不染，濯清漣而不妖」，蓮不僅高雅聖潔，還為人類無私

地貢獻自己的果實，如蓮子、蓮藕等。

　　金秋是收穫的季節，又到採蓮子的時候了！蓮子，又名蓮子肉、湘蓮肉、建蓮肉，營養豐富，主要含有蛋白質、鈣、磷、鐵質及維生素 B1、維生素 B2 和胡蘿蔔素、澱粉等成份。但是蓮子性澀滯，對脾胃有不利的影響，《本草綱目拾遺》說「生則脹人腹」。因此秋季蓮子最好不要生吃。

　　蓮藕也忌生吃。藕主要含碳水化合物、無機鹽、維生素等營養成份。藕生吃雖然鮮嫩可口，但有些藕寄生著薑片蟲，很容易引起薑片蟲病。薑片蟲寄生在人體小腸中，其卵落入水中就會發育成毛蚴，並在螺螄體內發育成尾蚴，尾蚴鑽出螺殼附在生藕上，形成囊蚴。人吃了帶囊蚴的生藕，囊蚴就會在小腸內發育為成蟲，成蟲附在腸黏膜上，會造成腸損傷和潰瘍，使人腹痛、腹瀉、消化不良，兒童還會出現面部浮腫、發育遲緩、智力減退等症狀，嚴重者還會發生虛脫而死亡。

秋季忌生吃銀杏

　　秋季是銀杏成熟上市的時節，銀杏又名白果、公孫果，很多人非常喜好這種果實。但生銀杏的外皮中含有白果酸、氫化白果酸、氫化白果亞酸、白果醇等有毒成份。如果生吃銀杏過多，可造成對中樞神經系統的損害，出現嘔吐、腹痛、神志昏迷、呼吸困難等症狀，甚至造成呼吸麻痺而死亡的後果。因此食用銀杏製熟最好，製熟後毒性減弱，表皮也容易脫落。

秋季吃柿子的禁忌

　　秋季是柿子成熟豐收的季節。柿子中含碳水化合物很多，每 100 克柿子中含 10.8 克，其中主要是蔗糖、葡萄糖及果糖，這也是柿子甜的原因。柿子中的其他營養成份則不多，只含有少量的脂肪、蛋白質、鈣、磷、鐵和維生素 C 等。另外柿子富含果膠，它是一種水溶性的膳食纖

維，有良好的潤腸通便作用，對於緩解便秘、保持腸道正常菌群生長等，有很好的作用。

中醫認為柿子味甘、澀，性寒，有清熱去燥、潤肺化痰、軟堅、止渴生津、健脾、治痢、止血等功能，可以緩解大便乾結、痔瘡疼痛或出血、乾咳、喉痛、高血壓等症。所以柿子是慢性支氣管炎、高血壓、動脈硬化、內外痔瘡患者的天然保健食品。如果用柿樹葉子煎服或沖開水當茶飲，也有促進機體新陳代謝、降低血壓、增加冠狀動脈血流量及鎮咳化痰的作用。

柿子雖然味美可口又有醫療保健作用，但是秋季吃柿子也有禁忌的：

（1）忌食之過多

柿子中的鞣酸能與食物中的鈣、鋅、鎂、鐵等礦物質，形成不能被人體吸收的化合物，使這些營養素不能被利用，故而多吃柿子容易導致這些礦物質缺乏。又因為柿子中含糖較多，所以人們吃柿子比吃同樣數量的蘋果、生梨更有飽腹感，從而會影響食慾，並減少正餐的攝入。一般認為，在空腹的情況下，每次吃柿子不超過 200 克為宜。吃後漱口，柿子含糖高，且含果膠，吃柿子後總有一部份留在口腔裏，特別是在牙縫中，加上弱酸性的鞣酸很容易對牙齒造成侵蝕，形成齲齒，故而在吃柿子後宜喝幾口水，或及時漱口。

（2）忌空腹吃柿子

因柿子含有較多的鞣酸及果膠，在空腹情況下它們會在胃酸的作用下，形成大小不等的硬塊，如果這些硬塊不能通過幽門到達小腸，就會滯留在胃中形成胃柿石，小的胃柿石最初如杏子核，但會愈積愈大。如果胃柿石無法自然被排出，那麼就會造成消化道阻塞，出現上腹部劇烈疼痛、嘔吐、甚至嘔血等症狀，曾在手術中發現大如拳頭的胃柿石。柿子皮不能吃，有的人感到吃柿子的同時，咀嚼柿子皮比單吃柿子更有味道，其實這種吃法是不科學的。因為柿子中的鞣酸絕大多數集中在皮中，在柿子脫澀時，不可能將其中的鞣酸全部脫盡，如果連皮一起吃更容易形成胃柿石，

尤其是脫澀工藝不完善時，其皮中含的鞣酸更多。

（3）忌與含高蛋白的蟹、魚、蝦等食品同吃

中醫學中，螃蟹與柿子都屬寒性食物，故而不能同食。從現代醫學的角度來看，含高蛋白的蟹、魚、蝦在鞣酸的作用下，很易凝固成塊，即胃柿石。

（4）忌與甘薯同食

柿子和甘薯都是秋季時令美食，備受人們的喜愛。但是如果柿子與甘薯同食，由於甘薯中含有「氣化酶」和粗纖維，在人的胃腸中容易產生二氧化碳氣體，刺激胃酸分泌，使胃酸增多，促使胃柿石形成。所以秋季忌柿子與甘薯同食。

（5）糖尿病人忌食

柿子中因含 10.8% 的糖類，且大多是簡單的雙糖和單糖（蔗糖、果糖、葡萄糖即屬此類），因此吃後很易被吸收，使血糖升高。對於糖尿病人而言，尤其是血糖控制不佳者更是有害的。

秋季忌多吃板栗

板栗，俗稱栗子，又名瑰栗、毛栗、風栗。板栗營養豐富，含澱粉、蛋白質、粗纖維和多種維生素，味甘性溫，甜糯爽口，有「乾果之王」和「木本糧食」的美譽。栗果中含糖及澱粉 70.1%，蛋白質 10.7%，脂肪 2.7%，此外還含有多種維生素以及磷、鈣、鐵等多種礦物質，特別是維生素 C、維生素 B1 和胡蘿蔔素的含量比一般乾果都高。板栗尤其對腎虛患者有良好的療效。栗子味甘性溫，無毒，補脾健胃、補腎強筋、活血止血，適用脾胃虛寒引起的慢性腹瀉，腎虛所致的腰膝酸軟、腰肢不遂、小便頻數以及金瘡、折傷腫痛等症。板栗有益氣補腎、健脾補肝、調理腸胃之功效。中醫稱其為「腎果」，尤適腎病者食用。

但板栗堅實，生食難於消化，熟食易滯氣積食，一次不宜多食；有安腸止瀉作用，便秘者忌食，否則加重症狀。

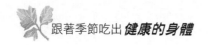

秋季忌多吃桑葚

桑葚又叫桑果、桑葚子,是由桑樹生長的一種紫色的果實。而金秋時恰是桑葚成熟採摘季節。桑葚因為其味甜、略酸,因此備受人們的喜愛。有學者研究發現,桑葚含有一種胰蛋白酶抑制物,對於腸胃功能比較弱的或者是老人小孩來說,多吃容易在體內產生抑制消化道內各種消化酶的活性、阻礙蛋白質消化吸收的不良作用,並可引起噁心、嘔吐、腹痛、腹瀉等病症。因此秋季雖桑葚味美但忌多吃。

秋季吃水果的禁忌

金色的秋日是水果的世界,是人們大享口福的最好時機,但是在滿足我們口福的時候,一定要注意秋季吃水果的幾項注意事項,安全飲食才能促進和保持身體的健康。

(1)忌生吃水果不削皮

很多人在吃水果的時候,只是用水沖洗一下,而不削皮。他們認為果皮中維生素含量比果肉高,因而生吃水果時連皮一起吃掉。其實這種吃法對身體健康是非常有害的。因為在水果的表皮中有一層蠟質,農藥可滲透其中,並殘留在蠟質中。如果長期連皮一起生吃水果,農藥殘毒在人體內就可能積蓄,引起慢性中毒,損害神經系統破壞肝功能,影響人的生殖與遺傳。因此在秋季生吃水果的時候一定要削皮後再食用。

(2)忌將生水果放冰箱中存放

在秋季,忌將未成熟的水果放入冰箱中保存。因為冰箱中溫度較低,會抑制水果的自然新陳代謝和成熟,使其中一些營養物質不能完全合成,吃後會對身體的健康有很大的負面影響。最好的方式是將未成熟的水果放在常溫下,使其逐漸成熟後再放入冰箱保存。

(3)忌飯後立即吃水果

有些人有飯後適量吃些水果的習慣,認為吃些水果可以促進腸道蠕動,有助於消化,使大便通暢。其實這種做法事與願違,因為飯後立即吃

水果，不但不會助消化，而且還可造成脹氣和便秘。

（4）忌吃完水果不漱口

因為秋季不少水果中，含有檸檬酸、蘋果酸、酒石酸等多種發酵糖類物質，這些物質對牙齒有較強的腐蝕性，很容易對牙齒造成損害。如果秋季吃大量的水果後，而沒有及時漱口的習慣，長此以往很容易引起齲齒。

另外，在秋季患冠心病的人可以適量食用水果，以補充機體所需的有機酸、礦物質、維生素和纖維素等。但是切忌大量地食用，因為水果中含有較多的果糖、葡萄糖等糖類，冠心病患者多吃水果可使血脂增高、血糖升高和發生肥胖，無疑會加重患者的病情。

秋季吃甘薯的禁忌

秋季是甘薯的收穫時節。甘薯營養豐富，據分析，每 100 克甘薯鮮品約含水份 67.1 克、蛋白質 1.8 克、脂肪 0.2 克、碳水化合物 29.5 克、鈣 18 毫克、磷 20 毫克、鐵 0.4 毫克。此外還含有胡蘿蔔素、維生素 B1、B2、C 等，其中所含的維生素 C 是蘋果、葡萄、梨的 10～30 倍，難怪它享有「營養保健食品」之美譽。

甘薯不僅是佳蔬美食，而且還有頗高的藥用價值，古代醫學認為甘薯味甘、性平、無毒，有補虛乏、益氣力、健脾胃、強腎陰之功效。《金薯傳習錄》載：甘薯可治痢疾和下血症、酒積熱瀉、濕熱和黃疸病、小兒疳積等。在民間驗方中，常用於治療濕疹、毒蟲蜇傷、夜盲症、瘡疹、便秘等症。甘薯中所含的纖維素，能增進腸道的蠕動，從而具有預防便秘及腸道疾病的作用。

甘薯雖好，但忌過量食用。據研究發現，甘薯含一種氣化酶，這種酶容易在人的胃腸道裏產生大量二氧化碳，如吃得過多，會使人腹脹、打嗝、放屁。同時甘薯裏含糖量高，吃多了可產生大量胃酸，使人感到所謂的燒心。胃由於受到酸液的刺激而加強收縮，此時胃與食管連接處的賁門肌肉放鬆，胃裏的酸液即倒流進食管，人就會吐酸水。

秋季小孩忌生吃甘薯。兒童吃甘薯最好熟吃為宜，因為甘薯中含有氧化酶和粗纖維，如果生吃甘薯，那麼其中的植物細胞沒有被破壞，兒童吃後就難以很快消化，會引起腹脹不適、消化不良。再就是生甘薯容易被寄生蟲和病菌污染，兒童食用後有得寄生蟲病和患腸道感染的危險，出現噁心、嘔吐、腹瀉等病症。因此秋季兒童最好熟吃甘薯。

秋季忌吃生蜂蜜

《本草綱目》記載：「七月勿食生蜜。」秋季忌食生蜂蜜，否則易中毒。自然界裏的植物分為有毒和無毒兩大類。無毒植物的花期較早，有毒植物的花期較晚。如果蜜蜂採了有毒植物的花，釀成的蜜也是有毒的。大陸有些地區有大量的有毒植物，如雷公藤、昆明的海棠、南燭花等，來自這些植物的花蜜都含有劇毒的生物鹼。而這些植物大多在秋季的農曆七月份開花。如果人們吃了這種生蜂蜜，就會出現頭暈、噁心、頭疼、腹瀉、腹疼等中毒症狀。為了預防或避免食用蜂蜜發生中毒，應忌食用秋季的生蜂蜜。尤其是去雲南、四川、福建、廣西、湖南南部等地之人。

秋季吃柚子的禁忌

柚子又名「文旦」，果實小的如柑或者橘，大的如瓜，黃色的外皮很厚，食用時需去皮吃其瓤，大多在 10～11 月果實成熟時採摘。柚子味甘酸、性寒，具有消食健胃、生津止渴、化痰止咳、滑腸通便之功效。營養專家發現，柚子中含有多種人體所需的營養成份，維生素 C 的含量較為豐富，胡蘿蔔素、維生素 B1、B2、鈣、磷、鐵、糖等的含量也較多。柚子不但食用價值高，而且還有較好的醫療保健效果。胃食積滯、消化不良時，將適量的柚皮切成絲與水同煮，代茶飲服，能消食、開胃、通氣，使人舒暢。

柚子雖好，食用的時候也有禁忌。

忌在服藥的過程吃柚子。外國醫學家研究發現，柚子中含有一種不知

名的活性物質，這種物質對人體腸道的一種酶有抑制作用，使藥物正常代謝受到干擾，令血液濃度明顯增高。這不僅會影響肝臟解毒，使肝功能受到損害，還可能引起其他不良反應，甚至發生中毒。

比如病人服抗過敏藥時，如果吃了柚子，就會出現頭昏、心悸、心律失常、嚴重的還會導致猝死。因此在服藥的過程中為安全起見，忌吃柚子。

胃炎患者忌吃柚子。秋季的柚子寒涼傷胃，中醫認為多食柚子可積濕生痰，胃熱食積的急性疾病適宜，如果慢性胃炎患者多食柚子，則容易加重病情。另外因柚子甘酸，消食化積，含有能夠降低血糖的成份，如果低血糖患者多食柚子，病情就會加重。所以秋季低血糖患者忌多食用柚子。

秋季吃菱角的禁忌

菱角又名菱、水菱、水栗等，是秋季一種果、糧、蔬兼具的水生作物。菱角營養豐富，主要含糖份、脂肪、蛋白質、無機鹽等成份。

但是感冒患者忌多食菱角。中醫認為感冒患者宜食含有表散作用的食物，忌食補益類食物。菱角補氣戀邪，如果感冒患者多食菱角，可致使病情治癒的時間延緩。

另外，秋季痢疾患者也忌吃菱角，因為痢疾疾病在腸道，多為溫熱鬱積所致，忌食補益類食品，菱角常用於健脾益胃厚腸，滋補作用明顯，如果痢疾患者食用菱角，則會加重病情。

秋季食補五忌

（1）忌多多益善

任何補藥服用過量都有害。認為「多吃補藥，有病治病，無病強身」是不科學的。如過量服用參茸類補品，會引起腹脹、不思飲食；過服維生素 C，可致噁心、嘔吐和腹瀉。

（2）忌無病亂補

217

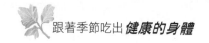

無病亂補，既增加開支，又害自身。如服用魚肝油過量可引起中毒、長期服用葡萄糖會引起發胖，血中膽固醇增多，易誘發心血管疾病。

（3）忌虛實不分

中醫的治療原則是虛者補之，不是虛症病人不宜用補藥，虛症又有陰虛、陽虛、氣虛、血虛之分，對症服藥才能補益身體，否則適得其反，會傷害身體。保健養生雖然不像治病那樣嚴格區別，但起碼應將用膳對象分為偏寒、偏熱兩大類。偏寒者畏寒喜熱，手足不溫，口淡涎多，大便溏薄，小便清長，舌質淡，脈沉細。偏熱者，則手足心熱，口乾，口苦，口臭，大便乾結，小便短赤，舌質紅，脈數。若不辨寒熱妄投藥膳，容易導致「火上加油」。

（4）忌凡補必肉

動物性食物無疑是補品中的良劑，它不僅有較高的營養，而且味美可口。但肉類不易消化吸收，若久服多服，對胃腸功能已減退的老年人來說，常常不堪重負，而肉類消化過程中的某些「副產品」，如過多的脂類、糖類等物質，又往往是心腦血管病、癌症等老年常見病、多發病的原因。飲食清淡也不是不補，尤其是蔬菜類更不容忽視。現代營養觀點認為新鮮的水果和蔬菜含有多種維生素和微量元素，是人體必不可少的營養物質。

（5）忌越貴越補

並非高貴的食物就非常的有營養，傳統食品如燕窩、魚翅之類，其實並無奇特的食療作用，而十分平常的甘薯和洋蔥之類的食品，卻有值得重視的食療價值。另外，凡食療均有一定的對象和適應症，故應根據需要來確定藥膳，「缺什麼，補什麼」，切勿憑貴賤來分高低，尤其是老年人，更應以實用和價格低廉為滋補原則。

秋季吃花生的禁忌

秋季是花生收穫的季節。花生是一種高營養的食品，裏面含有蛋白質

25%～36%，脂肪含量可達 40%，花生中還含有豐富的維生素 B2、PP、A、D、E，鈣和鐵等。花生是一百多種食品的重要原料。它除可以榨油外，還可以炒、炸、煮食，製成花生酥以及各種糖果、糕點等。因為花生烘烤過程中有二氧化碳、香草醛、氨、硫化氫以及一些其他醛類揮發出來，構成花生果仁特殊的香氣。花生的內皮含有抗纖維蛋白溶解酶，可防治各種外傷出血、肝臟出血、血友病等。

花生雖然營養豐富，但是吃花生也有禁忌：

發黴的花生米忌吃。花生米很容易受潮發黴，產生致癌性很強的黃麴黴菌毒素。黃麴黴菌毒素可引起中毒性肝炎、肝硬化、肝癌。這種毒素耐高溫，煎、炒、煮、炸等烹調方法都分解不了它。所以一定要注意不可吃發黴的花生米。

火氣旺者忌多吃花生。因為花生味甘性燥，多吃會引發或加重火氣。特別是對患有口腔炎症、舌炎、口舌潰瘍、鼻出血等內熱火旺者，應忌食用或少食花生。

膽道疾病患者忌多吃。花生的脂肪需要足夠的膽汁去消化，膽病患者的膽囊無法排出所需的膽汁，要消化花生的脂肪，就必須增加肝臟分泌膽汁的負擔。

高脂血症患者忌多吃。由於花生有大量脂肪的原因，會使人體血液中的脂質濃度升高，而血脂的升高又是促成動脈硬化、高血壓、冠心病的病因之一。

脾弱胃虛的人，正患慢性腸炎、痢疾或消化不良等胃虛、脾弱的人忌多吃花生。因為花生中含有 50%的油脂，具有潤腸導瀉的作用，食用花生後會加重腹瀉，不利於病情好轉，更影響身體康復。

秋季吃南瓜的禁忌

南瓜，又名番瓜、倭瓜、金瓜，為秋季主要蔬菜之一。南瓜中含有豐富的微量元素鈷和果膠。鈷的含量較高，是其他任何蔬菜都不可相比的，

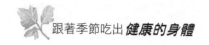

它是胰島細胞合成胰島素所必需的微量元素，常吃南瓜有助於防治糖尿病。果膠則可延緩腸道對糖和脂質吸收。食用南瓜也有以下禁忌。

南瓜忌多食。南瓜屬於營養較低的食品，其性溫熱，補益作用較差，多食容易上火，會導致火熱為患的疾病。

熱淋患者忌食南瓜。熱淋為泌尿系統感染發炎所致，在飲食方面應食寒涼清熱通淋之物，忌食溫熱之物。南瓜屬溫熱性食物，熱淋患者食用南瓜後，會導致小便更為艱澀，甚則滴瀝灼熱疼痛，小便下血等。

胃熱患者忌食南瓜。中醫認為胃熱患者宜食寒涼性食物，忌食溫熱性食物。南瓜性溫熱，胃熱患者食用南瓜後會加重胃熱，從而加重患者的病情。

脹氣者忌多吃南瓜。南瓜甘溫，能補中益氣，具有通絡止痛，解毒殺蟲之功效。南瓜中還含有豐富的纖維素和果膠，可以結合多餘的膽固醇，從而降低血液的膽固醇含量，起到防止動脈硬化的作用。南瓜與豬肝同食可治夜盲，與山藥同食有補益脾胃的功能。需要注意的是南瓜易產氣，對於愛生氣和平時容易脘腹脹滿的人，最好不要多吃，更不能和紅薯、馬鈴薯放在一起吃，這樣會增加脘腹脹滿的程度。

秋季吃白菜的九項禁忌

（1）忌食用黴爛變質的白菜。

（2）忌白菜燙後擠汁做菜餡用。

（3）忌食用酸白菜過多。

（4）忌白菜燜煮後食用。

（5）忌白菜水浸泡後食用。

（6）忌白菜和豬、羊肝等內臟同時食用。

（7）忌白菜用銅製器皿盛放或烹製。

（8）忌服用維生素K時食用白菜。

（9）忌食用久放的熟白菜。

秋季吃火鍋忌溫度太高

秋天氣候越來越冷了，也正是開始吃火鍋的季節。不少人吃火鍋講究「一熱當三鮮」，喜歡從熱騰騰的火鍋中，夾起美味來便直往嘴裏送，燙得舌頭發麻額頭發汗大呼過癮的那種感覺，並美其名曰：「一熱當三鮮」。

其實吃太熱、太燙的火鍋，對人的身體健康是不利的。因為人的口腔、食道和胃黏膜一般只能耐受 50℃左右的溫度，太燙的食物就會損傷黏膜，而火鍋濃湯的溫度可高達 120℃，取出即吃的話，很易燙傷口腔、舌部、食道以及胃的黏膜。一些本來就有復發性口瘡的人，吃了火鍋後容易上火，其口瘡發生機會因此又多出好幾倍，或者原有的口腔黏膜炎症出現加重症狀。如此反覆，還會誘發食道癌變。最危險的是那些患有口腔黏膜白斑或扁平苔癬等癌前病變的人，火鍋的高溫和調料的刺激，都會使這些病情加重。

所以秋季吃火鍋千萬不可心急，從火鍋中取出的食物要量小，並等降溫後入口為宜。應做到「寧捨三鮮，不要太燙」。

秋天忌吃半生不熟火鍋

在秋季吃火鍋，很多人有這樣的習慣，為追求鮮脆嫩滑的口感，食物在火鍋裏燙一下就吃，其實這樣也是對自己身體健康不負責任的。

如果過多地吃這樣半生不熟的火鍋，除了造成消化不良外，潛藏於食物中的細菌、寄生蟲卵，會隨食物吞入胃腸從而導致疾病的發生。據研究，三種嚴重的寄生蟲病——旋毛蟲、條蟲和囊蟲都可能通過火鍋傳播。不潔的豬肉片和牛肉片裏很可能含有這三類寄生蟲。目前雖不能肯定羊肉裏是否含有旋毛蟲、條蟲和囊蟲，但曾有報導有人因吃涮羊肉而得了旋毛蟲病的事件。如果得了寄生蟲病，就會渾身乏力、肌肉酸痛、身體浮腫，有時候腳踏地面都會有刺痛的感覺。

所以秋季在吃火鍋的時候，一定要將肉切薄、多燙，涮豬肉片、牛肉片時，一定要涮熟再吃。同時還需要注意的是如果看到肉片上有白色、米粒狀物質，就很可能是囊蟲卵，這樣的肉是忌吃的。

秋季忌空腹食用的蔬果

秋季是水果豐收的季節，各種水果大量的上市，琳瑯滿目讓人應接不暇。但是秋季有相當一部份水果忌空腹食用，如我們日常生活中常見的蕃茄、柿子、橘子、山楂、香蕉、甘蔗和鮮荔枝等。

這是因為蕃茄中含果膠、杭膠酚、可容性收斂劑等，如果空腹吃，就會與胃酸相結合而使胃內壓力升高引起脹痛；柿子所含鞣質與胃酸凝結則形成「柿石」，同時患有膽結石、腎結石的病人吃柿子也要慎重，以免導致病情惡化；橘子中含大量糖份和有機酸，空腹食之則易產生胃脹、呃酸；山楂味酸，空腹食之則會產生胃痛；香蕉中的鉀、鎂含量較高，空腹吃香蕉，使血中鎂量升高而對心血管產生抑制作用；空腹時吃甘蔗或鮮荔枝切勿過量，否則會因體內突然滲入過量高糖份而發生「高滲性昏迷」。

秋季五種蔬果忌帶皮食用

（1）紅薯：紅薯皮含鹼多，食用過多會引起胃腸不適。呈褐色和黑褐色斑點的紅薯皮是受了「黑斑病菌」的感染，能夠產生「蕃薯酮」和「蕃薯酮醇」，進入人體將損害肝臟，並引起中毒。中毒輕者，出現噁心、嘔吐、腹瀉，重者可導致高燒、頭痛、氣喘、抽搐、吐血、昏迷，甚至死亡。

（2）荸薺：荸薺常生於水田中，其皮能聚集有害有毒的生物排泄物和化學物質。另外荸薺皮中還含有寄生蟲，如果吃下未洗淨的荸薺皮，會導致疾病。

（3）白果：白果果皮中含有有毒物質「白果酸」、「氫化白果酸」、「氫化白果亞酸」和「白果醇」等，進入人體後會損害

中樞神經系統，引起中毒。另外，熟的銀杏肉也不宜多食。

（4）馬鈴薯：馬鈴薯皮中含有「配糖生物城」，其在體內積累到一定數量後就會引起中毒。由於其引起的中毒屬慢性中毒，症狀不明顯，因而往往被忽視。

（5）柿子：柿子未成熟時，鞣酸主要存在於柿肉中，而成熟後鞣酸則集中於柿皮中。鞣酸進入人體後在胃酸的作用下，會與食物中的蛋白質起化合作用生成沉澱物——柿石，引起多種疾病。

秋季忌吃隔夜飯

秋季忌吃隔夜的飯菜，如果抵抗力稍弱，就會引起食物中毒。營養專家指出，有一種叫蠟樣芽孢桿菌，在 16℃～50℃的溫度中，最易在米飯、米粉及其他乳製品、肉製品、蔬菜等食物中大量生長繁殖，而秋天正是蠟樣芽孢桿菌最活躍的季節，因而蠟樣芽孢桿菌食物中毒也最易在秋季流行，中毒食品多為剩飯、炒飯、冷盤和調味汁等。

秋季尿路炎症者忌吃紅棗

俗話說：「一日吃三棗，終生不顯老。」秋季時紅棗大量上市，因其口感甜脆、養血安神、養顏潤膚，很受人們的青睞。但是吃紅棗也有禁忌，有尿路炎症患者吃得過多就可能導致排尿不通。

因為泌尿系感染是由細菌引起的腎盂腎炎、膀胱炎、尿道炎等病的總稱。一般以腰痛、尿頻、尿急、尿痛為主要臨床特點，中醫認為此病多是由於濕熱下注，影響腎和膀胱，引起尿路炎症。紅棗味甜，多吃容易生痰生濕，導致水濕積於體內，引發排尿不暢。同時由於紅棗性溫、偏濕熱，多食易致濕熱下注，而加重患者小便不暢、尿頻尿急、淋瀝熱痛的症狀，故有尿路炎症的人忌多吃。

其實紅棗除了食用禁忌，吃法也有講究。一般來說，加些菊花煮紅棗是明智之舉，因為這樣既不會改變進補的藥效，也可避免生吃所引起的腹

瀉。另外用紅棗煲花生，對於患腳氣病者有輔助作用；紅棗蓮藕湯能補血，使膚色紅潤；紅棗與芹菜一起煎服，有助降低膽固醇和軟化血管；在紅棗裏加點花旗參，可健脾胃，清熱氣；紅棗赤豆粥、紅棗糯米粥，自古以來就是老年、虛弱之人的療養保健飲食；用於腸胃較易脹滿者，則應加些生薑同煮，才不會助長脹氣。

中醫認為紅棗性溫味甘，入脾、胃經，有補中益氣、養血安神、緩和藥性之功。適用於脾胃虛弱、氣虛不足、失眠、心悸、盜汗、痢疾、月經不調、體虛感冒等。紅棗雖然味甘、無毒，但性偏濕熱，故不能多食，尤其內有濕熱者，多食會出現燥熱口渴、胃脹等不良反應。

秋季困乏忌喝碳酸飲料

俗話說：春困秋乏。現代快節奏的生活中，特別是在秋季，很多人常有這樣的現象。原來健康的身體，忽然一而再、再而三地出現不明原因的疲勞。對於這些疲勞現象，通過飲食調理，就可以改變。

在秋季的飲食中不能缺少鹼性食物。如紫甘藍、花椰菜、芹菜、油麥菜、蘿蔔纓、小白菜和水果、菌藻類、奶類等可以中和體內的「疲勞素」乳酸，以緩解疲勞。其實鈣是天然的壓力緩解劑。缺鈣的人總是精疲力竭地疲於奔命、神經高度緊張，工作產生的疲勞無法獲得緩解。

在攝取牛奶和優酪乳等富含鈣質食物的同時，千萬不要忘記補充鎂。「補鈣不補鎂，吃完就後悔！」新鮮小麥胚、蕎麥、核桃、杏仁、紅葡萄酒、香蕉、紫菜、未加工的蜂蜜和黃豆等食物中富含鎂元素。

秋季還應該多補充肉類、豆芽、豆類、蘆筍、梨、桃子等富含天門冬氨酸的食物，以促進新陳代謝，除去乳酸，消除疲勞，促使體力恢復。增加富含脂肪酸的魚類，如鯖魚、鮭魚、銀白魚、青魚和鯡魚。還可以吃些葵花子、南瓜子和芝麻這些含有必需脂肪酸和纖維的食物，如拌沙拉裡加入橄欖油或葵花子油。

但是在秋季解乏忌喝碳酸飲料，碳酸飲料的成份大部份都含有磷酸，

這種磷酸卻會潛移默化地影響骨骼，常喝碳酸飲料骨骼健康就會受到威脅。因為人體對各種元素都是有要求的，大量磷酸的攝入就會影響鈣的吸收，引起鈣、磷比例失調。要多喝水，尤其是鹼性水，有助於肝臟和腸道的解毒。

秋季忌多吃生香蕉

秋季忌吃沒熟透的香蕉，秋季氣候通常多風乾燥，人們很容易上火，如果多吃沒有熟透的香蕉就會加重便秘。大家都知道這樣的常識，香蕉是潤腸的，大便不好的時候吃香蕉就能潤腸通便。其實並非所有的香蕉都具有潤腸作用，只有熟透的香蕉才有上述功能，如果多吃了生的香蕉，不僅不能通便，反而會加重便秘。

香蕉含有豐富的膳食纖維，其很大一部份不會被消化和吸收，但能令糞便的容積量增大，並促進腸蠕動。同時香蕉的含糖量超過 15%，且含大量水溶性的植物纖維，能引起高滲性的胃腸液分泌，從而將水份吸附到固體部份，使糞便變軟而易排出。

不過，這些作用只是熟透的香蕉才具有的，生香蕉可能會起到反作用。除了那些青綠色的不熟外，有的香蕉外表很黃，但吃起來卻肉質發硬，甚至有些發澀。這樣的香蕉也沒有熟透，它含有較多的鞣酸，鞣酸相當於灌腸造影中使用的鋇劑，比較難溶，且對於消化道有收斂作用，會抑制胃腸液分泌並抑制其蠕動，如攝入過多就會引起便秘或加重便秘病情。因此如果香蕉沒有熟透，是不能用於潤腸通便的。

秋季喝菊花茶忌加冰糖

秋季喝菊花茶有清熱解毒、清肝明目的功效，對口乾、火旺、目澀，或由風、寒、濕引起的肢體疼痛、麻木等疾病均有一定療效。《本草綱目》中對菊花的藥效有詳細的記載：性寒、味甘，具有散風熱、平肝明目之功效。《神農本草經》認為，白菊花茶能「主諸風頭眩、腫痛、目欲

脫、皮膚死肌、惡風濕痺，久服利氣，輕身耐勞延年」。

泡飲菊花茶時，最好用透明的玻璃杯，每次放上四、五朵，再用沸水沖泡即可。若是飲用的人多，可用透明的茶壺，每次放一小把，沖入沸水泡 2～3 分鐘，再把茶水倒入數個玻璃杯中即可。如果加少許蜂蜜，口感會更好。不過味苦的野菊花最好不要飲用。有過敏體質的人如果想喝菊花茶，應先泡一兩朵試試，如果沒問題再多泡，但也不應過量飲用。此外，由於菊花性涼，體虛、脾虛、胃寒病者，容易腹瀉者不要喝。一般情況下，菊花茶最適合頭昏、目赤腫痛、嗓子疼、肝火旺以及血壓高的人喝。

喝菊花茶時，人們往往還喜歡加上幾顆冰糖以增加口感。雖然菊花茶加冰糖是可以的，但是對於患有糖尿病或血糖偏高的人，最好別加糖，應單喝菊花。此外，還有一些脾虛的人也不宜加糖，因為過甜的茶會導致口黏或口發酸、唾液多。所以對自己體質不瞭解的人喝菊花茶，還是別加冰糖為好。

秋季旅遊飲食四忌

每年秋季都是旅遊旺季，每週的雙休日也有不少人喜歡約上幾位好友或全家老少去郊外，或路途較近的風景遊覽區去旅遊、野炊，可謂是一件讓人愉快的事情。但是在野炊的時候一定要注意飲食衛生，切不可只顧玩樂而忽略了野炊的四項禁忌。

（1）煙燻火烤的食品忌多吃。野炊中，在炭火上烤魚片、肉餅、肉串，恐怕是讓人最躍躍欲試和垂涎欲滴的了。其實吃煙燻火烤食品易使人發生癌症。大量研究表明，食物經過煙燻火烤以後，可以生成大量的多環芳烴。這種多環芳烴一部份來自燻烤時的煙氣，但主要是來自食物本身焦化的油脂中。煙燻火烤食品中還有一些亞硝胺化合物，而這些物質都有強烈的致癌作用。要預防消化道癌症的發生，最好不要吃煙燻火烤食物。

（2）所帶的食品忌不新鮮衛生。一般外出野餐，都要準備一定數量

的熟食。有的人前一天就將一些滷菜、熟食包裝好。秋季氣溫仍偏高，有利於各種細菌的繁殖，使某些食物容易腐敗變質，人們吃了就可能引起食物中毒。所以滷菜類食品最好當天購買，如前一天購買放在冰箱內，出門前也應加熱後再帶走。購買食品時應注意其生產日期和保存期，以免誤食過期變質食物。另外在裝食品的時候最好用消過毒的專用容器，也可用清潔乾淨的塑膠保鮮袋。

（3）野外的蘑菇忌採食。秋季，風景區的山邊、草叢、樹林中常有野蘑菇生長。一些遊人見了往往情不自禁地去採摘，或燴菜，或燒湯，味道確實鮮美。然而因誤食有毒蘑菇導致中毒者並非少見，若中毒嚴重，處理不及時還可導致死亡。一般而言，凡是五顏六色，含有乳白色汁較多的蘑菇多數有毒，千萬不可食用。遊人在沒有掌握識別有毒與無毒蘑菇之前，切忌隨便採摘食用。一旦食後有中毒症狀出現，如噁心、嘔吐、腹痛、腹瀉、全身冒汗等，須立即送醫院急救，不可延誤搶救時機。

（4）風景區的生水忌喝。一些風景點有泉水，遊人總好搶飲。但是那麼多遊客共用一把勺子或木桶，其中難免會有消化道傳染病病人。因此風景區的泉水，雖然看上去清澈透底，實質上很容易被病菌污染，是萬萬喝不得的。否則易染上病毒性肝炎、腸炎等疾病。

秋季吃茄子忌去皮

秋季吃茄子忌去皮，吃茄子去皮影響人體吸收鐵。生活中很多人認為茄子要去皮吃，不然口感不佳，上面的農藥殘留還可能影響健康。茄子去皮可以去掉農藥殘留，的確也豐富了其烹調方法。但是去皮後茄皮上面富含的維生素 K 就流失了。而維生素 K 可以啟動至少 3 種人體內有利於骨骼生長的蛋白質，對於增強老年人骨質健康非常有益。因此如果能保證清潔

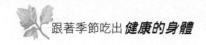

得當，並且煮熟後吃，最好就不要給茄子去皮。

　　另外，茄子去皮後容易發黑，因為其中的微量元素鐵會被空氣氧化，這樣可能影響人體對鐵的吸收。從這個角度來說，最好也不要去皮吃。

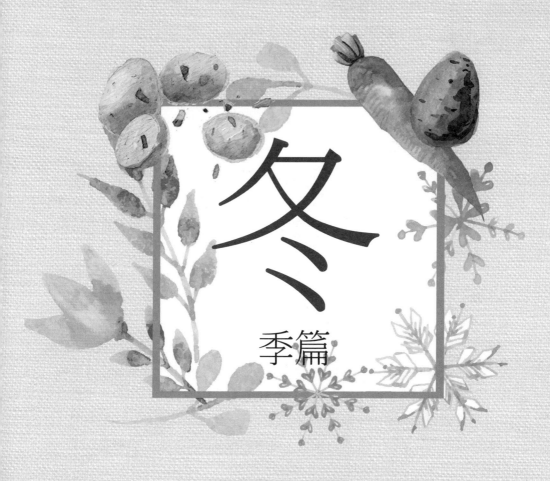

冬

季篇

冬季，氣候寒冷，陰盛陽衰。
人體受寒冷氣溫的影響，
機體的生理功能和食欲等均會發生變化。
因此合理地調整飲食，保陰潛陽，多吃熱食，
保證人體必需營養素的充足，
以提高人的耐寒能力和免疫功能，
使之安全、順利地越冬，是十分必要的。

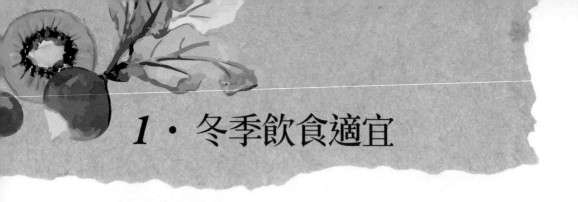

1・冬季飲食適宜

冬季飲食宜溫熱養陰

　　冬季是進補強身的大好季節，因為冬季氣候寒冷，因此冬季的飲食一定要有豐富、足夠的營養，熱量要充足。再就是食物應該是溫熱性的，有助於保護人體的陽氣。在飲食方面應講究科學調配，多增加一些膏粱厚味，如燉肉、燒魚、火鍋等。

　　溫熱的肉食有牛肉、雞肉、龜肉、羊肉、蝦肉、蛇肉等。蔬菜有黃豆、蠶豆、胡蘿蔔、蔥、蒜、辣椒、韭菜、芥菜、油菜、香菜、胡椒等。水果有栗子、大棗、荔枝、橘子、柚子等，還有紅糖、糯米、羊乳、松子等。

　　冬天宜食的飲膳菜肴有雙鞭壯陽湯、杞鞭湯、十全大補湯、鹿鞭壯陽湯、烏雞白鳳湯、當歸生薑羊肉湯、參杞羊頭、核桃仁炒韭菜等。冬季進補最好先做引補，選用芡實燉牛肉，或芡實、紅棗、花生仁加紅糖燉服，以調理調整脾胃功能。然後再進補，可增加滋補效果，也不會發生「虛不受補」的情況。

　　在進補時，最好不要吃生冷或過油膩的食物，以免妨礙脾胃消化功能，影響進補的效果。在進補期間如遇感冒、發熱、腹瀉時，應暫時停服各類補品，以防補藥戀邪，待恢復健康後再進補。

冬季宜多吃些熱源食物

　　冬季天寒地凍，人們在日常通過飲食的過程，可起到保溫、禦寒和防燥的作用。因此人們一要注意多補充熱源食物，增加熱能的供給，以提高機體對低溫的耐受力，這樣的食物包括碳水化合物、脂肪、蛋白質，其中尤其應考慮補充富含優質蛋白質的食物，如瘦肉、雞鴨肉、雞蛋、魚、牛

奶、豆製品等。

冬季宜多吃禦寒的食物

在寒冷的冬天，對於有些畏寒怕冷的人，除了多穿衣服和加強體能鍛鍊以外，其實在冬季的日常飲食中，如能多吃些禦寒食物，可以提高機體的抗寒能力。

生活中常見的禦寒食物有：

含碘食物：海帶、紫菜、海鹽、髮菜、海蜇、蛤蜊、大白菜、菠菜、玉米等含碘食物，可以促進人體甲狀腺激素分泌。甲狀腺激素具有生熱效應，它能加速體內（除腦、腺、子宮外）絕大多數組織細胞的氧化過程，增加產熱量，使基礎代謝率增高，皮膚血液循環加強，抗冷禦寒。

根莖類：醫學研究人員發現，人怕冷與機體無機鹽缺乏有關。藕、胡蘿蔔、百合、山芋、青菜、大白菜等含有豐富的無機鹽，這類食物不妨與其他食品摻雜食用。

辛辣食物：辣椒含有辣椒素，生薑含有芳香性揮發油，胡椒含胡椒鹼。吃這些辛辣食物可以驅風散寒，促進血液循環，增加體溫。

含鐵高的食物：美國賓夕法尼亞州立大學的研究人員發現，人體血液中缺鐵也怕冷。貧血的婦女體溫較血色素正常的婦女低 $0.7℃$，產熱量少13%，當增加鐵質攝入後，其耐寒能力明顯增強。因此怕冷的婦女可有意識地增加含鐵量高的食物攝入，如動物肝臟、瘦肉、菠菜、蛋黃等。

肉類：以羊肉、牛肉、鹿肉的禦寒效果較好。它們含蛋白質、碳水化合物及高脂肪，有益腎壯陽、溫中暖下、補氣活血之效。吃這些肉可使陽虛之體代謝加快，內分泌功能增強，從而達到禦寒作用。

冬季宜多吃富含維生素的食物

冬天，又是蔬菜的淡季，蔬菜的數量既少，品種也較單調。

因此往往一個冬季過後，人體出現維生素不足，如缺乏維生素 C，並

因此導致不少老人發生口腔潰瘍、牙根腫痛、出血、大便秘結等症狀。其防治方法首先應擴大食物來源，冬天綠葉菜相對減少，可適當吃些薯類，如甘薯、馬鈴薯等。它們均富含維生素 C、維生素 B，特別是人體缺乏的維生素 A，紅心甘薯還含較多的胡蘿蔔素。多吃薯類，不僅可補充維生素，還有清內熱、去瘟毒作用。

冬季宜多吃些富含維生素 B2、維生素 A、維生素 C 的食物，以防口角炎、唇炎、舌炎等疾病的發生。寒冷氣候使人體氧化功能加強，機體維生素代謝也發生了明顯變化，容易出現諸如皮膚乾燥和口角炎、唇炎等症。所以在飲食中要及時補充維生素 B2，其主要存在於動物肝臟、雞蛋、牛奶、豆類等食物中；富含維生素 A 的食物則包括動物肝臟、胡蘿蔔、南瓜、紅薯等食物；維生素 C 主要存在於新鮮蔬菜和水果中。

此外在冬季上市的蔬菜中，除大白菜外，還應選擇圓白菜、白蘿蔔、胡蘿蔔、黃豆芽、綠豆芽、油菜等。這些蔬菜中維生素含量均較豐富。只要經常調換品種，合理搭配，還是可以補充人體維生素需要的。

冬季的寒冷還可影響人體的營養代謝，使各種營養素的消耗量均有不同程度的增加。老年人由於消化吸收和體內代謝因素的影響，往往缺乏鉀、鈣、鈉、鐵等元素，再加上冬季人體尿量增多，使上述無機鹽隨尿液排出的量也增多，因此應及時予以補充。可多吃些含鈣、鐵、鈉、鉀等豐富的食物，如蝦米、蝦皮、芝麻醬、豬肝、香蕉等。如有鈉低者，做菜時口味稍偏鹹，即可補充。

冬季三餐宜營養均衡

冬季飲食要注意營養均衡，只有機體吸收均衡的營養，才能增強抵抗力，才能抵禦嚴寒與細菌的侵襲。

首先早餐要均衡，應該包括穀類、雞蛋、奶類食品和水果。最好的搭配是一碗熱熱的麥片粥，一個煮雞蛋，250CC 牛奶和一個水果或一杯鮮榨果汁。這其中包括了助消化的燕麥、防止傷風感冒的維生素 C 和一定

量的鈣。午餐要包括纖維和蛋白質，可以多吃一些魚。魚肉所含蛋白質不僅是優質蛋白，而且大部份魚肉脂肪含量低於其他肉類。晚飯除了適量攝入一些蛋白質外，可以以稀飯、菜湯、菜粥為主，這樣不僅能暖胃，還能提供礦物質、纖維和維生素。雖然吃了之後很飽，但所提供的熱量並沒有超過全天總熱量的 30%，有利健康。

冬季飲食宜多喝湯

冬季是進補的好時節，如今食補的方法很多，但是無論哪種菜系、哪種烹飪方法，幾乎都離不開「湯」。可以說「湯」和「食補」幾乎成了同義詞。其實古人早就說過，寧可食無肉，不可食無湯。

在我們日常生活中常見的湯的做法，可分為滾湯、煮湯和燉湯。滾湯就是把水煮沸後，加上蔬菜、肉類等湯料，再煮滾一下，加上調料即可飲用。煮湯則是要經過兩、三小時慢火煮熬，而且是先把水煮滾了才下煲湯材料，要求肉類原件入鍋，先煮 2 小時，再撈起肉來切成大塊，放回湯中再煮一小時。燉湯則是用燉盅隔水來燉。燉盅要上蓋，封上紗紙，這樣才能避免燉時有水蒸汽流失，還需在湯裏加些薑及紅棗調味並增加營養。

烹飪湯品的過程中有很多講究。其中最重要的是選料要得當，這是做好湯的關鍵。我們常見的製湯的原料，一般為動物性原料，包括雞、鴨、豬瘦肉、豬骨、魚類等，不論哪種原料，首先要求新鮮。因為魚或畜禽在殺死後 3～5 小時，各種酶使其蛋白質、脂肪等分解為氨基酸、脂肪酸等人體易於吸收的物質，此時不但營養最豐富，味道也最好。

對炊具的選擇也很重要，採用陳年瓦罐效果最佳。它能均衡而持久地把外界熱能傳遞給內部原料，相對平衡的環境溫度，有利於水份子與食物的相互滲透，這種相互滲透的時間維持得越長，鮮香成份溢出得越多，做出的湯的滋味就越鮮醇。

另外原料和水的配比、各種原料間的搭配都很關鍵。水既是鮮香食品的溶劑，又是食品傳熱的介質。水溫的變化、用量的多少，對湯的風味有

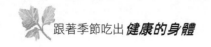
著直接的影響。許多食物之間已有固定的搭配模式，使營養素起到互補作用。

最後還應強調放置調味用料的順序。一是熬湯時不宜先放鹽，因鹽具有滲透作用，會使原料中水份析出、蛋白質凝固、鮮味不足。二是湯中可以適量放入味精、香油、胡椒、薑、蔥、蒜等調味品，但注意用量不宜太多，以免影響湯的原味。三是忌過多地放入醬油，以免湯味變酸，顏色變暗發黑。

冬季宜常吃柑橘

冬季飲食保健宜常吃柑橘。冬季氣候寒冷陽虛陰盛，人的抵抗力很差，因此冬季食療宜常吃柑橘。

（1）治咳嗽痰多：橘皮、生薑、蘇葉各 6 克，水煎後加紅糖適量飲服，每日 2 次。咳嗽為呼吸系統疾患的主要症狀，根據其發病原因，概分為外感咳嗽和內傷咳嗽兩大類。外感咳嗽是由外邪侵襲而引起；內傷咳嗽則為臟腑功能失調所致。咳嗽常見於上呼吸道感染，急、慢性氣管炎、支氣管炎、支氣管擴張、肺結核等疾病。

（2）治慢性胃炎：乾橘皮 30 克。炒後研末，每次取 6 克，加白糖適量，空腹溫開水沖服。慢性胃炎是中老年的常見病，其症狀是上腹疼痛、食慾減退和餐後飽脹，進食不多但覺過飽。症狀常因冷食、硬食、辛辣或其他刺激性食物而引發或加重。故生活調理對慢性胃炎患者是很重要的治療方法。

（3）治乳腺炎：橘核 30 克、黃酒適量，入鍋略炒，然後加水 3 碗，濃煎至 1 碗半，分 2 次飲服，每日 1 劑。

（4）治肺氣腫：連皮鮮橘 1 個，紅棗 5 枚，隔水燉 1 小時後連橘皮服用。

（5）治胃痛：橘絡（果皮內層的筋絡）3 克，生薑 6 克，水煎加紅

糖服用，對受寒胃痛者有一定療效。

冬季養生宜常喝的七種粥

（1）板栗粥：取板栗 15 個，去殼與糯米煮粥而食。栗子性甘微溫，具有補腎健脾、強身壯骨、養胃平肝、活血化瘀之功效。

（2）桂圓粥：取桂圓肉 30 克，粳米 100 克，同煮成粥。該粥具有大補氣血、安神養心的作用，且補而不膩，易於消化吸收，實為冬令滋補佳品。

（3）鯽魚粥：將鯽魚 1～2 尾裝入紗布袋先熬湯，再和糯米 100～150 克同煮成粥。該粥有通陽利水、和胃理腸之功效，尤其適宜病後體弱、食慾不佳者食用。

（4）甜漿粥：取新鮮豆漿適量同粳米 100～150 克煮粥，粥熟後加冰糖少許，再煮沸即可。早晚溫熱服食。這種粥有健脾養胃、潤肺補虛之功效，適用於體虛消瘦、血管硬化、久咳、便燥等症。

（5）蓮肉粥：取蓮子粉 15 克，紅糖 10 克，糯米 50 克，將蓮子粉、紅糖與糯米一同入鍋，加水 500CC，先用旺火燒開，再轉用炆火熬煮至黏稠。每日早晚空腹溫服，具有補脾止瀉、益腎固精、養心安神的功效，適用於冠心病、高血壓病、脾虛泄瀉、腎虛不固、心悸、虛煩、失眠等症。

（6）牛乳粥：先將粳米 100 克煮粥，待粥將熟時，加入新鮮牛奶半磅再煮片刻，早餐食用。這種粥有補虛損、潤五臟之功效。

（7）雞汁粥：取 1.5～2 公斤母雞一隻，洗淨後，除去雞油濃煎雞汁，以原汁雞湯分次同粳米 100 克煮粥。先用旺火煮沸，再用微火煮到粥稠。該粥有滋養五臟、補益氣血之功效，適用於年老體弱、氣血虧損引起的衰弱病症。

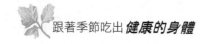

冬季食補宜多吃熱粥

冬季食補宜多食熱粥，冬季氣候寒冷，人體容易虛寒，因此冬天營養應以增加熱能為主，可適當多攝入富含碳水化合物、脂肪及維生素的食物。

在冬日民間有吃「臘八粥」的習俗，常吃此類粥有增加熱量和營養功能。此外還可常食有養心除煩作用的小麥粥、益精養陰的芝麻粥、消食化痰的蘿蔔粥、養陰固精的胡桃粥、健脾養胃的茯苓粥、益氣養陰的大棗粥等。

在寒風肆虐的冬日裏，如果能喝上一碗熱氣騰騰、香美可口的粥，是下班回家的大人們、放學歸來的孩子們，以及在家休養的老人們的美餐。大米有和胃氣、和五臟、補脾虛、壯筋骨之功效，除了煮大米粥外，還可以煮山藥粥、栗子粥、芝麻粥、杏仁粥、核桃枸杞粥。也可先用燉牛肉紅棗、花生仁加紅糖，亦可煮些生薑大棗牛肉湯來吃，用以調整脾胃功能。

在冬季的日常生活中，如果經常感到四肢無力、精神疲乏、講話聲音低微、動則出虛汗，這大多屬於氣虛。可選服人參、五味子、黃芪或者黨參膏、參花膏等益氣藥物；食品有黃豆、山藥、大棗、栗子、胡蘿蔔、牛肉等。

對於那些面色枯黃、口唇蒼白、頭暈眼花、心跳乏力、失眠、耳鳴心悸的人，大都屬於血虛。可選服阿膠、桂圓肉、當歸、熟地、白芍、十全大補丸和滋補膏等養血藥，食品有酸棗、龍眼、荔枝、葡萄、黑芝麻、牛肝、羊肝等。

冬季飲食宜多吃含鐵和碘的食物

冬天氣溫很低，有很多人在冬季穿得很厚，但是依然手腳冰涼，哆嗦連連。冬季對寒冷的耐受力差，原因很多，但是可以通過飲食以補充碘和鐵微量元素的缺乏，也能提高人體在冬季的禦寒能力。

宜多吃含鐵元素的食物。鐵是參與造血的重要原料，血液中的紅血球

擔負著機體中氧的運輸和代謝的重任。要把蛋白質、碳水化合物和脂肪變成熱量，就需要充足的氧氣來「燃燒」它們。如果我們的食物中缺鐵，就容易患缺鐵性貧血；而缺少運輸氧的「工具」，最終的結果就是產熱不夠，機體就很容易感到寒冷。富含鐵質的食品很多，如動物肝臟、牛肉、魚、蛋、黑木耳、大棗、乳類、豆製品等，能提高人體對寒冷的抵抗力。

宜多吃含碘元素的食物。碘是合成甲狀腺素的重要原料。甲狀腺素能夠促進身體中的蛋白質、碳水化合物、脂肪轉化成能量，從而產生體熱，抵禦寒冷。如果體內長期缺碘，合成甲狀腺素的原料不足，身體的禦寒能力也會因此降低。碘主要由含碘食鹽和食物供給。

因此在冬季如果要增強機體抵抗寒冷的能力，除了保證食物中有充足的熱量以外，還應多吃些含碘豐富的食品，如海帶、海蜇、蝦皮及海魚等。

冬季宜吃鴿肉

冬季宜吃鴿肉，在古代有「一鴿勝九雞」之說。肉用鴿的營養成份非常豐富，根據科學分析，鴿肉中蛋白質占 21%至 22%，而且鴿肉的蛋白質很容易被人體消化和吸收。脂肪含量比雞肉低，占 1%至 2%，含有人體需要的各種氨基酸，總量達 97%，消化吸收率也達 97%。還含有豐富的鈣、鐵、銅等元素及維生素 A、B、E 等，是滋補身體、增進健康的佳品。其多種維生素和氨基酸的含量，是雞的 2 至 3 倍。

冬季畏寒怕冷體質一般者，可將鴿單獨烹調食用，如清燉鴿、香酥鴿、五香油炸鴿等。欲需補益氣血，或婦女血虛經閉，可服用參歸鴿肉湯：鴿 1 隻，黨參 25 克、當歸 12 克，加水煨湯服。若需去毒生肌，升陽益氣，可食用黃芪枸杞蒸鴿：用乳鴿 1 隻，黃芪10 克，枸杞 10 克，加薑、酒、鹽隔水蒸煮後食用。

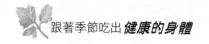

冬季發熱病人宜食梨

冬季發熱和有內熱的病人宜食用梨。中醫認為梨有生津止渴、止咳化痰、清熱降火、養血生肌、潤肺去燥等功能。尤其以肺熱咳嗽、小兒風熱、咽乾喉痛、大便燥結症較為適宜。

現代醫學研究認為，梨還有降低血壓、清熱鎮靜的作用。高血壓患者如有頭暈目眩、心悸耳鳴者，經常吃梨可減輕症狀。梨含有豐富的糖份和維生素，有保肝和幫助消化的作用。對於肝炎、肝硬化患者來說，作為醫療食品經常食用很有好處。但是因為梨性寒冷，對那些脾胃虛寒、消化不良及產後血虛的人，不可多食。

冬季宜適當吃火鍋

冬季膳食的營養特點應該是增加熱量，保證充足的、與其曝寒和勞動強度相適應的熱能。現在越來越多的人喜歡冬天吃火鍋，這個習慣值得提倡，因為這樣能溫補人體陽氣。

人們在冬令時節都喜歡吃火鍋，不僅圖其方便、味美，而且也是親人、同學、朋友聚餐的較好選擇。天氣越冷，各火鍋店生意也就越爆滿，因為不少人選擇吃火鍋是想達到祛寒增暖之目的。雖然室外寒風凜冽，可是室內熱氣騰騰，如同冬、春兩個季節。特別是喜歡吃辣的人，儘管吃得滿臉通紅、大汗淋漓，但是仍舊不願釋手，大呼過癮。

吃火鍋的主料有羊、牛、豬、雞等肉類和海參、蝦等。肉類則以瘦肉為好，精選的瘦肉塊經過冷凍後切成薄薄的肉片。肥肉肥而不膩。白肉火鍋用五花三層的腰條豬肉，先把肉煮熟，冷凍後刨成像刨花一樣的薄片。吃火鍋特別講究調味，主要調料有醬油、芝麻醬、蝦油、香油、韭菜花、腐乳、辣椒油、料酒和醋等。

另外還可加上香菜末、蔥絲、雪裡紅末、糖蒜等，分別裝入小碗內。火鍋湯可用雞湯、肉湯，還需放些佐料，如酸菜絲、粉絲、菠菜、凍豆腐、黃花菜等。根據火候隨時添入湯內，吃法是先往火鍋內添滿湯，然後

把燒紅的炭放入火膛。待湯滾開以後放入肉片。肉燙熟成卷狀即可夾出，時間過長，肉變老不好吃。調料可根據個人口味隨意選擇放入碟中，用肉片蘸食。

冬季宜吃黃瓜奇異果汁防嘴唇乾裂

冬季寒冷乾燥，外出風吹很容易讓人口乾舌燥、嘴唇乾裂。嘴唇乾燥千萬別用舌頭舔，那樣只會更乾，這個時候宜吃黃瓜奇異果汁防嘴唇乾裂。

中醫認為黃瓜性味甘涼，入脾胃經，能清熱解毒、利水。可治療身熱、煩渴、咽喉腫痛。而奇異果性寒味甘酸，入腎和胃經，功能解熱止渴，所以兩者合用能潤口唇。黃瓜奇異果汁的做法是這樣的：選黃瓜 200 克、奇異果 30 克、涼開水 200CC、蜂蜜兩小匙。黃瓜洗淨去籽，留皮切成小塊，奇異果去皮切塊，一起放入榨汁機，加入涼開水攪拌，倒出加入蜂蜜於餐前一小時飲用即可。

其他富含維生素的水果蔬菜也可以使用，如蕃茄、柚子等。

冬季皮膚乾癢宜吃紅薯炒乳瓜

冬季因氣候的原因，皮膚很容易乾燥瘙癢，可以多吃紅薯炒乳瓜緩解這一症狀。因為紅薯含有多種維生素和鈣、磷及鐵等，其性平味甘，無毒，能補虛健脾強腎，而嫩黃瓜也含有大量維生素，所以對皮膚有一定的好處。

紅薯炒乳瓜做法：紅薯 300 克、乳瓜 100 克、香菜葉、蔥段、蒜末。紅薯、乳瓜切成塊；油四成熱時放入蒜末、蔥段，倒入紅薯塊煸炒五成熟時再放入乳瓜炒勻，加入適量清水、鹽、雞精，湯汁收乾即可。

冬季頭髮乾枯宜吃蜜棗核桃羹

冬季大風一吹，本來就是在缺水季節的頭髮更顯得乾枯了，為緩解這

惱人情況，可以多吃些蜜棗核桃羹。中醫認為核桃性甘溫，入腎肝肺經，能潤腸通便，又能補血黑鬚髮，久服可以讓皮膚細膩光滑。而蜜棗能補肺潤燥，所以對頭髮好處較多。此外，其他堅果、魚類和粗糧對頭髮也有很多好處。

蜜棗核桃羹做法是：蜜棗 250 克、核桃仁 100 克、白糖適量。將蜜棗去核，洗淨，瀝乾水份；與核桃仁、白糖一起下鍋小火燉煮；待湯羹黏稠、核桃仁綿軟即可關火食用。此甜湯滋補肝腎、潤肺生津、養血潤髮。

冬季咽喉乾腫宜食蜜梨膏

古代醫學認為蜂蜜甘平，入肺脾大腸經，能潤腸通便，補肺潤喉，又能解毒。梨甘微酸涼，入肺脾經，能治口渴、咳嗽、便秘。所以二者放在一起熬膏可以起到潤喉的作用。新鮮綠葉蔬菜、黃瓜、柳丁、綠茶、梨、胡蘿蔔也有很好的清火作用。在咽喉乾腫上火期間，忌吃辛辣食物、喝酒、抽煙，應注意保持口腔衛生，經常漱口，多喝水。

蜜梨膏的做法是取生梨，用榨汁機榨成梨汁，加入適量蜂蜜，以炆火熬製成膏。每日一匙，能清熱去火、生津潤喉。

冬季宜吃野雞肉

野雞肉也叫山雞肉。古人認為野雞肉只適宜在冬季食用，其他時節不宜多食。如唐代名醫孟詵就指出：「雉肉久服令人瘦，九至十二月食之，稍有補；他月即發五痔及諸瘡疥。」《隨息居飲食譜》還說：「冬月無毒，春、夏、秋皆毒。」大棗有紅棗和黑棗之分，均為強壯滋補食品，且性味甘溫，具有養血益氣、補脾健胃、生津止渴、強壯體力等功效。入冬以後宜常用大棗煨爛後食用，或配合蓮子、銀耳，或是山藥等煨食，有很好的調養補益效果。

冬季宜吃牛肉

中醫認為牛肉性溫味甘，有補中益氣、滋養脾胃、強筋健骨的作用。牛肉含多量蛋白質，其中含人體必需氨基酸甚多，而脂肪較少，膽固醇含量也不高。因此中、老年人體質較差者，皆可在冬季經常吃些牛肉。尤其是對脾虛久瀉甚至脫肛、面浮足腫、脈象虛弱之人，更為適宜。古有「霞天膏」治脾虛久瀉，即是黃牛肉熬製而成。凡慢性腹瀉者，入冬後用黃牛肉煮濃汁喝，有健脾止瀉之功。

冬季食補宜吃蓮子

古代醫學認為蓮子有滋養、安神、益氣、補虛等功用，也是冬令進補佳品。中醫認為蓮子的特點是既能滋補，又能固澀。所以尤其是對中老年人的心悸、失眠、體虛、遺精、多尿、慢性腹瀉，婦女白帶過多者，冬季常食蓮子更為適宜。

冬季宜多吃蓮藕

冬季保健宜多吃蓮藕。蓮藕自古以來就是為人們所鍾愛的食品，科學研究發現，鮮蓮藕中含有高達 20%的碳水化合物、蛋白質，各種維生素、礦物質的含量也很豐富，既可當水果吃，也是烹飪的佳餚，若用糖醃成蜜餞，或製成藕粉，更是別有風味。

蓮藕味甘，富含澱粉、蛋白質、維生素 C 和 B1 以及鈣、磷、鐵等無機鹽，藕肉易於消化，適宜老少滋補。生藕性寒，有清熱除煩、涼血止血散瘀之功；熟藕性溫，有補心生血、滋養強壯及健脾胃之效。藕段間的藕節因含有 2%左右的鞣質和天門冬醯胺，其止血收斂作用強於鮮藕，還能解蟹毒。蓮藕的花、葉、梗、鬚、蓬及蓮子、蓮子心各有功效，均可入藥治病。

《本草綱目》中李時珍稱藕為「靈根」，味甘，性寒，無毒，視為祛瘀生津之佳品。

蓮藕生食能清熱潤肺，涼血行瘀；蓮藕熟吃可健脾開胃，止瀉固精；老年人常吃藕可以調中開胃、益血補髓、安神健腦，具延年益壽之功。婦女產後忌食生冷，唯獨不忌藕，是因為它能消瘀；肺結核病人吃藕有清肺止血的功效，所以最宜食用。

如果不習慣生吃蓮藕，也可以燉雞、燉肉，既能滋補，又能治病。尤其是藕粉，既富有營養又易消化，是婦幼老弱皆宜的良好補品，常以開水沖後食用，久食可安神，開胃，補髓益血，輕身延年。

冬季宜適量喝點白酒

因為冬天氣溫低，喝少許白酒能促進血液循環，疏通經絡。《本草拾遺》記載：「酒，通血脈，厚腸胃，潤皮膚，散濕氣。」《養生集要》亦云：「酒者，能益人，節其分而飲之，宣和百脈，消邪卻冷也。」因此許多人一到冬季多喜飲用一些補酒，更是有道理；除了白酒的作用外，若加入一些補益強壯的人參、鹿茸、海馬、杜仲、肉桂、枸杞子之類的藥物，更具有溫補健身之效。

冬季食補宜吃的三樣食物

人參，性溫，有大補元氣的作用。在民間入冬進補，人參首當其選，中醫稱之為補虛扶正要藥，尤其是陽虛、脾虛、肺虛、氣虛之人，服之更宜。

黃芪，性溫，味甘，古代醫家稱之為「補氣諸藥之最」。「能補五臟諸虛」。入冬以後，很多人喜歡用黃芪煨老母雞來進補，確實有很好的補虛強身作用。《得配本草》認為：「肌表之氣，補宜黃芪，五內之氣，補宜人參。」因為黃芪有益氣固表的功用，尤其是對體虛之人動輒易患感冒者，食之最宜。

肉桂，俗稱桂皮。性熱，味辛甘，有補元陽、暖脾胃、除積冷、通血脈、益命門之火的功效。對陽虛怕冷、四肢不溫，或脾胃虛寒、慢性腹瀉

之人，入冬以後，經常在燒菜時加些桂皮，或用桂皮體積香料調味，都很適宜。

冬季食療宜吃羊肉

古代醫學認為羊肉性溫，味甘，為助元陽、補精血、益虛勞之食物，有暖中補虛、開胃健力的功用，是冬季最好的滋補強壯食品。羊肉蛋白質含量較高，脂肪比牛肉略多，膽固醇含量低，這對脾虛胃寒、陽虛怕冷、四肢欠溫以及慢性氣管炎咳喘、肺結核咳血、產後氣血兩虛、貧血等虛寒體質，頗有裨益。漢代醫家張仲景創製的「當歸生薑羊肉湯」，就是流傳至今的溫補氣血名方，臨床試驗發現確有很好的療效。

冬季是吃羊肉進補的最佳季節，如果將羊肉與某些藥物合併製成藥膳，則健身治病的功效更高。

羊肉一公斤，甘草、當歸各 10 克，食鹽、生薑、桂皮、八角及水適量，小火燜熟。既是上好的冬令補品，又能治老人感冒，風寒咳嗽，體虛怕冷，腰酸腿軟，小便頻數。

羊肉半公斤，黃芪、黨參各 30 克，生薑 25 克，當歸 20 克同煮。食肉喝湯，治氣血虛弱，營養不良，貧血，低熱多汗，手足冷。

羊肉加生薑、肉桂、蔻仁、茴香等調料。煮熟切片食用，治脾腎虛寒而致的消化不良，腹部隱痛，腰膝冷痛。

羊肉 150 克，粳米 100 克，生薑 5 片。共煮粥，加香油、食鹽調味。治體虛怕冷，腰酸腿軟，腎虛陽痿，遺精早洩，月經不調，血虛經痛。

羊肉 250 克，豬腳 1 隻，同煮湯後加少量食鹽和調料。日食 2 次，連食 1 週。主治產後無乳、少乳。

羊肉與蝦米、薑、蔥做羹，可補腎。

羊肉加黃芪、魚鰾，水煎服，治遺尿、小便頻數。

羊肉 250 克，煮爛，再加鮮山藥 500 克，糯米 250 克，煮成粥。早晚各食 1 次，治食慾不振，大便稀溏，腰酸尿頻，體弱畏寒。

羊肉 200 克，當歸 15 克，生薑 30 克，蔥白 10 克，共煮，加食鹽等調料，吃肉喝湯，治虛冷反胃、寒疝及感冒。

羊肉膻味較大，一公斤羊肉加甘草 10 克，料酒、生薑適量，共燒滾一下，其膻味即可消除。

注意：羊肉忌銅器，亦不宜與南瓜同食。

冬季養生宜吃點寒食

冬季飲食一般都提倡食用溫性食物，以禦冬寒，其實冬季養生不妨吃點寒食，這樣更能讓機體熱寒平衡，有益身體健康。我們在冬季抵禦寒氣的同時，也要注意散寒助陽的溫性食物往往含熱量偏高，食用後體內容易積熱，常吃會導致肺火旺盛，表現為口乾、舌燥等。要想更好地壓住燥氣，中醫認為最好選擇一些「甘寒」食品，也就是屬性偏涼的食物來制約。

「甘寒」性的食物，在冬天可選擇的還是比較多的。比如可在進補的熱性食物中添加點甘草、茯苓等涼性藥材來減少熱性，避免進補後體質過於燥熱。平時的飲食中，也可以選用涼性食物，如龜、鱉、鴨肉、鵝肉、雞肉、雞蛋、海帶、海參、蜂蜜、芝麻、銀耳、蓮子、百合、白蘿蔔、大白菜、芹菜、菠菜、冬筍、香蕉、生梨、蘋果等。

民間有「冬吃蘿蔔夏吃薑，不用醫生開藥方」的說法。冬季很多人喜歡燉牛肉，最好在其中加點蘿蔔。這是因為蘿蔔味辛甘、性平，有下氣消積化痰的功效，它和牛肉的「溫燥」可以調劑平衡，不僅補氣，還能消食。

需要提示的是涼性食物並不適用於所有的人，雖然有鎮靜和清熱消炎的作用，但它對於平常有燥熱、手腳心發熱、盜汗等陰虛症狀的人，可以適當選擇「甘寒」食物。比如鴨肉性涼，可以補虛、除熱、和臟腑、利水道，對於伴有虛弱、食少、低熱、便乾、水腫的心血管病人更為適宜。一般來說，胃脾虛寒的人不宜進食寒性食品和涼性補藥，反而可以吃一些常

人不宜過食的熱性火鍋。但也要注意不要補過量，熱量攝入太多會聚在體內，容易上火，導致陽氣外洩，對人體營養平衡造成破壞。

冬季食補宜喝的四款湯

（1）雞絲湯

用料配製：雞胸肉 75 克，火腿 15 克，冬菇 15 克，雞蛋 1 個，澱粉 20 克，清湯 375 克。

製作方法：首先將雞胸肉切成絲，放入蛋清、澱粉拌好，放入沸水中稍燙後取出放入湯碗內；再將火腿絲、冬菇絲連同清湯倒入鍋中，加鹽、胡椒粉，旺火燒至湯沸後，沖入裝雞絲的湯碗內即可。

（2）冬瓜湯

用料配製：冬瓜 500 克，雞湯 750 克，冬菇 2 隻，雞胸肉 50 克，火腿 20 克，鮮蝦 50 克，瘦豬肉 30 克。

製作方法：將冬瓜放入鍋內加雞湯，大火煮 10 分鐘；加雞肉、冬菇和其他配料煮 5 分鐘，加鹽、味精、香油即可。

（3）酸辣魚頭湯

用料配製：魚頭 1 個，重約 450 克，洋蔥 150 克切件，椰汁半杯，冬蔭功湯包 1 包（煮冬蔭功湯的湯包），蕃茄 3 個，去皮去核切件，糖四分之三茶匙，鹽適量。

製作方法：首先將魚頭切開邊（太大的魚頭切為 4 件），洗淨控乾水，撒少許胡椒粉醃 5 分鐘，蘸一層很薄很薄的生粉，抹勻；然後燒熱鍋，下 3 湯匙油，放下魚頭，用慢火煎至微黃色，盛起；最後燒熱鍋，下 1 湯匙油，放洋蔥、蕃茄略爆，下冬蔭功湯包及椰汁，用筷子或木勺子攪動，使湯包溶化，加水 2 杯半煮滾，不要加蓋，用中慢火煮 10 分鐘，待湯料出味，下調味及魚頭煮至熟，約煮 10 分鐘，煮時要翻動，無需加蓋，原煲上桌。

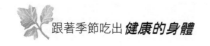

（4）核桃肉煲牛湯

用料配製：牛肉 450 克，核桃肉 80 克，淮山 20 克，枸杞子 2 湯匙，薑 1 片，龍眼肉 1 湯匙。

製作方法：先將核桃肉放入鍋中（不用油），慢火炒 5 分鐘盛起，或者放入烤爐，慢火 10 分鐘取出，這樣可以除去核桃的異味；然後將淮山、枸杞子、龍眼肉洗淨；再把牛、核桃肉放入滾水中煮 3 到 5 分鐘，撈起洗淨；最後把 9 杯水適量燒滾，放入牛、核桃、淮山、枸杞子、龍眼肉、薑煮開，慢火煲 3 個半小時，放鹽調味。

冬季進補宜食「三元湯」

冬季天寒地凍、陰盛陽衰，正是食補的時候。而在民間廣為流傳的一種藥膳「三元湯」就是一道食補好方，大棗、蓮子、桂圓三味藥，就是三元湯的主要材料。三元湯既能強身健體，又能防病、祛病，特別是在嚴寒的冬季，老年人和慢性病患者經常食用對身體將大有裨益。

三元湯的做法：蓮子 9 至 15 克，大棗 3 至 10 枚，桂圓 6 至 12 克。做湯時宜先將蓮子浸泡一兩小時，以使其軟濡易煮，然後和洗淨的大棗一同放鍋內煎煮，再後放入桂圓，待質軟湯濃時加入適量白糖，白糖溶化後即可。至於用量，並無嚴格限制。不願喝湯者可加精粉或粉芡做成稀粥，這樣就變成三元粥了。

中醫認為大棗味甘性平，歸脾、胃二經，可治療脾胃虛弱、倦怠乏力、食少便溏等症，因補脾作用良好，被譽為「脾之果」。大棗作為一種食品，含蛋白質、碳水化合物、脂肪、胡蘿蔔素、核黃素、煙酸和鈣、磷、鐵等礦物質，特別是含維生素 C 甚為豐富，在各種乾鮮水果中首屈一指。經常食用可增加血清總蛋白和白蛋白，因此又能治療營養不良性水腫。

三元湯中的蓮子不但有補脾作用，而且還有益脾腎固精之功效。古代醫學認為腎臟受五臟六腑之業而藏之，腎臟的特點是宜藏不宜瀉，若腎虛

精關不固，真元虧損，則出現腰痛、頭暈、耳鳴、夢遺、帶下白濁等症。按五行學說，冬季是收藏的季節，冬季精關不固則更損身體。對於腎虛之人，一年四季均需益腎固精，但尤以冬季為最。所以三元湯中，蓮子也不可少。

桂圓又名龍眼肉，性溫味甘，益心脾，補氣血，具有良好的滋養補虛作用，可用於心脾虛損、氣血不足所致的失眠、健忘、驚悸、眩暈等症，還可治療病後體弱或腦力衰退，婦女在產後調補也很適宜。李時珍在《本草綱目》中寫道：「食品以荔枝為貴，而資益則龍眼為良」，對桂圓倍加推崇。三味藥物組合在一起，具有溫補氣血、養心安神之功效，適用於病後體弱、產後血虧、心煩不眠、神經衰弱等症，對於中老年人和體質較差者也很適宜。

冬季飲食養肺宜吃果蔬

銀耳做菜肴或燉煮食用，可治療陰虛肺燥、乾咳無痰或痰黏稠、咽乾口渴等症。與百合做羹食用效果更佳。

柿子鮮柿生食，對肺癆咳嗽、虛熱肺痿、咳嗽痰多、肺癆咳血等有良效。紅軟熟柿，可治療熱症、煩渴、口乾唇爛、心中煩熱等症。

荸薺能清熱生津，化痰涼血，可治療傷津熱病、煩熱口渴、痰熱咳嗽、咽喉腫痛等症。除鮮食、煎湯、絞汁外，還可浸酒，或與蓮藕搭配食用。

蘿蔔生食可治療熱病口渴、肺熱咳嗽、痰稠等症。若與甘蔗、梨、藕汁同飲，則效果更佳。

梨能清熱潤肺生津、潤燥化痰，可治療傷津熱病、心煩口渴、肺熱咳嗽、精神不安等症。若與荸薺、蜂蜜、甘蔗等同食，效果更佳。

冬季宜吃清蒸帶魚

冬季食療宜吃清蒸帶魚，帶魚的營養價值非常高。據研究發現，帶魚

含蛋白質、脂肪、鈣、磷、鐵、碘、維生素 B1、維生素 B2 及煙酸等。古代醫學認為帶魚味甘、性平，入胃經。對病後體虛、產後乳汁不足，瘡癤癰腫、外傷出血有一定療效。現代醫學證明：帶魚身上的白膜中含有一種抗癌成份，能有效地治療急性白血病和其他癌症，還可促進毛髮的生長。中醫認為可補虛、解毒、止血。

清蒸帶魚的製作方法如下：

原料配製：帶魚 1 條（約重 500 克）。蔥 5 克、薑 5 克、料酒 15 克、精鹽 2 克、海鮮汁 10 克、胡椒粉 1 克、香菜 5 克。

製作方法：把帶魚內臟去掉，洗淨帶魚肚子（將帶魚肚子裏的黑膜去掉），不要把帶魚身子上的白膜去掉，以刀切成 8 公分的段，蔥斜刀切成段，薑切成片，香菜去掉根和老葉，洗淨待用。將帶魚放入盤內，將精鹽、料酒、蔥段、薑片、胡椒粉撒在帶魚身上，拌勻醃上味。蒸約 10 分鐘即熟，取出揀去蔥段、薑片，分別裝入小魚盤，放上香菜，淋上海鮮汁即可。

冬季食療宜多吃的幾種蔬菜

冬季正是食療進補的時節，而冬季經常吃些蔬菜，在人體的食補中也有相當大的功效。常見蔬菜是人們生活必不可少的，也是老百姓經常食用的，那麼它們有什麼營養和藥用價值也是大家所關心的問題。下面向大家介紹幾種常見蔬菜的營養作用與食療功效。

（1）蕃茄：有學者發現，蕃茄含有多種營養成份，所含維生素 C 是蘋果的 2 倍，蛋白質相當於蘋果的 3 倍，硫胺素相當於蘋果的 5 倍，鈣、磷含量則高於蘋果 2～3 倍，維生素 A 含量是萵筍的 15 倍。碳水化合物只有蘋果的 1／6，是理想的低熱量營養果蔬。煙酸的含量位果蔬之冠。蕃茄有生津止渴、健胃消食、清熱消暑、補腎利尿等功能，可治熱病傷津口渴、食慾不振、暑熱內盛等病症。它有顯著止血、降壓、降低膽固醇作用，對治

療血友病和癩皮病有特殊功效。

（2）茄子：營養專家指出，茄子含有豐富的營養物質，其含量可與蕃茄媲美，除維生素A、維生素C含量低於蕃茄外，其餘各類維生素、脂肪、磷、鐵和糖類都非常接近，而所含的蛋白質和鈣量高於蕃茄3倍，熱量高1倍。此外還含有胡蘿蔔素、硫胺素、核黃素以及人體所必需的8種氨基酸，所含的維生素E為茄果類中之魁，常食它具有提高人體對各種疾病的抵抗力和抗衰老功能。茄子具有活血散瘀、清熱解毒、祛風通絡等功能，可治療腸風下血、熱毒瘡瘍、皮膚潰爛等症。茄子對降低膽固醇有獨特之功，還可預防冠心病。

（3）白菜：白菜被譽為「百菜之王」。所含的礦物質和維生素的量大致和蘿蔔相似，鈣和維生素C含量均比蘋果高5倍以上，核黃素含量高於蘋果和梨3～4倍。所含微量元素鋅高於肉類和蛋類。白菜有養胃消食之功，可治胃陰不足、消化不良、十二指腸潰瘍等症。還有清熱解渴、止咳、抗癌等作用。

（4）黃瓜：黃瓜的蛋白質含量雖少，但其中有精氨酸等人體必需氨基酸，對肝臟病人很有幫助。另外脂肪含量甚低，糖的種類則較多，如葡萄糖、甘露糖、果糖等，並含有多種維生素、胡蘿蔔素、鈣、磷、鐵等，所含抗壞血酸高出西瓜4倍多。黃瓜還有澤肌悅面、降低膽固醇、減肥等作用。

冬季飲食宜常吃蘿蔔馬鈴薯

　　冬季是缺蔬菜的季節，但是蘿蔔卻是冬季日常餐桌上的家常菜。科學研究發現，蘿蔔除含有蛋白質外，還含有各種糖類、豐富的維生素，特別富含胡蘿蔔素，它還含有許多人體必需的礦物質和微量元素以及各種酶類。蘿蔔所含的核黃素及鈣、鐵、磷等，比梨、橘子、蘋果還要高，尤其維生素C含量比梨和蘋果高6～10倍，被稱為「不是水果，勝似水

果」。蘿蔔具有特殊的解腥能力，蘿蔔也有較好的藥用價值，有「冬月蘿蔔小人參」之說法。它有通氣行氣、健胃消食、解毒散瘀等功能，可除食積脹滿、頭痛、糖尿病等症。還有防癌和減肥作用。

冬季還宜多吃馬鈴薯。馬鈴薯營養豐富，有「地下蘋果」之稱。富含糖類，含有較多的蛋白質和少量脂肪，也含有粗纖維、鈣、鐵、磷，還含有維生素 C、維生素 B1、維生素 B2 以及分解產生維生素 A 的胡蘿蔔素。每 100 克鮮馬鈴薯所產生的熱量達 318 千焦。比一般穀物食品高 1 倍多，比蘿蔔、甘藍則高 2 倍。同等重量的馬鈴薯的營養價值是蘋果的三倍半。馬鈴薯有和胃調中、健脾益氣、強身益腎等作用，可治神疲乏力、筋骨損傷、心臟病、關節腫痛等。馬鈴薯還是斷奶嬰兒的好食品。

冬季宜常吃紫菜護肝

紫菜是一種紅藻類海生植物，主要用做營養豐富、味美可口的湯菜料。紫菜歷來被人們視為珍貴海味之一，食用和藥用價值都很高，故有「長壽菜」的美稱。

紫菜含有豐富的維生素和礦物質，特別是維生素 B12、B1、A、C、E 等。它所含的蛋白質與大豆差不多，是大米的 6 倍，維生素 A 約為牛奶的 67 倍，核黃素比香菇多 9 倍，維生素 C 為捲心菜的 70 倍。還含有膽鹼、胡蘿蔔素、硫胺素等多種營養成份。紫菜 1／3 是食物纖維，可以保持腸道健康，將致癌物質排出體外，特別有利於預防大腸癌。因為紫菜中含有較豐富的膽鹼，因此常吃紫菜對記憶衰退有改善作用。紫菜蛋白質含量高，容易消化吸收，很適合老年人食用。紫菜可以預防人體衰老，它含有大量可以降低有害膽固醇的牛磺酸，有利於保護肝臟。

冬季保健塑身宜多吃花生芝麻

冬季最宜飲食進補，有不少女士喜歡在春、夏、秋三個季節鍛鍊塑身，其實在冬季也可以通過飲食手段來進行塑身，來保持美好身材。

我們都知道高聳而富有彈性的乳房，是女性青春健美的重要標誌。乳房大小及豐滿程度，與遺傳、保養等因素有關，其中以營養素的攝入、雌激素的刺激關係更為密切。為促進青春期乳房發育和避免中老年後出現乳腺萎縮，在冬季的飲食過程中，應多吃富含維生素 E 以及有利於激素分泌的食物。如花生油、芝麻油、葵花籽油、菜籽油、捲心菜、菜花等。

因為維生素 B 群也有利於激素合成，它存在於粗糧、豆類、牛奶、豬肝、牛肉、蘑菇等食物中。激素在乳房發育和維持其豐滿與彈性中起重要作用。瘦弱者為使乳房發育豐滿，還應多食含熱量高的食物，如花生、芝麻、肉類、蛋類、核桃、豆類、植物油等。由於熱量在體內積蓄，會使瘦弱的身體變得豐滿，同時乳房也由於脂肪的積蓄而變得豐滿而富有彈性。

冬季宜吃乳酪

乳酪營養價值極高，據《美國營養學會》報導最新研究表明，乳酪是所有乳製品中含鈣量最高、含乳糖量最低的，被稱為乳品中的黃金。乳酪中的鈣非常易於人體吸收，其吸收率是海藻、魚類的兩倍。因此常吃乳酪能促進骨骼生長，提高骨骼的品質，降低骨質疏鬆的危險。尤其對於缺乏運動的白領女性、孕婦、中老年人及兒童來說，乳酪是最好的補鈣食品之一。

冬季強身健體喝牛奶不如吃乳酪。因為乳酪幾乎濃縮了牛奶中所有的天然營養成份，每公斤乳酪由 10 公斤牛奶濃縮而成。有些人患有「乳糖不耐受症」，一喝牛奶就會出現脹肚、腹瀉。這是因為胃裡缺乏乳酸酶，無法消化牛奶，而乳酪是通過凝乳酶把牛奶中的營養原原本本地凝結、發酵。其中的營養成份能較長時間地停留於腸胃，更重要的是比起液態奶，這些牛奶精華經發酵、分解變得極易消化吸收。

現實生活中，特別是不少女士對吃乳酪最大的擔心就是會發胖。法國食品專家認為，只要不是過量食用，乳酪就不會使人發胖，反倒對身體有很多好處。它既能幫助燃燒分解脂肪，把脂肪極快地轉換成人體必需的活

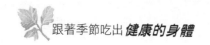

動能源，對減肥有明顯作用，又能提供足夠營養維持較長時間的飽足感。

另外在冬季每天適量吃些乳酪，還可改善腸胃等消化系統的功能。

冬季宜經常補水

冬天氣候寒冷乾燥，人體經常感覺皮膚發緊而且容易粗糙乾裂，容易引起體內不適。所以在冬天千萬別等到口渴甚至嗓子冒煙才想起喝水。

冬季最好的飲水時機是在清晨起床後飲水一杯，這樣可以更好地改善一夜機體相對缺水的狀態，使血液濃度稀釋。這種方法尤其對那些患有高血壓、心血管疾病以及便秘者更為有益。同時，也要注意飲水間隔時間的均勻。人一天至少需要二千 CC 水，可分 4 至 7 次攝入。一天之中，除三頓飲食攝入一定量水外，晨起、上午十時左右、下午三時左右、晚上睡前等時段還要各攝入 300 至 500CC 水。

冬季補水除喝白開水外，最好還要多飲茶水。茶歷來被人們視為延年益壽的飲品，有「靈丹妙藥」之效。紅、綠茶均可。老年人以飲紅茶為宜；婦女、兒童則宜飲淡綠茶；術後病人宜喝高級綠茶；便秘者宜喝點淡綠茶；胃病患者最宜喝紅茶；如果是體力勞動者宜喝濃綠茶；若是腦力勞動者宜喝點高級綠茶，有助神思。

冬季補水的另一方法就是經常喝湯。冬季喝湯可選蘿蔔湯、百合紅棗湯、豆腐青菜湯。天氣寒冷時，牛、羊肉配蘿蔔，白菜豆腐加排骨，熱熱地煮上一鍋，味道也相當的好。

冬季宜多吃含鈣、鉀的食物

在冬季的食補過程中，宜多吃富含鈣、鉀元素的食物。相信生活中很多人都知道高血壓病人要低鹽飲食，但很少有人知道補充足夠的鈣，也能降低高血壓患者的血壓。因為增加鈣的攝入，可以使外周血管擴張，有利於減少外周血管阻力。鈣還有利尿作用；鉀可以防止高食鹽攝入引起的血壓升高，對輕型高血壓更具有明顯的降壓作用，因為增加鉀的攝入量有利

於鈉的排出，因此補鈣和補鉀具有降壓的作用。

在我們日常食物中很多都含有豐富的鉀，尤其是絕大部份的新鮮水果和蔬菜，如馬鈴薯、紅薯、香蕉等。但如果是高血壓並伴有糖尿病的患者，就要控制含糖量高的食物的攝入，而木耳、海帶、紫菜等也含有豐富的鉀，更適合高血壓合併糖尿病患者食用。

冬季補鈣最好是常食用奶類及乳製品，這是最有效、最常用、最傳統的補鈣方法。這類食物不僅含鈣豐富，而且也含有豐富的其他礦物質和維生素，尤其是維生素 D，可以促進鈣的吸收和利用。由於高血壓常常同時伴有肥胖或高脂血症，因此高血壓病人最好飲用脫脂奶，這樣可以減少脂肪，尤其是飽和脂肪的攝入。

有些奶類製品在原來鈣含量的基礎上人為地添加了鈣，製成高鈣牛奶，含鈣量會更多一點，需要補鈣的人可以飲用這種奶。優酪乳也是一種非常好的補鈣食品，它不僅可以補鈣，而且其中的有益菌可以調節腸道功能，適合於各類人群，尤其是老年人。

生活中，也有不少人不喜歡喝牛奶或者對牛奶有「心理過敏」。這時可以多食用一些替代食物，如牡蠣、紫菜等海藻類，大白菜、花椰菜、大頭菜、青蘿蔔、甘藍、小白菜等蔬菜。

骨頭湯也可以提供人體需要的鈣，但做法有一些講究，首先要把豬、魚或雞的骨頭打碎，放入水中，然後加醋，用火慢燉，直到骨頭變軟，表明它們所含的鈣已經全部溶解到湯中了，這時大部份的醋也已經蒸發掉了。這種湯料的鈣含量與牛奶相近，可以用這種湯代替水或其他烹調湯來做飯或燒菜。而用普通方法燉的骨頭湯含鈣量則比較低，滿足不了人體的需要。

冬季宜多吃橘子可護心

冬季食療宜多吃橘子可以護心。據科學研究發現，橘汁中富含的鉀、維生素 B 和維生素 C，可在一定程度上預防心血管疾病。

美國食品專家研究發現，多吃橘子、蔬菜可減少患冠心病、中風及高血壓的機率，並可起到預防這些疾病的效果。哈佛醫學院的弗蘭克博士說，醫學研究證明，多吃柑橘、捲心菜、花椰菜和甘藍等果蔬可降低患心臟病和中風的機率。專家們在對七萬五千名護士和三萬八千名男性專業衛生工作者，進行調查後發現，多吃水果可減少患高血壓的機會，而橘汁中富含的鉀、維生素 B 和維生素 C，可在一定程度上預防心血管疾病。有食品專家指出，橘汁中含有抗氧化、抗癌、抗過敏成份，並能防止血凝。

冬季宜適量吃點孜然

冬季宜適量吃點孜然。古代中醫認為孜然氣味甘甜，辛溫無毒，具有溫中暖脾、開胃下氣、消食化積、醒腦通脈、祛寒除濕等功效。在《普濟方》這本中醫典籍中，就有用孜然治療消化不良和胃寒、腹痛等症狀的記載。因此患有胃寒的人，平時可以在炒菜或烤肉的時候放點孜然，以祛除胃中的寒氣。據《唐本草》記載，將孜然炒熟後研磨成粉，就著醋服下去，還有治療心絞痛和失眠的作用。此外由於孜然有防腐殺菌的功效，炒菜時放點不容易變質。

冬季食孜然，生吃、熟吃均可。一般來說，香氣濃郁的熟孜然適合用食物蘸著吃，而炒菜、煎烤時宜用生孜然，以避免重複高溫導致香味消失。在吃法上，別以為只有烤肉才能放孜然，其實炒馬鈴薯絲、青椒、豆腐等素菜時，都可以放一點。烹調時既可以用整粒的孜然，也可將它磨成半整半碎的，或直接買孜然粉。整粒孜然在食用前，應先除去雜質，再用清水反覆淘洗，然後晾乾或烘乾。存放時應放入瓶、罐中，以防時間過長香味揮發。

如今市場上常有人出售假孜然，我們在購買的時候一定要多加小心。辨別的方法是將少量孜然放入水中，真的孜然應漂浮在水面，且水質保持清澈；如出現沉底、水質混濁等現象，則可能是攙假的孜然。

冬季宜常食紅薯

冬季宜常吃紅薯將對身體有極大的好處。紅薯的營養十分豐富,含有大量的糖、蛋白質、脂肪和各種維生素與礦物質,還有胡蘿蔔素和維生素C。日本科研者最近還發現,紅薯中含有抑制癌細胞生長的抗癌物質。他們在實驗中發現,濃縮四倍的紅薯汁,對癌細胞增殖的抑制作用,比普通白薯汁要強五分之一左右。他們還發現紅薯製作澱粉後的殘渣中,含有抑制癌細胞增殖的物質。我們日常食用的紅薯中也含有這種抑制癌細胞的物質。

紅薯還具有多種藥用價值。紅薯中含有豐富的鉀,能有效防止高血壓的發生和預防中風等心血管疾病,紅薯含有的乳白色漿液能起到通便、活血與抑制肌肉痙攣的作用,將鮮紅薯搗爛,擠汁塗搽,便可治療濕疹、蜈蚣咬傷、帶狀皰疹等疾患。

另外據科學研究發現,紅薯還含有一種特殊性能的維生素 C 和 E,即只有紅薯中所含的維生素 C 和 E,才會有在高溫條件下也不會被破壞的特殊性能。其中維生素 C 能明顯增強人體對感冒等數種病毒的抵抗力,而維生素 E 則能促進性慾,延緩衰老。

冬季皮膚瘙癢宜常飲茶

冬季寒冷乾燥且多風,是皮膚瘙癢症的多發季節,尤其是老年人更易發生皮膚瘙癢。其實有一個很簡單可行的方法,那就是每天適量飲茶有助於防止皮膚瘙癢。

因為茶葉裏含有豐富的微量元素錳。錳是人體所必需的 14 種微量元素之一,錳元素對人體皮膚有著顯著的保護作用:一是能積極參與很多酶促反應,促進蛋白質的代謝,提高人體對蛋白質的吸收和利用能力,並能促使蛋白質因分解而產生的一些對皮膚有害物質的排泄,這樣可減少對皮膚的不良刺激;二是可以增強半乳糖轉移酶和多糖聚合酶的活性,催化某些維生素在體內的代謝,以保證皮脂代謝的正常進行,防止皮膚乾燥;三

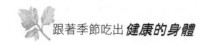

是能促進維生素 B6 在肝臟中的積蓄，增強人體抗皮膚炎的功能，所以補錳是防止皮膚瘙癢的關鍵。

　　茶葉又被稱為「聚錳植物」。小麥、菠菜、白菜等食物中含錳雖多，但人體對其中錳的吸收率卻較低，而魚類和一些動物肝、腎臟等食物中的錳雖然易被人體吸收，但含量又較少。因此在補充微量元素錳的食物中，茶葉頗具優勢。

冬季養生宜常喝的四種果茶

（1）橘紅茶：取橘紅 3～6 克，先用開水沖泡，再放鍋內隔水蒸 20
　　　分鐘後服用。每日 1 劑，隨時食用，有潤肺消炎、理氣止咳之
　　　功。適用於咳嗽多痰、黏痰多者效果較好。

（2）銀耳茶：銀耳 20 克，茶葉 5 克，冰糖 20 克。先將銀耳洗淨加
　　　水與冰糖燉熟，再將茶葉泡 5 分鐘，取汁兌入銀耳湯中，拌勻
　　　服用。有滋養潤肺、止咳化痰之功。

（3）薑蘇茶：生薑、蘇葉各 3 克。先將生薑切絲，蘇葉洗淨，用開
　　　水沖泡 10 分鐘代茶飲用。每日 2 劑，上下午各服 1 劑。具有
　　　疏風散寒、理氣和胃之功效。適用於胃腸性感冒等症狀。

（4）蘿蔔茶：白蘿蔔 100 克，茶葉 5 克，食鹽適量。先將白蘿蔔洗
　　　淨切片煮爛，加少許食鹽，再將茶葉用開水泡 5 分鐘後倒入蘿
　　　蔔汁內服用，每日 2 次，不拘時限。白蘿蔔清熱化痰，茶清肺
　　　熱。久服有理氣開胃、止咳化痰之功。

冬季宜常吃的幾種零食

　　因為冬季氣溫低，身體散熱快，相對產熱少。寒冬胃腸功能不濟，單純依賴正餐獲取的營養往往有失完整，適當補充些零食會有益健康。

　　冬季的零食中宜吃些堅果，比如核桃，補鈣又益智、健腦；杏仁中的微量元素鎂較充裕，鎂可顯著養護心肌，提昇心肌舒縮（運動）力；栗子

可護腎、暖胃；山楂可「破氣行瘀」並富含「金絲桃」及「熊果酸」，有助消化油脂、降低血脂，增添胃蛋白酶活性，推動胃腸蠕動活力，防治「食滯」，促進消化。還可以適量地吃些葡萄乾、巧克力、糖果等，為補充熱量的良好供源，是防寒與保暖的助手；同時可防範眩暈、心悸、乏力、「低血糖反應」等。

另外吃些零食還有其他的好處。比如咀嚼零食可「運動您的臉」；增添唾液，給口腔洗個澡。唾液中的溶菌酶可殺滅細菌，防治口乾；細嚼慢嚥尚可達到「叩齒保健」的效益。

營養專家也發出忠告，不要過多地吃零食，若過多進食「零食」而疏忽「正餐」，或以零食取代常規正餐，往往是誘發哮喘的一個重要因素。因此零食只能作為正餐的補充，以適量為宜。

冬季宜食香菇

香菇又名香蕈，是冬令的滋補食品。香菇性平味甘，中醫書中多有記載。《本草求真》中說：「香蕈味甘性平，大能益胃助食，及理小便不禁。」《日用本草》中說：「益氣，不饑，治風破血。」香菇具有益氣補虛，健脾胃的功效，適用於久病體虛、食慾不振、小便頻數、高血壓、糖尿病、貧血、腫瘤、動脈硬化等病症。

香菇每 100 克乾品中含有蛋白質 20 克，膳食纖維 31.6 克，糖類 30.9 克，胡蘿蔔素 20 微克和亞油酸、海藻糖、腺嘌呤、各種維生素及微量元素。

近年證實香菇中含有干擾素誘生物，可以誘導體內產生干擾素，具有預防感冒的作用。香菇中含有的麥角固醇，可以在人體內轉化成維生素 D，預防小兒佝僂病。香菇中的多糖物質具有抗癌作用。在癌症手術後可用槐蕈 10 克，水煎服，每日 1 次，為輔助治療方法。此外香菇中還含有一種核酸類物質，能抑制血清及肝臟中的膽固醇升高，阻止血管硬化及降低血壓，是高血壓、動脈硬化及糖尿病患者的食療佳品。

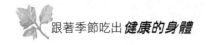

冬季宜吃甘蔗

甘蔗是人們喜愛的冬令水果之一，其含糖量十分豐富，約為 18～20%。值得一提的是甘蔗的糖份是由蔗糖、果糖、葡萄糖三種成份構成的，極易被人體吸收利用。甘蔗還含有多量的鐵、鈣、磷、錳、鋅等人體必需的微量元素，其中鐵的含量特別多，每公斤達 9 毫克，居水果之首。

冬季氣候寒冷而乾燥，人體也會受到氣候的影響出現不適症狀。中醫認為甘蔗有滋補清熱的作用，含有豐富的營養成份。作為清涼的補劑，對於低血糖、大便乾結、小便不利、反胃嘔吐、虛熱咳嗽和高熱煩渴等病症有一定的療效。勞累過度或饑餓頭暈的人，只要吃上兩節甘蔗就會使精神重新振作起來。

甘蔗不僅是冬令佳果，而且還是防病健身的良藥，甘蔗素有「補血果」的美稱。古代醫學認為甘蔗味甘性寒，甘可滋補養血，寒可清熱生津，故有滋養潤燥之功，適用於低血糖症、心臟衰弱、津液不足、咽喉腫痛、大便乾結、虛熱咳嗽等病症。民間常用蔗汁、葡萄酒各 50 克，混合服，早晚各一次，對治療慢性胃炎、反胃嘔吐有很好的療效。

甘蔗還是口腔的「清潔工」，甘蔗纖維多，在反覆咀嚼時就像用牙刷刷牙一樣，把殘留在口腔及牙縫中的垢物一掃而淨，從而能提高牙齒的白潔和抗齲能力。同時咀嚼甘蔗，對牙齒和口腔肌肉也是一種很好的鍛鍊，有美容臉部的作用。

但由於甘蔗性寒，脾胃虛寒、胃腹寒疼者不宜食用。另外甘蔗如生蟲變壞或被真菌污染有酒糟味時也不能食用，以免引起嘔吐、昏迷等中毒現象。

冬季保健宜食的幾種粥

（1）紅薯粥：紅薯 80 克，粟米 80 克，小火熬粥，食用。

（2）人參當歸母雞肉片粥：人參片 15 克，當歸片 20 克，母雞肉片 200 克，粳米 80 克，煮粥食用。

（3）黃芪當歸生薑羊肉粥：黃芪30克，當歸20克，生薑10克，生羊肉250克，粳米80克。黃芪、當歸先煮20～30分鐘，將藥渣撈去，留汁燉羊肉，待羊肉爛後，放入生薑、陳皮絲（5克）、粳米煮30～50分鐘，即可食用。

（4）肉蓯蓉黃芪玉竹粥：肉蓯蓉20克，黃芪20克，玉竹15克，粳米50克，煮粥食用。

（5）山藥大棗生薑粥：山藥、大棗各10克，生薑5克，粳米50克，煮粥食用。

（6）杞棗黑豆豬骨粥：枸杞子15克，生豬骨250克，黑豆30克，粳米50克。先煲豬骨、黑豆1小時後，去骨和豆，留汁煮粳米和枸杞子，粥熟即可食用。

冬季宜常喝藕湯

　　每年的十二月二十二日為廿四節氣的「冬至」，在大陸，南方人謂之為「做冬」，並認為「做冬大過年」，意思即冬至要比春節熱鬧和隆重。傳統的養生學認為「終藏之氣，至此而極也」。由冬至到明春的驚蟄，是一年中的寒冷季節，也是人體進補的最好時機。現在給大家介紹一款家庭的冬至湯品——「蓮藕紅棗章魚豬肉湯」。「蓮藕紅棗章魚豬肉湯」氣味香濃可口，具補中益氣、養血健骨的功效，不失為冬令家庭上佳湯品，同時又能養血、滋潤肌膚，又可輔助治療產婦缺乳，可謂老少咸宜。既爽口美味，又有益身體的健康。

　　原料配製：蓮藕500克、紅棗4枚、章魚乾1隻、綠豆50克、豬肉500克。

　　烹製方法：紅棗去核，和綠豆一起洗淨，用清水泡浸片刻；章魚乾洗淨，用溫開水泡浸半小時；蓮藕洗淨去節，切成塊狀；豬肉洗淨，整個與各物一起放置瓦煲，先用大火，後用炆火煲2個半小時，然後撈起蓮藕、豬肉切塊狀，拌醬油供佐餐用。湯水調入適量食鹽即可。此量可供3～4

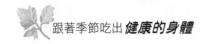

人用。

　　作用功效：蓮藕性平，味甘、澀，功能健脾開胃、益血生肌，唐代醫學家孟詵謂之「甚補五臟，實下焦」；紅棗性溫、味甘，功能補脾和胃，益氣生津，《本草再新》認為它能「補中益氣，滋腎暖胃」；章魚性平，味甘、鹹，功能補血益氣，《本草綱目》認為它有「養血益氣」的功用；綠豆性涼、味甘，入心、胃經。豬肉性溫，味甘、鹹，入脾、胃經，有補脾氣、潤腸胃、生津液、豐機體、澤皮膚的功用。諸物合用，章魚則令味道鮮美，綠豆則緩和燥熱，相得益彰，使湯品補而不燥、潤而不膩、健脾益氣、養血潤膚。

冬季宜多食菜根

　　冬季宜多吃蔬菜的根和皮可禦寒。據日本醫學研究人員發現，多食蔬菜的根和皮可使人身體強壯，從而增強身體的抗寒能力。研究人員解釋說，蔬菜的根和皮富含各種礦物質和營養素，而人體吸收礦物質的多少與其健康和禦寒能力密切相關。例如當人體缺鋅時，體溫會有所下降並有冷的感覺，尤其是婦女對此更為敏感。日本醫學專家建議人們，在寒冷的冬季應適當地多吃一些連根帶皮的蔬菜，如胡蘿蔔、藕、山芋及薯類等。

冬季老人進補宜多吃魚

　　在民間流傳著這樣一句俗話：「今冬進補，明春打虎。」因此在寒冷的冬季，上了年紀的人要平安地過冬，就一定要根據自己的身體狀況進行食補。對於老年人來說，合理的飲食不但可以養人，而且還可以療疾祛病延年。

　　在冬季的飲食過程中，老年人多吃魚類，對在冬季養生有很大的益處。由於魚脂肪裏所含的脂肪酸，是促進大腦發育的最高物質。金槍魚、松魚、烏賊等魚類中含有量多，而牛肉、豬肉脂肪中則沒有。人腦約50%是脂肪，其中 10%是這種脂肪酸。它有助於減少大腦的炎症，保護大

腦的血液供應。老年性癡呆症，就是因為大腦中這種脂肪酸逐漸減少所造成的。但多吃魚類可補充這種脂肪酸，從而可預防癡呆。金槍魚、松魚等的眼睛尤其引人注意。因其眼珠周圍的眼窩脂肪含有高濃度的這種脂肪酸，它不僅可以保持大腦年輕，且能預防動脈硬化和心肌梗塞。

冬季食補可提供較高的人體熱量，以抵禦寒冷。滋補的食品熱量高，營養豐富，尤以羊肉、牛肉、雞肉、蛇肉為滋補禦寒上品；大豆及豆製品能供給優質的植物蛋白和脂肪，產熱量也很高。此外蔬菜中的大蔥、辣椒、生薑等，也是獨具特色的禦寒佳品。老年人飲食要注意葷、素搭配，適當多吃些蔬菜、水果，可起到潤腸、助消化、防便秘等作用。另外還應注意多吃魚類、海產類食品和富含維生素Ａ的食物。

「老人在冬季增加服用含有維生素Ａ的食品，可使老年人死亡率減少65%左右」，印尼老年醫學專家薩默博士堅定地指出。美國科學家通過實驗也得出了結論：維生素Ａ可以增強人體免疫功能，在老人發病率、死亡率較高的冬季，給老人相對地多吃些富含維生素Ａ的食物，顯然對降低發病率、死亡率大有裨益。維生素Ａ屬脂溶維生素，具有保溫祛寒作用，且能增強老人的抵抗力，使老人少患感冒、凍瘡等病。

冬令進補宜吃羊肉爐

在寒冷的冬日裏吃過羊肉爐以後，冰冷的身體就立刻溫暖起來，一身的寒氣也消失了。而且羊肉爐中，熟地、當歸、紅棗有補血功效，枸杞子有滋陰作用，黨參、黃芪有補氣的效果，桂枝能溫通經脈，陳皮健脾理氣。羊肉溫性，有助元陽、補精血的功效。冬令進補宜吃羊肉爐，可以滋補身體的氣血，使全身的血脈暢通。

原料配製：桂枝二錢、陳皮二錢、熟地二錢、白果二錢、當歸三錢、黨參三錢、枸杞子三錢、黃芪三錢、紅棗6顆、羊肉1斤、白菜1棵、蔥白3根、薑1塊、米酒半瓶。

烹製方法：首先將藥膳料用半碗米酒浸泡20分鐘，待用；然後將羊

肉洗淨後，切成小塊，先放入沸水鍋內去掉血水，再撈出後用冷水清洗乾淨，待用；再將蔥白切成節，薑洗淨切成片，待用；接著用麻油三湯匙，將羊肉、薑片在鍋內炒出香味，羊肉炒到微焦；最後將羊肉、藥膳料、調味料一起放入砂鍋中，倒入米酒後，加水淹過羊肉。先用旺火將水煮沸，撇去浮沫，再轉小火煨 2 個小時，燉至羊肉熟爛，放入白菜，加入調味鹽即可食用。

　　寒冬裏，人體的陽氣潛藏於體內，於是身體容易出現手足冰涼、氣血循環不良的現象。冬令進補的目的，就是要養護人體的陽氣，使身體保持溫暖，補充身體的陰血。羊肉爐符合了這樣的進補原則，因此是冬令進補的最佳選擇。

冬季飲食宜常飲雞湯

　　冬季飲食保健宜常飲雞湯。根據德國的《鳳凰》醫學雜誌報導，德國醫學科學家經過長期研究證實，雞湯是一種效果良好的家庭常備食物。在冬季，常飲雞湯能幫助人們有效抵禦嚴寒的侵襲，能驅走流行感冒，假如將雞肉和蔬菜一起做菜，還可起到消炎的效果。

　　《鳳凰》醫學雜誌報導指出，早期感冒患者通常會出現以下症狀：不斷咳嗽、鼻塞、鼻黏膜乾燥等。這時患者要儘量多飲用流體食物，以保持黏膜濕潤，便於清洗鼻部和喉部，此時飲用雞湯有助於將病毒排出體外。

　　另外有關醫學專家還建議：在濕冷的冬季，人們還應該多吃富含維生素的食物來抵抗流感，因為新鮮水果和蔬菜富含可以增強人體抵抗力的維生素。例如橙類水果中富含的維生素 C，能夠增強人類的免疫系統機能；而蔬菜和水果中的維生素 B，對保持黏膜濕潤很重要。

冬季宜常飲的幾種湯食

　　（1）黃精龍眼肉杜仲豬蹄湯：黃精 50 克，龍眼肉 50 克，杜仲 40
　　　　克，豬蹄 300 克，大棗 30 克，生薑 10 克，煲湯食用，分 2 次

用完。

（2）羊肉胡蘿蔔湯：羊肉 500 克，胡蘿蔔 50 克，桔皮 30 克，生薑 10 克，煲湯食用，分 2 次食用。

（3）海參桂皮黑木耳湯：海參 40 克，桂皮 15 克，黑木耳 20 克，煲湯食用。

（4）鮑魚湯：鮑魚 40 克，黃芪 50 克，川椒目 5 克，煲湯食用。

（5）胡桃肉枸杞子雞湯：胡桃肉 30 克，枸杞子 30 克，雞肉 500 克，大棗 30 克，生薑 10 克，冰糖 40 克，煲湯食用，分 2 次食用。

（6）首烏山藥薏仁白鱔湯：何首烏 50 克，山藥 40 克，薏仁 30 克，白鱔一條（500 克），煲湯食用。

冬季飲食宜多吃熱能食物

冬季氣候寒冷，在飲食方面應保證熱能的供給。冬天的寒冷氣候影響人體的內分泌系統，使人體的甲狀腺素、腎上腺素等分泌增加，從而促進和加速蛋白質、脂肪、碳水化合物三大類熱源營養素的分解，以增強機體的禦寒能力，這樣就造成人體熱量散失過多。因此冬天營養應以增加熱能為主，可適當多攝入富含碳水化合物和脂肪的食物。

對於老年人來說，脂肪攝入量不能過多，以免誘發老年人的其他疾病，但應攝入充足的蛋白質，因為蛋白質的分解代謝增強，人體易出現負氮平衡。蛋白質的供給量以占總熱量的 15～17%為好，所供給的蛋白質應以優質蛋白質為主，如瘦肉、雞蛋、魚類、乳類、豆類及其製品等，這些食物所含的蛋白質，不僅便於人體消化吸收，而且富含人體必需的氨基酸，營養價值較高，可增強人體的耐寒和抗病能力。

冬季老年人宜多食補

俗話說「三九補一冬，來年無病痛」。冬季是一個寒冷的季節。古代

醫學認為冬令進補與平衡陰陽、疏通經絡、調和氣血有密切關係。老年人由於機體功能減退，抵抗能力低下等，在寒冷季節更宜進行食補。這對改善營養狀況，增強機體免疫功能，促進病體康復等方面，更能顯示出藥物所不能替代的效果。

冬令進補應順應自然，注意養陽，以滋補為主。根據中醫「虛則補之，寒則溫之」的原則，在膳食中應多吃溫性、熱性、特別是溫補腎陽的食物進行調理，以提高機體的耐寒能力。冬季「食補」，應供給富含蛋白質、維生素和易於消化的食物。

可選食粳米、玉米、小麥、黃豆、豌豆等穀豆類；韭菜、香菜、大蒜、蘿蔔、黃花菜等蔬菜；羊肉、牛肉、雞肉及鱔魚、鯉魚、鰱魚、帶魚、蝦等肉食；橘子、椰子、鳳梨、荔枝、桂圓等水果。老年人每天晨起服人參酒或黃芪酒 1 小杯，可防風禦寒活血。

體質虛弱的老年人，冬季常食燉母雞、精肉、蹄筋，常飲牛奶、豆漿等，可增強體質。將牛肉適量切小塊，加黃酒、蔥、薑、用砂鍋燉爛，食肉喝湯，有益氣止渴、強筋壯骨、滋養脾胃之功效。陽氣不足的老人，可將羊肉與蘿蔔同煮，然後去掉蘿蔔（即用以除去羊肉的膻腥味），加肉蓯蓉 15 克，巴戟天 15 克，枸杞子 15 克同煮，食羊肉飲湯，有興陽溫運之功效。現代醫學認為冬令進補能提高人體的免疫功能，促進新陳代謝，使畏寒的現象得到改善。

冬令進補還能調節體內的物質代謝，使營養物質轉化的能量最大限度地貯存於體內，有助於體內陽氣的昇發，為來年的身體健康打好基礎。

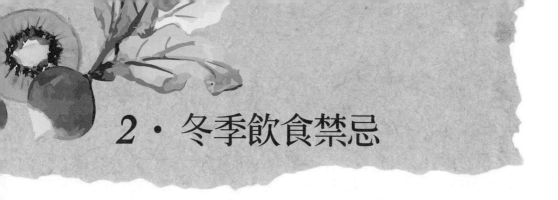

2 · 冬季飲食禁忌

冬季飲食忌過量

冬季是適合食補的季節。一般人到了冬季，由於氣候寒冷，需要更多的食物來提供熱源，往往進食過多，攝入熱量過剩，會轉化成脂肪堆積起來，使人發胖。因此在冬季飲食中，要注意適量，而不能放縱食慾，大吃大喝。

在冬季的晚餐同時也忌吃得過飽。中醫認為「胃不和，臥不寧」。如果晚餐過飽，必然會造成胃腸負擔加重，其緊張工作的資訊不斷傳向大腦，使人失眠、多夢，久而久之，易引起神經衰弱等疾病。中年人如果長期晚餐過飽，反覆刺激胰島素大量分泌，往往會造成胰臟細胞負擔加重，進而衰竭，誘發糖尿病。

同時晚餐過飽，必然有部份蛋白質不能消化吸收，在腸道細菌的作用下，會產生有毒物質，加之睡眠時腸壁蠕動減慢，相對延長了這些物質在腸道的停留時間，有可能促使大腸癌的發生。

冬季忌刺激性食物

冬季氣候乾燥寒冷，人們很容易上火。因此在這個季節裏，應當少吃一些刺激性強、辛辣、燥熱的食品，如尖辣椒、胡椒等等，應當多吃一些蔬菜、瓜果，如冬瓜、蘿蔔、茄子、綠葉菜、蘋果、香蕉等。另外還要避免各種濕熱之氣積蓄，因為凡是帶有辛香氣味的食物，都有散發的功用，因此提倡吃一些辛香氣味的食物，如芹菜。

另外冬季飲食還忌過於生冷。由於冬季天氣由涼轉凍，人體為了適應這種變化，生理代謝也發生變化。飲食特別注意不要過於生冷，以免造成腸胃消化不良，發生各種消化道疾患。

冬季食補忌亂補

　　冬天是適合進補的季節，但是進補不可亂補，應注意不要無病進補和虛實不分濫補，要注意進補適量，忌以藥代食，藥補不如食補。食補以滋陰潤燥為主，具體包括如烏骨雞、豬肺、龜肉、燕窩、銀耳、蜂蜜、芝麻、豆漿、藕、核桃、薏仁、花生、鴨蛋、菠菜、梨等，這些食物與其他有益食物或中藥搭配，則功效更佳。

冬季晚餐忌過葷

　　冬季是食補的季節，很多人喜好晚餐吃得比較豐厚，或者全家煲湯喝，其實這對身體健康是不利的。醫學研究發現，晚餐經常吃葷食的人比經常吃素食的人血脂高三、四倍。患高血脂、高血壓的人，如果晚餐經常吃葷，等於火上澆油。晚餐經常攝入過多的熱量，易引起膽固醇增高，而過多的膽固醇堆積在血管壁上，久了就會誘發動脈硬化和冠心病。

冬季飲食忌太乾

　　冬季的日常飲食忌太過於乾燥，宜有湯水相伴。常言道：「飯前先喝湯，勝過良藥方。」這是因為從口腔、咽喉、食道到胃，猶如一條通道，是食物必經之路，飯前先喝幾口湯，等於給這段消化道加點「潤滑劑」，使食物能順利下嚥，防止乾硬食物刺激消化道黏膜。若飯前不喝湯，吃飯時也不進湯水，飯後因胃液的大量分泌使體液喪失過多而產生口渴，這時才喝水，反而會沖淡胃液，不利吸收和消化。

　　營養學家認為養成飯前和吃飯時進點湯水的習慣，還可以減少食道炎、胃炎等的發生。那些常喝各種湯、牛奶和豆漿的人，消化道也最易保持健康狀態。湯是食系中一個龐大的家族，上八珍中的燕窩湯，中八珍中的魚翅湯、銀耳湯，下八珍中的海參湯、龍鬚湯、魷魚湯都屬名湯。民間的羊肉湯、牛肉湯、蓮子湯、綠豆湯等都是婦孺皆知的家常湯。

　　不光是我們喜好喝湯水，其實在世界上很多國家的人民都認為湯是

「最便宜的，並被經驗證明是有效的健康保障」。美國人將雞湯作為治病的土方之一；日本人視海藻湯有良好的醫療作用；朝鮮人相信蛇湯能延年益壽；蘇格蘭人則認為治療感冒最好的是洋蔥湯；而古代民間早就把藥膳、湯羹作為冬季保健和療疾的藥食。進湯時間以飯前 20 分鐘為好，吃飯時也可緩慢少量進湯，總之，進湯以胃部舒適為度。

冬季晚餐忌過甜

冬季食補常食甜類食物，以增加熱量，從而更有禦寒力。但是冬季晚餐和晚餐後都不宜經常吃甜食。國外科學家曾以白糖攝入進行研究發現，雖然攝取白糖的量相同，但若攝取的時間不同，會產生不同的結果。科學家將動物分成兩組，一組早上餵含白糖的飼料，晚上再餵普通的飼料，另一組則正好相反。前一組由於是早上餵含白糖的飼料，因此吃完後有很長的一段時間可以做運動；而後一組則是一吃完就休息，它們雖然全天的白糖攝取量相同，但一段時間後，晚上餵含白糖飼料的一組，血中中性脂肪濃度比另一組高得多。

這是因為肝臟、脂肪組織與肌肉等的白糖代謝活性，在一天二十四小時不同的階段中，會有不同的改變。原則上，物質代謝的活性，隨著陽光強弱的變化而改變；身體方面則受休息或活動狀態的強烈影響。白糖經消化分解為果糖與葡萄糖，被人體吸收後分別轉換成能量與脂肪，由於運動能抑制胰島素分泌，對白糖轉換成脂肪也有抑制作用。所以攝取白糖後立即運動，就可抑制血液中中性脂肪濃度升高。而攝取白糖後立刻休息，結果則相反，久而久之會令人發胖。

冬季忌吃麻辣火鍋過多

在寒冬季節和幾個朋友坐在一起，吃又麻、又辣、又燙的火鍋確實過癮，但是冬季忌吃火鍋過多，應適可而止，暴飲暴食很容易傷腸胃。

冬季過多地吃火鍋對人的身體是有害的。因為火鍋的辛辣味道最先刺

激的是食道，接著迅速通過胃、小腸等，嚴重刺激腸胃壁黏膜，引起胃酸和脹氣，除了容易引發食道炎、胃炎外，腹瀉也在所難免。現代的人工作壓力大，又不注意飲食均衡，暴飲暴食，消化道疾病就容易找上門來，比如有的逆流性食道炎是由反酸引起的，這是因為食道下括約肌鬆弛，胃酸才得以向上逆流。

營養專家認為，對於又麻、又辣的火鍋還是少吃為好。雖然每個人對辣的耐受度不同，但是為了腸胃的健康著想，就算是親朋好友聚會、或者是實在抵擋不了誘惑，切不可一下子吃得太多，儘量不吃得太辣。如果腸胃一向不「爭氣」，即使忍不住想吃麻辣火鍋，也要儘量把料調至微辣，少喝火鍋辣湯。

另外，吃完火鍋後要多喝些開水或濃茶，以稀釋辣汁，減輕對腸胃道的刺激，這樣胃腸都會舒服一些。一旦有什麼不適，趕緊喝些清淡的飲品，如稀米粥或牛奶保護腸胃壁。

冬季飲食忌太過於鹹

《四時調攝箋》裡說：「冬日腎水味鹹，恐水克火，故宜養心。」中醫認為冬季為人體腎經旺盛之時，而腎主鹹，心主苦，從古代醫學五行理論來說，鹹勝苦，腎水克心火。因此冬季在飲食調養方面，中醫主張忌太過於鹹，宜多吃點苦味的食物，原因是若鹹味吃多了，就會使本來就偏亢的腎水更亢，從而使心陽的力量減弱，所以應多食些苦味的食物，以助心陽，這樣就能抗禦過亢的腎水。

冬季飲食除了忌過太鹹之外，還切忌粘硬、生冷食物。因為此類食物屬陰，易使脾胃之陽受損。但有些冷食對某些人亦可食，如臟腑熱盛上炎或發燒時。比如上焦蘊熱上火，症狀為舌尖紅赤、苔黃，多見於風熱型感冒、咽喉炎、扁桃腺炎或心火上揚升等情況；中焦熱盛上火，症狀為尿黃赤，量少，便秘燥結，喜冷飲，苔黃厚；下焦熱盛化火，多見於患有腎盂腎炎、膀胱炎、尿道炎、泌尿系統感染、舌根部質紅、苔黃厚。在上述情

況下，均可適當進冷食。但須注意的是每次吃食不宜過多、過量，以防損傷脾胃。

此外冬季飲食對正常人來說，應當遵循「秋冬養陰」、「無擾平陽」的原則，即是食用滋陰潛陽，熱量較適當的膳食為宜，像藕、木耳、胡椒等物質是有益的食品。為了避免維生素缺乏，應多吃些新鮮的蔬菜，如菠菜、油菜及綠豆芽等。

冬季吃火鍋忌喝火鍋湯

冬天是吃熱騰騰火鍋的季節。冬季要吃好火鍋才能吃出健康，只要材料清潔，食量適當，注意營養均衡，火鍋料下鍋後煮至全熟再吃，這樣就可以吃得安全又健康。火鍋有好多種類：如魚頭鍋、海鮮鍋、豬肉鍋、牛肉鍋、羊肉鍋、麻辣鍋、石頭火鍋、家常火鍋等等應有盡有。火鍋雖好，但是火鍋湯料卻不能喝。有些人喜歡把涮完的火鍋湯底當「營養湯」喝光，這是不健康的。

因為火鍋的湯大多採用豬、羊、牛油等高脂肪物質為底料，又多以辣椒、胡椒和花椒等為佐料，吃多了易導致高血脂、膽石症、十二指腸潰瘍、口腔潰瘍、牙齦炎、痔瘡等疾病。另外火鍋湯久沸不止、久涮不換，其中的成份會發生一些化學反應，產生有害物質。如肉類、海鮮中所含普林物質多溶於湯中，湯中的高濃度普林，經肝臟代謝，會產生大量的硝酸，引起痛風，出現關節痛症狀，嚴重時會損傷腎功能。

因此在吃火鍋的時候對於一次吃不完剩下的涮料和底湯，應倒掉。如果是放在銅火鍋中過夜，更不要吃，不但有害健康，還可能引起銅氧化物急性中毒。

冬季吃羊肉忌太生嫩

在寒冷的冬季，家人團聚或親朋聚會，吃上一餐美味的涮羊肉火鍋，既愜意又很有氣氛。羊肉性熱，是冬季食補佳品。羊肉味道鮮美，營養價

值高,含有豐富的維生素和微量元素,蛋白質含量 18.7%,而膽固醇的含量是肉類中最低的。冬食羊肉既能開胃強身,又有禦寒補氣之功效。但是在吃羊肉火鍋時要得當,忌吃太生的羊肉,應煮熟再食用。

吃火鍋講究口味,不外乎底料選配可口,作料調製有味,肉片要求精細、薄而勻。但是也有人主張羊肉要吃「生嫩」,認為七、八分熟的羊肉片吃起來才有味。其實這樣做容易感染上旋毛蟲病。一定要把好「病從口入」這一關,尤其是吃火鍋涮羊肉時,要把新鮮羊肉切成薄薄的片,將其燙透、燙熟再吃,只要燙透、燙熟,旋毛蟲就會死亡。

旋毛蟲病是由旋毛蟲所引起的。旋毛蟲遍佈世界各地,常在豬、羊、狗體內廣泛寄生,成蟲寄生在病畜小腸內,幼蟲寄生在蹠肌、舌肌、心肌和肌肉中。如果人吃了含有活幼蟲的病畜肉,幼蟲在人的腸道內約經 1 週即可發育為成蟲,成蟲互相交配後,經 4～6 天就可產生大量幼蟲。它們穿腸入血,週遊患者全身,最後定居於肌肉,引起一系列症狀,如噁心、嘔吐、腹瀉、高熱、頭痛、肌肉疼痛,尤其是腿肚子劇痛,運動受限,幼蟲若進入人腦和脊髓,還能引起腦膜炎症狀。由此可見,涮羊肉如太嫩,將自食苦果。食用美食時,勿忘防病。只要涮肉時一次不下肉太多,待肉變色,血色褪盡後,再取出食用,做到不吃未熟的肉片,就可以預防旋毛蟲病的發生。

此外在吃羊肉火鍋的時候,一次不宜吃得太多,以免「上火」和引起肉積食。還有就是在喝熱羊肉湯時不要匆忙入口,自滾燙的火鍋中取出涮羊肉片時,應先放在碟中稍涼後再吃,避免燙傷口腔、咽喉和食道黏膜。

冬季忌喝過熱的飲料

冬季最好不要喝溫度過高的飲料,因為飲用溫度過高的飲料,可造成廣泛的皮膚黏膜損傷,蛋白質在 43℃ 開始變性,胃腸道黏液在達 60℃ 時會產生不可逆的降解,在 47℃ 以上時,血細胞、培養細胞和移植器官全部死亡,所以不要在冬季經常飲用過熱的飲料。

冬季喝湯的禁忌

其實喝湯也有很多學問，掌握好科學的喝湯方法，才能達到強身補體的目的。

冬季喝湯忌泡米飯。常吃湯泡米飯的習慣也是有百害而無一利，日久天長，還會使自己的消化功能減退，甚至導致胃病。這是因為人體在消化食物過程中，需咀嚼較長時間，唾液分泌量也較多，這樣有利於潤滑和吞嚥食物。湯與飯混在一起吃，食物在口腔中沒有被嚼爛，就與湯一道進了胃裡，這不僅使人「食不知味」，而且舌頭上的味覺神經沒有得到充份刺激，胃和胰臟產生的消化液不多，並且還被湯沖淡，吃下去的食物不能得到很好的消化吸收，時間長了，便會導致胃病。

冬季忌喝太燙的湯。因為人的口腔、食道、胃黏膜最高只能承受60℃的溫度，超過此溫度則會造成黏膜燙傷。雖然燙傷後人體有自行修復的功能，但反覆損傷又反覆修復，極易導致上消化道黏膜惡變，經過調查顯示，喜吃燙食者食道癌發病率較高。

冬季飲食忌飯後喝湯。飯後喝湯也是一種有損健康的吃法。因為最後喝下的湯會把原來已被消化液混合得很好的食糜稀釋，勢必影響食物的消化吸收。如果在飯前先喝幾口湯，將口腔、食道先潤滑一下，就可以減少乾硬食品對消化道黏膜的不良刺激，並促進消化腺分泌，起到開胃的作用。

冬季吃麻辣燙忌與啤酒同食

冬季低溫寒冷，是吃麻辣燙及火鍋的時節。有不少人有這樣的習慣：一口麻辣燙、一口冰鎮啤酒，這是許多人喜歡的火鍋吃法，美其名曰「中和」。其實這種吃法對身體有很大的傷害，因為一會兒是辣燙的食物、一會兒又是冰冷的飲料，忽冷忽熱，對胃黏膜極為不利，極易造成胃腸疾病。

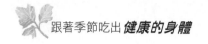

所以在冬季吃麻辣燙或者吃火鍋時，應儘量避免喝冷飲。

冬季吃火鍋忌太過於辣

冬季大家一提起吃火鍋，又麻、又辣、又燙的口味總會立即引出不少口水，因為那被辣得大汗淋漓的感覺實在太過癮了，太讓人難忘了，但是為了身體的健康，冬季吃火鍋忌吃得太辣。

對於常吃麻辣火鍋的人來說，胃腸的傷害是非常嚴重的。醫生透過胃鏡檢查這類患者的腸胃系統，胃壁表面的黏膜都可以看到刮傷，嚴重者甚至會出現急性胃黏膜糜爛。諸如此類來自麻辣食物的傷害，會出現在大腸的內壁，時間久了難保不會演變為惡性腫瘤。

特別是對於有便秘或痔瘡的上班一族，吃火鍋更要以少為好。否則痔瘡患者容易因肛門四周經受刺激的括約肌過度充血而復發，便秘患者會因此更加「添堵」。所以常坐辦公室的上班族，要有意識地多做運動，以增加胃腸蠕動，多吃些粗糧也有幫助。便秘已經是一個非常普遍且多發的問題，門診求醫者亦越來越多，尤其是工作壓力大、辦公室內靜坐的上班族居多。專家建議有此煩惱者，不妨先到醫院接受胃腸動力檢測儀的檢測，查明便秘的原因，排除了多種原因引起的腸腔狹窄、腫瘤等，再確定是否需要胃動力藥的幫助。

冬季忌常食砂鍋菜

冬季忌常食砂鍋菜。因為使用砂鍋燉製的菜肴，由於加熱時間過長，動物性食用原料蛋白質降解，水的化解能力減弱，凝膠液體大量析出，使其韌性增加，食用時口感差，不利於人體的消化吸收。而且用砂鍋燉菜，原料中的礦物質、維生素損失率高，因此食物的營養價值也大打了折扣。

再則就是，用砂鍋做菜由於密封較嚴，原料中異味物質也難逸出，部份戊酸及低脂肪還存於原料及湯汁中，在熱反應中，生成對人體有害的物質。

冬天忌吃的五種食物

在冬天，以下食物忌食用，以免發生食物中毒：

（1）冬季忌食生豆漿。其中含有一種有毒的胰蛋白酶抑制物，飲用後容易中毒。所以豆漿一定要徹底煮熟後飲用。需要提醒的是豆漿加熱到一定程度後會出現泡沫，這並不意味著它已經煮熟了，應繼續加熱 5～10 分鐘，至泡沫消失才可飲用。

（2）冬季忌吃黴變甘蔗。其毒性非常強，進食 2～8 小時後會出現嘔吐、頭暈、頭痛等症狀，嚴重者還會昏迷、呼吸衰竭，病死率及出現後遺症率達 50%，目前尚無有效治療措施。

（3）冬季忌多吃大棚培育的蔬菜水果。大棚種植的植物對農藥需要量較大，再加上冬季寒冷，植物進行光合作用時不能完全將農藥吸收，所以清洗不淨會導致冬季吃蔬菜水果時農藥中毒。

（4）冬季忌吃發芽或未成熟的馬鈴薯。其中含有有毒物質龍葵素，攝入後易引起中毒。冬天應把馬鈴薯貯藏在低溫、無陽光直接照射的地方；燒煮時可加入少許的醋，能夠破壞毒素。

（5）冬季忌吃腐爛的白菜。大白菜的葉子中含有較多的硝酸鹽，腐爛後其含量會明顯增高。一旦大量進食，經腸道細菌作用，會還原成亞硝酸鹽而發生中毒。主要表現為頭暈、嘔吐等，嚴重的會出現呼吸困難、血壓下降。為防止中毒，應避免蔬菜在高溫下長時間堆放。

冬季胃病患者忌飲酒

冬季胃病患者忌飲酒，因為稍不小心就容易引發胃或者是上消化道出血。

引起上消化道出血的疾病主要有四種，最常見的為胃十二指腸潰瘍。大量喝酒或長期服用某些藥物易引起胃十二指腸黏膜糜爛，誘發胃十二指腸潰瘍，並引發上消化道出血。另外胃癌也是引起上消化道出血的常見疾

病。對於有上消化道出血且年齡偏大的中老年人，特別是伴有慢性貧血的胃病患者應警惕胃癌的可能性。一般說來，青年人的上消化道出血多為胃十二指腸潰瘍出血，中老年人除了胃十二指腸潰瘍外，還應考慮胃癌因素。

發生上消化道出血後，首先不要緊張，要保持鎮靜。應在家屬陪同下儘快到醫院就診，維持治療是重要預防措施。胃十二指腸潰瘍是引起上消化道出血最常見的疾病，它不僅是常見病，也是慢性、反覆發作性疾病。該病的一個主要特點就是發作有季節性，秋冬和冬春之交，遠比夏季常見，而且可因情緒波動或服用消炎鎮痛藥物誘發。

此外在冬季一些患有慢性肌肉勞損，或類風濕性關節炎的病人易傷痛復發，此時用激素或解熱鎮痛藥等較多，這些藥物可誘發胃十二指腸潰瘍，甚至潰瘍出血。

因此有潰瘍的病人在天氣變得寒冷時，尤應注意起居飲食的規律，工作適度，精神放鬆。飲食忌生、冷、粗、硬和刺激性食物，如烈酒、濃茶、濃咖啡、生薑、大蒜，忌食過甜、黏性較大且不易消化的食物，也勿過饑、過飽。

冬季嬰兒喝牛奶三忌

冬季因為氣候比較寒冷，嬰兒宜喝牛奶，從而增加身體營養和禦寒的能力。但是在冬季喝牛奶存在著盲點和禁忌。

（1）忌喝牛奶時加糖過多。如果過多的糖進入嬰兒體內，會將水份滯留在身體內，結果肌肉和皮下組織變得鬆軟無力。這樣的嬰兒看起來很胖，但身體抵抗力卻很差。過多的糖貯存在體內，還成為齲齒、近視、動脈硬化等疾病的危險因素。牛奶加糖的目的是增加碳水化合物所供給的熱量，但加糖必須定量，一般是每 100CC 牛奶加蔗糖 5～8 克。

（2）忌隨意用「優酪乳飲料」來餵養嬰兒。「優酪乳」雖是一種有

助於消化的保健飲料，但不能隨意用來餵養嬰兒。這是因為「優酪乳」中的乳酸菌雖能抑制和消滅很多病原菌，但同時亦破壞了對人體有益的正常菌群的生長條件，還會影響正常的消化功能，尤其是患胃腸炎的嬰幼兒及早產兒，如果給他們喝過多的「優酪乳」，可能會引起嘔吐和壞疽性腸炎。

（3）忌牛奶濃度過高。所謂過濃牛奶，是指多加奶粉少加水，或者是唯恐鮮牛奶太淡，在其中加入奶粉，濃度超出正常的比例標準。其實牛奶的濃度應與小兒年齡成正比，其濃度要按月齡逐漸遞增。過濃，牛奶的營養成份濃度升高，超過了嬰幼兒的胃腸道消化吸收限度，不但消化不了，還可能損傷消化器官，於是就會出現腹瀉、便秘、食慾不振甚至拒食，久而久之其體重非但不能增加，甚至還會引起急性出血性小腸炎。母乳是嬰兒最理想的天然食物，然而有些婦女因種種原因不能以母乳餵養，必須代之以牛奶。如不注意，也有可能步入餵牛奶的盲點。

冬季喝湯忌不吃「渣」

冬季寒冷，在飯前喝一點熱湯有很多好處，但有人喝湯卻把熬湯的原料留下不吃，有可能這是個人的習慣，其實這樣喝湯存在錯誤。

營養專家做過檢驗，用魚、雞、牛肉等不同含高蛋白質原料的食品煮6小時後，看上去湯已很濃，但蛋白質的溶出率只有 6%～15%，還有85%以上的蛋白質仍留在「渣」中。經過長時間燒煮的湯，其「渣」吃起來口感雖不是最好，但其中的肽類、氨基酸更利於人體的消化吸收。因此除了吃流質的人以外，應提倡將湯與「渣」一起吃下去。

冬季忌喝「獨味湯」

冬季喝湯忌喝一種食物的湯料，因為每種食品所含的營養素都是不全

面的，即使是鮮味極佳的富含氨基酸的「濃湯」，仍會缺少若干人體不能自行合成的「必需氨基酸」、多種礦物質和維生素。因此在冬季煲湯的時候，提倡用幾種動物與植物性食品混合煮湯，不但可使鮮味互相疊加，也使營養更全面。

冬季食用羊肉的禁忌

中醫認為羊肉性熱味甘，具有益氣補虛、溫中暖下的作用，被視為冬季「補陽」之上品。但是在冬季吃羊肉時，有以下幾種禁忌：

（1）忌與茶同食：茶水是羊肉的「剋星」。這是因為羊肉中蛋白質含量豐富，而茶葉中含有較多的鞣酸，吃羊肉時喝茶，會產生鞣酸蛋白質，使腸的蠕動減弱，大便水份減少，進而誘發便秘。

（2）忌與醋同食：酸味的醋具有收斂作用，不利於體內陽氣的升發，與羊肉同吃會讓它的溫補作用大打折扣。

（3）忌與西瓜同食：中醫認為吃羊肉後進食西瓜容易「傷元氣」。這是因為羊肉性熱味甘，而西瓜性寒，屬生冷之品，進食後不僅大大降低了羊肉的溫補作用，且有礙脾胃。對於患有陽虛或脾虛的患者，極易引起脾胃功能失調。因此吃完羊肉後不宜大量進食西瓜、黃瓜等寒性食物。

（4）忌與南瓜同食：這主要是因為羊肉與南瓜都是溫熱食物，如果放在一起食用，極易「上火」。

（5）感冒初期忌吃羊肉：中醫認為感冒初期應發表散邪，不宜補益，補益則資助邪氣，使病邪化熱入裏。冬令羊肉為溫熱之性，食用會加重火熱病情。因此《醫學入門》說：「素有痰火者，食之骨蒸。」《日用本草》說：「不利時疾人。」所以冬季感冒初期及素有痰火者忌吃羊肉。

（6）胃潰瘍患者忌吃過熱的涮羊肉：冬季氣候寒冷，人們在吃涮羊

肉時習慣於趁「燙勁」吃下。但是如果胃潰瘍患者吃過熱的涮羊肉，對身體的康復和保養很不利。所以冬季胃潰瘍患者忌吃過熱的涮羊肉。

在吃羊肉的時候，為了防止「上火」，不妨適當放點涼性的食物，如涮羊肉時可放點豆腐。同樣的道理，在烹調羊肉時也應少放點辣椒、胡椒、生薑、丁香、茴香等辛溫燥熱的調味品，特別是陰虛火旺的人更應格外注意。

冬季忌吃黑斑紅薯

冬季忌吃有黑斑的紅薯。因為表皮呈褐色或黑色斑點的紅薯，是受到了黑斑病菌的污染。黑斑病菌排出的毒素，含有蕃薯酮和蕃薯酮醇，使紅薯變硬、發苦，對人體的肝臟不利。這種毒素用水煮、蒸和火烤，其生物活性均不能破壞，故生吃或熟吃有黑斑病的紅薯均能引起中毒。

冬季豬肉忌與牛肉共食

《飲膳正要》指出：「豬肉不可與牛肉同食。」豬肉和牛肉不共食的說法由來已久。這主要是從中醫角度來考慮，一是從中醫食物藥性來看，豬肉酸冷、微寒，有滋膩陰寒之性，而牛肉則氣味甘溫，能補脾胃、壯腰腳，有安中益氣之功。二者一溫一寒，一補中脾胃，一冷膩虛人。性味有所抵觸，故不宜同食。

冬季忌煮豬肉放香菜

芫荽又名香菜，可去腥味，與羊肉同吃相宜。芫荽辛溫，耗氣傷神。豬肉滋膩，助濕熱而生痰。古書有記載：「凡肉有補，唯豬肉無補。」一耗氣，一無補，故二者配食，對身體有損。

冬季豬肉忌與大豆搭配

從現代營養學觀點來看，豆類與豬肉不宜搭配，是因為豆中植酸含量很高，60%～80%的磷是以植酸形式存在的。它常與蛋白質和礦物質元素形成複合物，而影響二者的可利用性，降低利用效率；還有就是因為豆類與瘦肉、魚類等葷食中的礦物質，如鈣、鐵、鋅等結合，從而干擾和降低人體對這些元素的吸收。故豬肉與黃豆不宜搭配，豬蹄燉黃豆是不合適的搭配。

冬季忌飲酒取暖

寒冷的天氣裏，不少人以喝酒「暖」身。殊不知，冬季飲酒非但不能增加身體產熱，還會增加身體散熱。據流行病學調查，天越冷，飲酒的人越多，因飲酒誘發的疾病也越多。冬季飲酒誘發的出血性疾病，比夏季飲酒誘發的出血性疾病多十幾倍。冬季飲酒常誘發以下疾病：

易誘發心肌梗塞。冬季是心肌梗塞的高發期，天氣越冷，心肌梗塞發病的可能性越大。天冷心肌梗塞的發生也與飲酒有密切關係。由於冬季飲酒後不能通過出汗代謝酒精，致使酒精在血液中的時間相對延長，引起血壓增高。而增高的血壓又誘發心臟血管痙攣，或使心臟小血管破裂，結果導致急性心肌梗塞的發生。

易誘發腦出血。冬季是腦出血的集中時期，大約 50%～60%的腦出血集中發生在 12 月份和 1 月份。其中相當一部份腦出血是由於飲酒誘發的。因為飲酒以後血壓增高、血液凝固性較差，一旦發生腦出血，後果極為惡劣。

易誘發胃出血。一進入冬季，上消化道出血病人數量明顯增加。這是因為患者受寒冷刺激以後，胃、十二指腸潰瘍加重，加上一些患者飲酒，結果造成潰瘍處血管破裂出血。臨床醫生指出，大約 30%的上消化道出血與飲酒刺激有關。

冬季上火忌多吃桂圓

桂圓又稱龍眼，營養成份之高是一般水果是難望其項背的。

中醫認為桂圓味甘性平，為滋補佳品，具有開胃健脾、養血安神、壯陽益氣、補虛健腦等功效，可用於病癒後體虛、心悸、浮腫、健忘失眠、貧血等症。醫書《神農本草經》記載：「久服強魂魄，聰明。」《得配本草》認為桂圓的作用為：「益脾胃，保心血，潤五臟，治怔忡。」失眠健忘、心悸怔忡者可用桂圓肉 15～30 克，加水煎湯，睡前服用；脾虛泄瀉者用桂圓肉 10 克，生薑 3 片，煎湯服；婦人產後浮腫可用桂圓肉 15 克，大棗 10 枚，生薑 3 片，煎湯服；貧血盜汗者可用桂圓 10 枚，蓮肉 15 克，芡實 10 克，加水煎湯於睡前服。

冬季乾燥人體容易上火，因此大便乾燥、小便黃赤、口乾舌燥等陰虛內熱症狀者不宜食用。舌苔厚膩、消化不良、食慾不振者也應少食。桂圓易生內熱，少年及體壯者少食為宜。

冬季忌吃橘子過多

由於冬季氣候乾燥，人體容易上火，而橘子恰是含熱量較大的水果，一次過多食用，不論大人還是孩子，都會導致「上火」，出現口舌乾燥、咽喉腫痛等症狀。因此橘子不宜食用過多，若已「上火」，可用海帶 50 克，洗滌後切碎，煎水代茶飲，可「去火」。

冬季忌食未醃透的酸菜

冬令時節人們特別喜好醃製酸菜，但是在冬季的飲食過程中，忌吃未醃透的酸菜。因為未醃透的酸菜含有大量的亞硝酸鹽，進入人體血液循環中，將正常的低鐵血紅蛋白氧化為高鐵血紅蛋白，使紅細胞失去攜氧功能，導致全身缺氧，出現胸悶、氣促、乏力、精神不振等症狀。此外，亞硝酸鹽類化合物還是致癌物質。

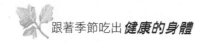

冬季晚餐忌吃得太晚

冬季的晚餐不宜吃得太晚，否則易患尿道結石。不少人因工作關係很晚才吃晚餐，餐後不久就上床睡覺。在睡眠狀態下血液流速變慢，小便排泄也隨之減少，而飲食中的鈣鹽除被人體吸收外，餘下的需經尿道排出。據測定，人體排尿高峰一般在進食後四至五小時，如果晚餐太晚，比如到晚上八、九點鐘才進食，排尿高峰便在凌晨零點以後，此時人睡得正香，高濃度的鈣鹽與尿液在尿道中滯留，與尿酸結合生成草酸鈣，當其濃度較高時，在正常體溫下可析出結晶並沉澱、積聚，形成結石。因此除多飲水外，應儘早進晚餐，使進食後的排泄高峰提前，排一次尿後再睡覺最好。

冬季早餐忌吃剛出爐的麵包

冬季的早餐，特別是上班族，常常是牛奶就麵包地解決，他們在買麵包的時候，常喜歡挑剛出爐的。有些人認為剛出爐的麵包夠新鮮，這樣吃起來才爽口。其實剛出爐的麵包聞起來香，那是奶油的香味，麵包本身的風味是在完全冷卻後才能品嘗出來的。任何經過發酵的東西都不能立刻吃，剛出爐的麵包還在發酵，馬上吃對身體有害無益，易引起胃病，麵包至少放上兩個鐘頭才能吃。

在生活中也有不少人挑選麵包喜歡挑大一點的，有些人喜歡吃大而鬆軟的麵包，說口感好，其實麵包發酵也有一個限度，體積過大也許是它發酵過度，不見得營養就多一些。腸胃不好的人不宜吃太多麵包，因為麵包有酵母，容易產生胃酸。

冬季做菜忌用白酒代替料酒

烹飪用酒統稱「料酒」，它包括黃酒、米酒等。料酒的作用主要是去除魚、肉類的腥膻味，增加菜肴的香氣，有利於鹹、甜各味充份滲入菜肴中。家庭烹飪一般用米酒。

料酒含有一定量的乙醇（酒精），能起到去腥臭、除異味的作用。在

烹製肉類及燉魚時，放入適量的料酒，加熱後能與溶解的脂肪產生脂化作用，可增鮮提味。在烹製綠葉蔬菜時，加上少許料酒，能保護葉綠素。白酒之所以不宜代替料酒，這是因為白酒的乙醇含量高於料酒，一般在57%左右，且糖份、氨基酸的含量又很低，大大少於料酒。若用白酒烹製，乙醇不易揮發，容易破壞菜肴的本味。其他作用也不如料酒，所以烹調時不宜用白酒代替料酒。

冬季吃蘿蔔的禁忌

蘿蔔有白蘿蔔和胡蘿蔔之分。在冬季，二者同為這個季節的時令美食佳品，深受人們的歡迎。可是在食用這個時令美食的時候，切忌不要將二者同煮，這點值得我們多加注意的。

現代醫學研究認為，白蘿蔔與胡蘿蔔同煮，白蘿蔔中的維生素 C 往往就會被胡蘿蔔中的抗血酸酵酶破壞。兩者皆含多種酶類，特別在生食或涼拌時，極易發生酶類的分解與變化。所以二者同煮，將其營養價值大大打了折扣。古代醫學認為白蘿蔔性味甘辛微涼，功能偏利；胡蘿蔔性味甘辛微溫，功能偏補，二者性味功能不合，因此冬季忌白蘿蔔與胡蘿蔔同煮同食。

胡蘿蔔忌生吃。胡蘿蔔富含胡蘿蔔素，其含量比菠菜、白菜、白蘿蔔中的胡蘿蔔素高出近一百倍。但是胡蘿蔔素屬於脂溶性物質，它只有溶解在油脂中，才能在人體肝臟、腸壁中所含的胡蘿蔔素酶的作用下，轉變成維生素 A 為人體吸收。如果生吃胡蘿蔔，90%的胡蘿蔔素將會在人體轉一圈而被排泄掉，所以胡蘿蔔忌生吃或做涼拌菜。胡蘿蔔的最好食用方式是應用油炒或與肉同燉。

蘿蔔忌與芥菜等果蔬長期同食。因為蘿蔔、芥菜同屬十字花科，都是冬季時令蔬菜。如果這類蔬菜長期同時食用，可以產生硫氰酸鹽。硫氰酸鹽在人體內很快轉變為硫氨酸。硫氨酸是一種抗甲狀腺物質，具有抑制甲狀腺機能的作用，長此以往，就可引起甲狀腺腫大。而蘋果、柚子、葡

萄、梨等水果都含有類黃酮，在人的腸道內能轉變為二氫苯甲酸，這種物質抑制甲狀腺機能的作用很強。因此蘿蔔忌與芥菜和上述水果長時間同時食用。

吃蘿蔔忌削皮。有句俗話「十月蘿蔔小人參」，這充分說明蘿蔔具有較高的營養和藥用價值。但是我們常常忽略了蘿蔔最有營養的東西，那就是在吃蘿蔔的時候常把皮削掉，這是很可惜的一件事情。因為鈣是蘿蔔的主要營養成份之一，而 90%的鈣都集中在蘿蔔皮內，如果吃蘿蔔認為皮不衛生而將其削掉，則會損失大量的營養成份。

冬季食補忌吃「動物五部位」

禽「尖翅」。雞、鴨、鵝等禽類屁股上端長尾羽的部位叫腔上囊，是淋巴腺體集中的地方，因淋巴腺中的巨噬細胞可吞食病菌和病毒，即使是致癌物質也能吞食，但不能分解，故禽尖翅是個藏汙納垢的「倉庫」。

魚「黑衣」。魚體腹腔兩側有一層黑色膜衣，是最腥臭、泥土味最濃的部位，含有大量的類脂質等物質。

畜「三腺」。豬、牛、羊等動物體上的甲狀腺、腎上腺、病變淋巴腺是三種生理性有害器官。

羊「懸筋」。又稱「蹄白珠」，一般為圓珠形、串粒狀，是羊蹄內發生病變的一種組織。

兔「臭腺」。位於外生殖器背面兩側皮下的白鼠鼷腺，緊挨著白鼠鼷腺的褐色鼠鼷腺和位於直腸兩側壁上的直腸腺，味極腥臭，食用時若不除去，則會使兔肉難以下嚥。

冬季忌常喝涼茶

冬季忌常喝涼茶，近來有一些人對涼茶的認識有誤解，他們不論哪裏不舒服，都歸咎於濕熱，認為涼茶能包醫百病，無病服之能防病，甚至還把涼茶作為日常生活中必不可少的保健藥。其實這種做法並不科學。

涼茶都是由味苦性寒之藥物組成，適用於四時感冒、發熱頭痛、咽喉腫痛、口乾口苦、唇紅眼紅、腹部隱痛、大便秘結等外感風熱、濕熱積滯之症。病人在出現上述症狀時可以服用。在非常濕熱的季節裏，若無上述症狀也可服用，能起到防病作用。但涼茶畢竟是藥，要注意因人制宜，不能濫服，更不能作為保健藥長期服用。

　　如果體質向來虛弱者和嬰幼兒，不分青紅皂白地長期服用藥性苦寒的涼茶，可能損傷人體陽氣和脾胃，導致出現神疲體倦、面色無光、多汗易感冒等。尤其是嬰幼兒，臟腑嬌嫩、形氣未充、血少氣弱，如果長期服用涼茶，可能損傷小兒正氣，反而影響小兒健康成長。

冬季忌與牛奶混吃的幾種食物

　　冬季常喝牛奶對健康大有裨益，不過日常生活中我們也要留點神，有些食物是不能和牛奶一起服用的。

　　牛奶與糖。牛奶中含有的賴氨酸在加熱條件下能與果糖反應，生成有毒的果糖基賴氨酸，有害於人體。鮮牛奶在煮沸時不要加糖，煮好牛奶等稍涼些後再加糖不遲。

　　牛奶與巧克力。牛奶含有豐富蛋白質和鈣，而巧克力含有草酸，兩者同食會結合成不溶性草酸鈣，極大地影響鈣的吸收。甚至出現頭髮乾枯、腹瀉、生長緩慢等現象。

　　牛奶與藥。有人喜歡用牛奶代替白開水服藥，其實牛奶會明顯地影響人體對藥物的吸收。由於牛奶容易在藥物的表面形成一個覆蓋膜，使奶中的鈣、鎂等礦物質與藥物發生化學反應，形成非水溶性物質，從而影響藥效的釋放及吸收。因此在服藥前後 1 小時也不要喝奶。

　　橘子與牛奶。在喝牛奶前後 1 小時左右，不宜吃橘子。因為牛奶中的蛋白質一旦與橘子中的果酸相遇，就會發生凝固，從而影響牛奶的消化與吸收，在這個時段裏也不宜進食其他酸性水果。

　　果汁與牛奶。牛奶中的蛋白質 80%為酪蛋白，大量的酪蛋白便會發

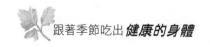

生凝集、沉澱，難以消化吸收，嚴重者還可能導致消化不良或腹瀉。所以牛奶中不宜添加果汁等酸性飲料。

冬季忌常吃速食麵

冬季寒冷，又不少人不想下廚做飯，速食麵因其快捷、美味、爽口、價廉而廣受這些人的青睞。然而他們對常吃速食麵的弊端卻知之甚少。

首先營養受損，速食麵的營養價值不如一般麵條。因為經高溫油炸，維生素和必要的脂肪酸會受到破壞。速食麵的油脂量依規定，速食麵含油量應在 20%以下。而目前市場上銷售的速食麵很多在 25%以上。不少廠家用的油脂品質低劣，對人體健康有害。

而且有副作用，速食麵均使用添加劑，長期攝入會影響人體健康。成人每天食鹽攝入量應為 6 克左右。而一般速食麵中，每包含 4～5 克鹽。假如一天吃兩包這樣的速食麵，攝入的食鹽就過量了。

因此冬季速食麵應少吃為好。尤其是處在成長發育中的兒童和老年人，正常成年人每週吃 1～2 包並無大礙。人們不應貪圖便宜而購買劣質速食麵。其他還要注意不吃超過保存期的速食麵；沖水後把麵湯倒掉，再續上水或湯，以減少鹽分和其他有害物質；添加自己喜歡的肉菜，以增加維生素、蛋白質和膳食纖維等。

冬季飲食進補「四忌」

（1）忌只補肉類：人體經過夏季後，由於脾胃尚未完全恢復到正常功能，因此過於油膩的食品不易消化吸收。另外體內過多的脂類、糖類等物質堆積，可能誘發心腦血管疾病。在適當食用牛、羊肉進補的同時，不應忽視蔬菜和水果，它們可以為人體提供多種維生素和微量元素。

（2）忌越貴越好：每個人的身體狀況不同，因此與之相適應的補品也是不同的。價格昂貴的補品，如燕窩、人參之類並非對每個

人都適合。每種進補品都有一定的對象和適應症，應以實用有
效為滋補原則，缺什麼補什麼。

（3）忌多多益善：任何補藥服用過量都有害。認為「多吃補藥，有
病治病，無病強身」是不科學的。過量進補會加重脾胃、肝臟
負擔。在夏季裡，人們由於吃冷飲，常食凍品，多有脾胃功能
減弱的現象，這時候如果突然大量進補，會驟然加重脾胃及肝
臟的負擔，使長期處於疲弱的消化器官難於承受，導致消化器
官功能紊亂。

（4）忌以藥代食：重藥物、輕食物的做法是不科學的，許多食物也
是好的滋補品。如多吃芹菜可治療高血壓；多吃蘿蔔可健胃消
食，順氣寬胸；多吃山藥能補脾胃。日常食用的胡桃、芝麻、
花生、紅棗、扁豆等也是進補的佳品。

國家圖書館出版品預行編目（CIP）資料

跟著季節吃出健康的身體：四季飲食百宜百忌／良一編著. --
初版. -- 新北市：菁品文化， 2017. 11
　　面； 公分.--（生活視窗；61）
　　ISBN 978-986-94735-9-0（平裝）

　1. 食療　2. 中醫

413.98　　　　　　　　　　　　　　　106015158

生活視窗 061
跟著季節吃出健康的身體：四季飲食百宜百忌

編　　著　良一
發 行 人　李木連
執 行 企 畫　林建成
封 面 設 計　上承工作室
設 計 編 排　菩薩蠻電腦科技有限公司
印　　刷　普林特斯資訊股份有限公司
出 版 者　菁品文化事業有限公司
　　　　　地址／23556 新北市中和區中板路 7 之 5 號 5 樓
　　　　　電話／02-22235029　傳真／02-22234544
　　　　　E - m a i l：jingpinbook@yahoo.com.tw
郵 政 劃 撥　19957041　戶名：菁品文化事業有限公司
總 經 銷　創智文化有限公司
　　　　　地址／23674 新北市土城區忠承路 89 號 6 樓（永寧科技園區）
　　　　　電話／02-22683489　傳真／02-22696560
網　　址　博訊書網：http://www.booknews.com.tw
版　　次　2017 年 11 月初版
定　　價　新台幣 300 元　（缺頁或破損的書，請寄回更換）

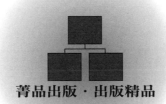

菁品出版・出版精品

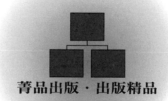